医療用語

なるほど辞典

医学博士
横田 眞二 著

－ヘルスケアのデカメロン－

経営書院

はじめに

　この本は、産労総合研究所の『医事業務』誌に2013年9月〜2023年8月までの10年間に寄稿した計100話の医療用語に関する物語をベースに書籍化したものです。医療言葉の面白さを伝えるべく、健康・医療・福祉・介護に関心のあるすべての「あなた」へ向けて書いています。毎回「吹き出しコメント」を設けて筆者自らがどうしても付記しておきたい一言を添えています。

　100話の物語と言えば、14世紀イタリア文芸の巨匠ジョヴァンニ・ボッカッチョの『デカメロン』が有名です。10人の若者がペストから逃れるためフィレンツェ郊外に避難した10日間で、1人1日1話ずつを語り合い、計100話の物語ができあがりました。題名『デカメロン』は、ギリシャ語で「10日間」を意味する「デカ（10）」＋「ヘーメライ（日々）」から来ており「10日物語」とも称されます。

　本書は私1人が1年に10話ずつ10年間かけての100話ですから「10年物語」と言うべきかもしれません。10年一昔と言いますが、その間さまざまなエピソードに出逢い、視点を常に変えて物事を見つめ直そうと意図しながら用語を選び解説を試みました。かつてのペストを彷彿とさせる新型コロナウイルスのパンデミックも経験しました。各回の話にはその時期の統計データや時事を反映した記事もあります。話題によっては、既視感を感じながらお読みいただくことになるかもしれません。それはそれで一興かと存じます。

　世の中に一つしかない真理や正義を求めたりせず、生産性や成功よりも人と人との関係性の中で「日々是好日」を実感して生きていたいと私は願っています。私は今、臨床医歴43年目の医者として「社会は言葉で成り立っている」ことを肌で感じながら日々を送っています。ポストモダン文化の中心を外れたところで働き続けてきましたが、知らず知らずのうちに社会構成主義に染まってきたのかもしれません。それにつけても「言葉」は大事です。ヘルスケアにおいて本書が読者に多くの視点や物事の切り口を提供できたとすれば、筆者としてはこ

れに勝る喜びはありません。

　言葉の根っこに触れるために「語源」に注目しましたが、語源には諸説あることが珍しくなく、私個人は学問としてのetymology（語源学）の立場よりもその言葉がおかれた場での解釈を重視しました。医療が純粋な医学の応用ではないのと同様です。とは言え、あらぬ誤解を与えたり我田引水的な解釈をしているところがあるかもしれません。忌憚のないコメントをいただければ幸いです。

謝辞

　そもそも *ars longa* の長い医道へと私を導いてくださった山上松義氏に感謝いたします。思えば、医学生の頃から友人や知人から「君は医学部・文学科の学生か？」と揶揄されていました。その先鞭を付けてくださった小説家・民俗学者の故 桂芳久氏に今更ながら感謝の言霊を捧げます。また、成城学園前のバーでラテン語の手解きをしてくださった中世ラテン文学を味わうことをライフワークにされている瀬谷幸男氏に、更に近年、西洋古典への敷居をバリアフリーにしてくださっている北白川学園山の学校の山下太郎氏、東京古典学舎の堀尾耕一氏に深謝申し上げます。横文字文化の根っこを吟味する楽しさを学んでいます。

　書籍化にあたり産労総合研究所の皆様には、企画から編集・校正に至るまで幾度となくお知恵を拝借いたしました。この場を借りて感謝の意を表します。

2023年秋

横田眞二

付記

　専門的な医用英単語、古典ギリシャ語やラテン語の知識はなくても、必要に応じて巻末の「単語と語句」欄を参照することで、おおよその発音、アクセント、意味について了解していただけると思いますので、ご活用ください。

医療用語なるほど辞典
― ヘルスケアのデカメロン ―
目　次

001 変化する医療用語

『医事業務』2013年9月15日（No.436）掲載

　ヒトと他の動物との違いは何だと思いますか？

　直立二足歩行や大きな脳など…、いろいろな違いがありますが、ここでは「言葉」に注目します。ヒトは言葉を使う動物です。そして、今から約6千年前に言葉を記録する「文字」というものを発明しました。文字の登場は知識の蓄積と継承を可能にしました。

カルテの語源

　現代の医療現場で記録と言えば「診療録」です。英語でmedical record（メディカル・レコード）といい、medicalは「医療の」という形容詞でrecordは「記録」という名詞です。文字通り「医療の記録」→「診療録」となります。「電子カルテ」はelectronic medical record（イレクトロニック・メディカル・レコード）といいEMRと略されることもあります。ちなみに、recordの語源は「*re-*（後ろに、戻って、再び）」+「*cord*（心）」→「何度でも心に思い浮かべることができること」です。

　日本では「カルテ」という用語が今も主流ですが、これはドイツ語のKarte（カルテ）に由来しており、英語では「カード」を意味します。しかし、ドイツではKarteを「診療録」の意味では使っていないと、最近までドイツ留学していた友人から聞きました。第二次世界大戦前にドイツ留学した医師達が、患者の状態や経過、処方内容、検査結果などを記録したカード状の一覧表を「カルテ」と呼んでいて、帰国後、その「カルテ」という語を「診療録」の意味で使い始めたので

はないか、と想像しています。蛇足ですが、「カルタ」はポルトガル語cartaから、「カード」や「チャート」は英語のcardやchartからですが、それらはすべてラテン語のcharta（カルタと発音：紙、パピルス、文書）を語源にしています。

独から英？

病院によっては、現在でも「明日Ent」とか「Ent後、初外来」などの記載がカルテに見られます。Ent（エント）というのは、ドイツ語の動詞entlassen（エントラッセン：退院させる）から最初の3文字を取ってきたものですが、日本の医療界では「退院」と同義に使われています。明治維新後、西洋医学がドイツ語とともにわが国へ入ってきたことが伺えます。

しかし、第二次世界大戦後は米国が政治経済、軍事力、医学を含む科学領域において圧倒的な主導権を握ってきた影響で、最新の科学・医学情報は英語で入ってくるようになり、ついには英語が医療分野における世界共通語になりました。私たちが使っている医療用語の略号（例えば、BPはblood pressure：ブラッド・プレッシャー、「血圧」のこと）等、そのほとんどは英語由来です。

医用英単語を覚えよう！

現在、あなたの病院やクリニックでは、カルテは英語で書かれているでしょうか？ 幸なことに（？）そうではないと思います。

電子カルテの導入が進み、チーム医療が声高に叫ばれている昨今、より一層の医療安全を実現するためには、医療スタッフ相互の意思疎通が「カギ」になります。医療情報を皆で理解し共有できるように、カルテは母国語である日本語で記載されるべきでしょう。とはいえ、

英語由来の用語が多数存在している現実があります。医事を専門にしているあなたにも、医用英単語に関するある程度の知識・教養が求められているとも言えます。

　言葉は絶えず変化しています。医療用語も例外ではありません。

◇　　　　　◇

　次回は「精神分裂病」から「統合失調症」、「痴呆」から「認知症」、そして「看護婦」から「看護師」へと呼称表現が変わってきたこと等を取り上げます。

　これから、医療の言葉についてあなたと一緒に考えていきたいと思いますので、よろしくお願いいたします。

Let it be.（ビートルズの曲名）
"あるがまま" がいちばん強い！

002 変化する医用単語の翻訳

『医事業務』2013年10月15日（No.438）掲載

諸行無常

　あなたは『方丈記（ほうじょうき）』というエッセイを読んだことがありますか？
　作者は鴨 長 明（かものちょうめい）という人で、今から800年前に書かれたものです。「ゆく河の流れは絶えずして、しかももとの水にあらず」という有名な書き出しから始まります。「諸行無常」を理解するための入門書として、今日までずっと読み継がれてきました。この世ではすべてが「常に変化している」こと、確かなことなど何もないことを悟りなが

らも、作者は「自分」についてあれこれとぼやいています。変化の激しい現在を生きる私達にも通じるものがあるように思われます。この際、ご一読をお勧めします。

✒ 変化する言葉

『方丈記』の例とは 趣 を異にしますが、「医療の言葉も常に変化」しています。例えば、2002年8月より「精神分裂病」という病名は「統合失調症」へと改名されました。その病名に対する偏見が著しいとの患者・家族団体等からの苦情に配慮した変更でした。もともとSchizophrenie（シツォフレニー）というドイツ語を明治時代に「精神分裂病」と訳出して以来、長らくその病名が使われてきました。英語ではschizophrenia（スキツォフリーニア）といいい、語源分析すると「*schiz/o*（分裂した）＋*phren/o*（横隔膜、魂、精神：古代ギリシャ時代より西洋では、心や魂が横隔膜あたりに存在すると信じられていた）＋ *-ia*（状態）」→「分裂した精神状態」→「精神分裂病」→「統合失調症」というように変化してきました。一方で、世界で通用しているschizophreniaという英単語の方には何の変化もありません。

同様の例に「痴呆」から「認知症」への改名があります。2004年の厚労省の用語検討会での結論に基づき、「痴呆」は「認知症」と置き換わることになりました。英語ではdementia（ディメンシャあるいはディメンチャと発音）ですが、語源分析すると「*de-*（下に離れて、低い）＋*ment/o*（精神）＋ *-ia*（状態）」→「低下した精神状態」→「正常だった認知機能・精神機能が低下した状態」→「認知症」と理解できます。dementiaのスペリングの中にある*ment*の部分は、mental health（メンタル・ヘルス：精神衛生、メンタルヘルス）のmentalの*ment*と同じ「精神、心」という意味です。

— 4 —

性別を越えて

　そして、2002年3月からは「看護婦」から男女の性別にかかわらず「看護師」へと法律上の表現が変わりました。それ以前は、女子については「看護婦」と呼び、男子については「看護士」と規定していました。あれから20年以上が経過しました。今では「看護師さん」や「師長さん」という表現がすらすらと口をついて出てくるようになりました。ちなみに「看護師」のことを英語でnurse（ナース）といいます。nurseも性別に関係なく使える単語です。"He is a nurse." もあるのです。nurseの語源は「乳児に授乳する人」で、もともとは女性を指す言葉だったと思われます。ただし、語源に忠実になりすぎて、nurseという言葉を、患者に「おっぱいをあげる人」と誤解してはいけません。「授乳する人」→「乳幼児を世話する人」→「病人をケアする人」→「看護師」の意味になったと理解できます。

　医療の言葉もいろいろと変わってきているのです。

◇　　　　◇

　蛇足ですが、医療従事者の呼称には慣例により語尾が「…師」または「…士」で終わる2種類があります。それぞれいくつ正確に書けますか？

　例えば、「…師」→医師、歯科医師、助産師、放射線技師、保健師、薬剤師、臨床検査技師など。「…士」→介護福祉士、管理栄養士、義肢装具士、救急救命士、言語療法士、作業療法士、視能訓練士、歯科衛生士、歯科技工士、社会福祉士、精神保健福祉士、理学療法士、臨床工学技士、臨床心理士など。

　専門職名の語尾に「師」と「士」が混在しているのは、歴史的あるいは社会的背景（男女平等の観点等）が影響しています。明治時代以

前からの呼称であれば、「師」を継続使用することが多く、明治以降に登場した専門職では「士」が用いられる傾向にありますが、一般則はありません。

では、次回までごきげんよう。

Carpe diem.（カルペ・ディエム、ラテン語）
「日々是好日」で生きよう！

003 hospitalとclinicの語源

『医事業務』2013年11月15日（№440）掲載

 お・も・て・な・し

あなたは病院勤務ですか？

クリニック（診療所）勤務ですか？

それら以外の医療関連施設ですか？

英語で、病院のことはhospital（ホスピタル）、クリニックはclinic（クリニック）と言いますが、それを知らなかった人はいないと思います。しかし、その語源となると意外と知られていません。hospitalは語源的には、「旅で疲れた見知らぬ人をもてなす場所」→「病人を世話する場所」→「病院」と意味が進化してきました。clinicはギリシャ語で「傾く、もたれる、寄りかかる」を意味する*clīnō*（クリーノー）を語源とし、「誰かにもたれかかる必要のある人を収容する場所」→「医療が必要な人が来る場所」→「病人用のベッドのある場所」→「クリニック」のような変化をしてきました。

ちなみにclinical（クリニカル）という形容詞は「臨床的な」と訳されていて、clinicを「ベッド、病床」という意味合いで捉えています。

　hospitalと語源を共有するhospitality（ホスピタリティ）＝「親切なおもてなし」という単語がありますが、hospitalで働く者の心構えを表しているとも言えます。実は、その反意語であるhostility（ホスティリティ）＝「敵意」という単語も印欧祖語*まで遡れば語源は同じで「異邦人、見知らぬ人」から「敵」を意味する単語になりました。「見知らぬ人」を「客人」としてもてなすか、「敵」として対立するかでは、正反対の対応になりますが、英単語のルーツをたどると同源だったのです。敵も味方も元は同じで、要は「ものの見方・感じ方」次第ということなのかもしれません。

✎ patientとclient

　ところで、医療機関にかかるのは「患者」＝patient（ペイシェント）と呼ばれ、介護・福祉サービスの受給者のことは「利用者」＝user（ユーザー）または「依頼者」＝client（クライエント）と呼ばれています。そして、老人ホームの利用者は「入居者」＝resident（レジデント）やclientと呼ばれます。ただ、中間施設である老人保健施設（老健）などでは、病院と同じように入居者を「患者」と呼ぶことが多いと思います。patientの語源は「苦しむ、耐える」なので、なるほどって思いますね。

　病人は誰かに支えてもらわないとサバイバルできませんし、「人にもたれる」だけでなく実際に「ベッド、病床」にもたれ、横たわる必要も出てきます。clinicが「ベッドに横たわってケアを受ける所」という意味になった所以です。clientの語源もclinicと同じで、「もたれる、寄りかかる」→「誰かに寄りかかる必要のある人」→「助けやケアが

必要な人」→「クライエント」になったと理解できます。

　なお、病院への「入院」はadmission（アドミション）、「退院」はdischarge（ディスチャージ）と通常いいます。admissionには「入園」「入学」「入場」「入会」などの意味もあります。また、「入院」をhospitalization（ホスピタリゼイション）ということもあります。

✒ 患者さま…？

　1つ質問があります。あなたは、来院した病人のことを「患者さん」と呼びますか、それとも「患者さま」ですか？

　医療現場での「○○さま」という呼び方は、「国立病院・療養所における医療サービスの質の向上に関する指針」において「『患者の呼称の際、原則として姓名に「さま」を付することが望ましい』（平成13年　厚生労働省通達）」という通達以来、全国的に広まったとされています。

　確かにホテル＝hotel（ホウテール）の語源はhospitalと同じですから、病人を客と見なして「お客さま」の代わりに「患者さま」というべきだ、という理屈かもしれません。しかし、ホテルでの「客＞従業員」の関係とは異なり、患者と医療従事者とはできるだけ対等な“＝”の関係を目指すのがよいと私は思います。また、「患った者」という意味の「患者」に、尊敬語である「さま」を付けるのは、そもそも日本語として変です。医療もサービス業の1つとの自覚をはっきり持っているこの私ですが、「患者さん」という呼び方でちょうどよいと思っています。

　「さま」を付けようが付けまいが、hospitalに来院する人々やそこで働く仲間たちに対して、私はhostilityではなくhospitalityを持って接しています。

＊　いんおうそご：インド・ヨーロッパ語族（印欧語族）の諸言語に共通の祖先
　　（祖語）として理論的に構築された仮説上の言語。

Incipe ! 〔＝まず着手せよ（インキペ：ラテン語、ローマの
詩人アウソニウスらの言葉）〕
どんな小さなことでもよいので、まず初めの一歩を踏み出そう。

004　acuteとchronicの違いは…

『医事業務』2013年12月15日（No.442）掲載

病気を診ずして病人を診よ

次の質問の答えをメモしてください。

> Q：“chronic kidney disease” は、何と和訳したらよいでしょ
> うか？

（解答は末尾に提示します）

　さて、あなたは「病気を診ずして病人を診よ」という言葉を耳にし
たことがありますか？　知る人ぞ知る慈恵医科大学の創設者である高
木兼寛（1849〜1920）という医師の言葉です。医師の間では彼の名は
専ら「兼寛」と呼ばれています。明治初頭からのドイツ医学一色の時
代にイギリス医学を学び、それを日本で発展させようとした人でもあ
ります。確かに私たちが診るべきは「病人」であり、「病気」ではあ
りません。

　しかし、病気を知らないで病人を診ることができるでしょうか？
もちろん、医療者は病気について勉学し、技術革新に伴う新しい診断

法や治療法に習熟すべく、日夜努力しています。その際、病気だけにフォーカスし、病人を全人的に診る視点が欠けてくることが起こり得ます。それに対する戒めとして、上の言葉があるのだと思います（ちょっと風呂敷を拡げ過ぎたかな！）。

分かりやすい病名の普及

　前回、「病人」や「患者」はpatient（ペイシェント：「苦悩する」が語源）ということを取り上げたので、今回は「病気」を取り上げてみましょう。

　「病気」のことは、「病（やまい）」「疾病（しっぺい）」「疾患（しっかん）」等と言い換えることができます。英語でも「病気」は、「sickness（スィックニス）」「illness（イルニス）」「disease（ディズィーズ）」「ailment（エイルメント）」「disorder（ディスオーダー）」「trouble（トラブル）」等と複数の言い方があります。医療現場では、"disease"や"disorder"がよく出てくる単語だと思います。実際の「疾患」という意味合いでは、"disease"というのが最も一般的な言い方でしょう。これを語源分析すると、disease＝*dis-*（打ち消し：〜ではない）＋*ease*（安楽）→「安楽じゃないこと」→「病気」と理解できます。一方、disorder＝*dis-*（打ち消し：〜ではない）＋*order*（秩序、安定）→「秩序が乱れること」→「（心身の）障害」と理解できます。

　英語の"heart disease（ハート・ディズィーズ）"は「心臓病」または「心疾患」と訳し、同様に"liver disease（リヴァー・ディズィーズ）"は「肝臓病」または「肝疾患」、"kidney disease（キドニィ・ディズィーズ）"は「腎臓病」または「腎疾患」と訳しています。近年になって、heat disease等のように臓器名や組織名の後にdiseaseが付いている病名を和訳する際には、「心臓疾患」や「心疾患」よりも

「心臓病」というように「〜病」と訳することが多くなっている気がします。患者さんや一般市民に分かりやすい用語を使うことが、世界中の医療現場で求められている証拠だと感じます。

✒ acuteとchronic

ところで、さまざまな病気を臨床的に分類する際にその進行スピードによって"「急性」＝acute（アキュート）"と"「慢性」＝chronic（クロニック）"の2つに大きく分けて考えます。acuteの語源はラテン語acus（アクス：針）で、「針のように鋭く尖（とが）っている」→「急激に変化する」→「急性」という意味になりました。acupuncture（アキュパンクチャー）も同語源で、acu（針で）+puncture（刺すこと）→「針で刺すこと」→「鍼（はり）療法」のことです。一方、「慢性」を意味するchronicは語源分析によってchron（時間）＋ -ic（〜に関する）→「時間に関する」→「時間をかけて進行する」→「慢性」と理解できます。

さて、冒頭の質問の解答は「慢性腎臓病」です。それぞれの頭文字をとって"CKD（スィー・ケイ・ディー）"と略称しています。

では、次回までご機嫌よろしゅう。

Festīnā lentē.（フェスティーナー・レンテー：ラテン語で「ゆっくり急げ」）
人生、「急がば回れ！」ですよ。

005 「悪性新生物」とはどんな生物？

『医事業務』2014年2月15日（No.445）掲載

日本人の死亡原因

日本人の2人に1人は「がん」にかかり、いろいろ治療しても、結局3人に1人は「がん」で死亡しています。

あなたは「がん」という言葉を聞いてどんなイメージを抱きますか？

「不治の病」…。それほどでなくとも、何か恐しくて「死」を連想させるような負のイメージを抱いて「ガ〜ン！」となる人もいると思います。

2012年現在、わが国では年間約124万人が死亡しており、その3大死因は、①悪性新生物、②心疾患、③肺炎の順です。ちなみに4番目の死因は脳卒中＊です。一方で、年間約103万人が新たに誕生していますが、2005年以降、日本の人口は減少に転じており、2050年までには1億人を切ると推計されています。

悪性新生物？

ところで、死因トップの「悪性新生物」って何のことだか分かりますか？

宇宙のどこからか新しい生物が飛来してきて、われわれ人類を死に追いやっていると、勘違いした人がいても不思議ではありません（笑）。

「悪性新生物」は、英語のmalignant neoplasm（マリグナント・ニー

オプラズム）の直訳です。malignantが「悪性の」という意味で、neoplasmが「*neo-*（新しい）＋ *-plasm*（形成されたもの）」→「新しく形成されたもの」→「新生物」と語源的に解釈できます。neoplasm＝「新生物」をもっと分かりやすく言い換えれば「腫瘍」のことです。つまり、「悪性新生物」とは「悪性腫瘍」（malignant tumor、マリグナント・チューモァ）のことです。もっと平たく言えば「がん」のことです。「悪性新生物」は、医学的には「癌」（cancer、キャンサー）と「肉腫」（sarcoma、サーコウマ：*sarc/o*；肉＋ *-oma*；腫瘍）の両方を含んだ言葉です。なお、医学的にきっちり定義すると「癌」は上皮組織（じょうひそしき）の悪性腫瘍で、「癌腫」（がんしゅ）（carcinoma、カースィノウマ：*carcin/o*；癌＋ *-oma*；腫瘍）と呼ばれることもあります。一方、「肉腫」は非上皮組織の悪性腫瘍のことです。したがって、白血病は腫瘍をつくりませんが、非上皮組織である血液（この場合は白血球）から生じる「悪性新生物」なので「肉腫」の一種と分類されます。

　通常「がん」と仮名書きされる場合、それは「癌」と「肉腫」の両方を含んだ表現で、「悪性新生物」と同じ意味です。「ガン」というカタカナ表記もありますが、現在のマスメディア（マスコミ）では「がん」という表記が最も一般的です。

　仮名書きの「がん」という表現は、「癌」という字面がもたらす硬くてゴツゴツして厳しいイメージを少しでも和らげようとする試みから生まれた表記法でしょう。「がん」という表記は、一般市民向けの「やさしい言葉」としてつくり出され、社会で受容され、そして定着してきました。漢字と仮名（「ひらがな」と「カタカナ」）という文字表記を持つ日本語ならではの発想ですね。

✒ 死を思う…

　さて、「癌」を意味する英単語 "cancer" の語源は何でしょうか。それはラテン語で「蟹」を意味する "*cancer*"（カンケル）に由来します。例えば乳癌の場合でも、実際に癌のできた部位は「しこり」となり「硬い」ことが特徴です。周囲の血管や組織を巻き込んで大きくなる「癌」のイメージを硬い甲羅を持ち、脚を拡げた蟹の姿にダブらせたのでしょう。蛇足ですが、ラテン語の "*cancer*" には「蟹」の他に「格子」という意味もあり、その縮小形 "*cancellī*（カンケッリー、小さな格子）" が英単語 "cancel（キャンセル）" の語源です。「小さな格子」が「×」（ばつ、罰点）の模様に見えるので、「物事に×を付けること」→「取り消すこと、キャンセルすること」の意味になりました。

　「がん」や「死」という現実は "cancel" しようもありませんが、「がん」という言葉の持つ負のイメージを逆手にとって活用し、常日頃から「死を思う」ことの大切さを多くの人々が共有できるようになれば、もっと「生」を充実させることになると信じています。

＊　最近の人口動態調査によれば、2021年現在で年間140万人が死亡しており、死因別では①悪性新生物、②心疾患、③老衰、そして第4位が脳血管疾患（脳卒中）でした。ちなみに出生数は84万人でした。

Mementō morī.（メメントー・モリー：ラテン語で「死を忘れるな」）
死があるから生が輝くのです。今を生きることです！

「オペ」は外科医の「手芸」！？

『医事業務』2014年3月15日（No.447）掲載

✒ 内科医と外科医

　今、あなたの仕事は「医事業務」だとしましょう。では、外科医の仕事は何でしょうか？　ちょっと目を閉じてイメージしてみてください。

　臨床医学を大きく分けると、「内科学」と「外科学」の2つになります。日本では、内科医も外科医も「医師」や「医者」と総称されることが普通ですが、欧米の英語圏では、内科医のことは "physician"（フィズィシャン）、外科医のことは "surgeon"（サージャン）と区別して使うのが一般的です。"medical doctor"（メディカル・ドクター）あるいは単に "doctor" と言えば、日本語の「医師」と同じように全科の「医師」を意味します。

✒ 「理髪店」≒「外科医」？

　ところで、今ではあまり見かけなくなりましたが、「理髪店」（少し古い言葉で「床屋さん」）のシンボルであるサインポールは、「赤・白・青」の3色が螺旋状にクルクル回るデザインです。この3色の組み合わせはグローバルなもので、欧米から伝来しました。俗説では、赤は動脈、白は包帯、青は静脈を象徴する色だとされています。赤が血液、白が包帯または止血帯を表していることは間違いなさそうですが、青が何を表しているのかは不明のようです。おそらくデザイン上、見た目が良かったからだろうと想像されます。国旗の中にも3色を組

み合わせたトリコロールがありますよね。二色では物足りないので
しょう、きっと…。

　このエピソードを引用したのは、2000年以上前からつい最近の200
年くらい前までの長い間、瀉血（しゃけつ）という治療法が「理髪店」に相当する
場所で、ヨーロッパでは実施されていたからです。瀉血とは、体内の
悪い血を体外に除去することで病状を改善しようとする医療行為で、
当時は、床屋“≒”外科医が実施していました。麻酔法や滅菌法が確
立される19世紀半ばまでは、四肢の切断や腫瘍摘出を行う外科医は拷
問執行人と同じほどに恐れられていたようです。実は、西洋でも近代
になるまで、外科医の社会的地位は、さほど高くなかったのです。

　江戸時代、わが国でも内科のことは「本道（ほんどう）」とよび、外科のことは
そのまま「外科」と称していました。そこには、外科を本来の医の道
から外れた「外道（げどう）」であると連想させる負のニュアンスもうかがえ
ます。そう言えば、私が学生の頃、内科の老教授が「内科は本道、外科
は外道じゃ！」と酒の席で叫んでおられました。オフィシャルには、
外科というのは「外傷」の治療技術を起源に持つことから「外科」と
呼ばれるようになったと理解します。間違っても外科医を外道呼ばわ
りしてはなりません！

✒ オペは手芸作品

　さて、外科には手術がつきものです。「手術」のことをわが国では
「オペ」と言いますよね。これはドイツ語の“Operation”（オペラ
ツィオーン）の最初の部分「オペ」に由来する略称です。英語では
“surgery”（サージェリィ）とか“operation”（オペレイション）と
言いますが、米国では“surgery”の方が一般的です。

　まずoperationですが、これは「仕事」「作品」「苦労」を意味する

ラテン語 "opus"（オプス）や "opera"（オペラ）に由来します。現在、operaは「歌劇」の意味にもなっています。operationを語源分析すると、「oper-（仕事、作品、苦労）＋ -ation（行動や状態を表す接尾辞）」→「仕事をすること、作品づくり」→「操作、作戦、手術」のように理解できます。まさに「オペ」は外科医の「仕事」なのです。次にsurgeryですが、これはギリシャ語で「手」を意味する "χείρ"（ケイル；cheir）と「仕事」を意味する "ἔργον"（エルゴン；ergon）を結合させた "χειρουργία"（ケイルールギアー；cheirourgia）が語源です。そのラテン語 "chīrūrgia"（キールールギア）がフランス語を経て英語の "surgery" になりました。つまり、「手術」は外科医の「手芸作品」でもあるのです。

　外科医のお仕事は「オペ」で、それは「手芸」なんだ！　という落ちがついたところで、今回はお開きといたします。

　次回まで、ご機嫌よう。

Age quod agis.（アゲ・クォド・アギス：ラテン語で「やるべきことを行え」の意）
目の前の仕事をまっとうしよう！

007 「救急車」は「歩く病院」だった！？

『医事業務』2014年4月15日（No.449）掲載

　あなたは、これまでに「救急車」のお世話になったことがありますか？　患者本人として？　家族や付き添いとして？　それとも医療スタッフとして？

　ある日の昼下がり、病院の待合室にいた小さな子どもが、「ピー

ポー・ピーポーが来た！」と言いました。間もなく救急室の前に救急車が到着しました。

　あなたが務めている病院やクリニックには救急車がうるさいほど来ますか？

　あの「ピーポー・ピーポー」というサイレンと赤い警告灯は救急車のシンボルですね。私が中学生の頃までは「ウ～・ウ～」というサイレンでしたが、高校生になった1970年頃を境に「ピーポー・ピーポー」という電子音になりました。

救急車の語源

　「救急車」は英語で "ambulance"（アンビュランス）と言います。法律上は「救急自動車」が正式な名称です。英語のambulanceはラテン語の "*ambulāre*"（アンブラーレ：歩く、歩き回る）を語源にしていますが、言葉としては、19世紀初頭のフランスで用いられた "hôpital ambulant"（オピタル・アンビュラン）に由来します。フランス語で "hôpital"（オピタル）は「病院」、そして "ambulant" は形容詞で「歩き回る」を意味しますので、直訳すれば「歩き回る病院」です。それが一語の "ambulance"（アンビュラーンス）という名詞になりました。当初は「歩く病院」→「野戦病院」という意味合いで使われていて、医者を乗せた馬車が戦場で動けなくなった負傷兵のところを巡って治療を行っていたのです。19世紀半ばのクリミア戦争（1853〜1856）の時には、フランス語の "ambulance" は英語の語彙にも入ってきて、「傷兵を運ぶ馬車」の意味で使われるようになりました。蛇足ですが、クリミア戦争において、負傷兵たちへの献身的看護で有名になった英国の看護師ナイチンゲール（1820-1910）は「近代看護教育の母」と呼ばれています。

"ambulance" が現代のように病人や負傷者を救急病院に運ぶ「救急車」となったのは、20世紀になってからのことです。初期の頃はまだ自動車ではなく馬車でした。わが国で最初に自動車の「救急車」が導入されたのは1931年のことでした。

　"ambulance" の語源に立ち戻れば、それは、けたたましくサイレンを鳴らして速いスピードで走る自動車というよりも、馬車がゆっくりと移動しているイメージなのです。語源のラテン語 *ambulāre* は「歩く」という意味ですから。

医療従事者は「メディカルスタッフ」

　通常、わが国で救急車と言えば、119番通報により出動する消防の救急車のことを指します。救急車内では「救急救命士」が活躍しますが、それは1991年に正式に国家資格化されました。英語では "emergency medical technician"（エマージェンスィー・メディカル・テクニシャン）あるいは略して "EMT"（イー・エム・ティー）と言いますが、普通は "paramedic"（パラメディック）と呼ばれています。

　ところで、わが国では、医師以外の医療スタッフのことを「コ・メディカル」と呼ぶことが多いのですが、これは和製英語です。あえて英語にすると "co-medical" となり、「喜劇的な」を意味する英語 comedical（コミーディカル）と同じスペリングになってしまいます。欧米の "paramedical"（パラメディカル）＝「医療補助」に対して、わが国では「協同」を意味する接頭辞の "co-" を用いるのが好ましいと考えたようです。しかし、私自身は医療従事者は全部まとめて「メディカルスタッフ」＝ "medical staff" と呼べば十分だと思います。わざわざ医師とそれ以外を分けて呼ぶ必要はないと思います。

さて、私個人はもう救急車の「ピーポー・ピーポー」を気合いを入れて待ち構える元気はなくなり、その対応は若いドクターやナースにお任せする立場になりました。むしろ、これからは、その中に収容・搬送される患者の立場になる公算の方が高くなってきました。「医者の不養生（ふようじょう）」とか「紺屋の白袴（こんやのしろばかま）」と言われないように、セルフケアに努めたいと思います。

> *Medice, cūrā tē ipsum.*（メディケ・クーラー・テー・イプスム、ラテン語ですが新約聖書にある言葉で「医者よ、汝自身を治せ」の意）
> 患者さんを大事にするには、まず自分を大事にすることです。

008 「本来とは異なる変なお仕事」…

『医事業務』2014年5月15日（No.451）掲載

 花粉症…！

わが国では、2,500万人もの人が「スギ花粉症」に悩まされています。なんと、日本人の5人に1人がスギ花粉に対して「アレルギー」になっている計算になります。

この文章が、お手元に届く頃（5月半ば）には、少なからぬ読者が「やっとスギ花粉やヒノキ花粉から解放された…」と安堵されていることでしょう。安心して衣類を外に干せるでしょうし、うっとうしいマスク着用の必要もなくなっていることでしょう。

ちなみに、ヨーロッパではイネ科植物の花粉による「イネ科花粉症」が夏に多く、北米では「ブタクサ花粉症」が秋に多く起こりま

す。一方、日本で一番多い「花粉症」は、春季の「スギ花粉症」です。本来、人体には無害なはずの植物の花粉に対して、なぜ生体がアレルギーを起こしてしまうのか、その真の原因は分かっていませんが、花粉の多さだけでなく遺伝的要因や環境要因など複数の因子が関与しているようです。

　今回は、「アレルギー」という言葉の語源や意味について、読者といっしょに探っていきたいと思います。

✒ アレルギー反応とは…？

　実は「アレルギー反応」も「免疫反応」も、起こっていることは同じなのですが、「アレルギー」は人体に害を及ぼす作用になります。この「アレルギー」という言葉が世にデビューしてから、2016年でちょうど110年になります。「アレルギー」はドイツ語の"Allergie"（アレルギー）の発音をそのままカタカナにした和訳です。"Allergie"という言葉は、オーストリアの小児科医ピルケー（1874～1929）によって生体の過敏性を意味する新語として造語され、彼が1906年に発表した論文で初めて使われました。

　彼は、身体を守るという本来の免疫作用とは異なり、むしろ害をなすような作用が存在することを見つけました。それを表現する言葉として、ギリシャ語の"allos"（アッロス）と"ergon"（エルゴン）という2語を結合させて"Allergie"という単語を思いついたのです。"allos"は「異なった」「変な」という意味で、"ergon"は「仕事」「作用」を意味しますので、"Allergie"の語源的な解釈は「本来とは異なった仕事」あるいは「変な作用」となります。

　英語でもドイツ語"Allergie"をそのまま真似て"allergy"（アラジィー）という単語が作られました。念のために英単語"allergy"

の語源分析をしておきましょう。"allergy" とは、「*all/o*（異なった、変な）＋ *erg*（仕事、作用）＋ *-y*（〜の状態）」→「本来とは異なった変な作用」→「アレルギー」と理解できます。

　また、「アレルギー」を起こす原因物質のことをドイツ語で "Allergen"（アレルゲーン）と言います。日本語では、ドイツ語発音にならって「アレルゲン」と言い、英語では "allergen"（アラジェン）と言います。Allergenとは、「*aller*(*gy*)（アレルギー）＋ *-gen*（源、生じるもの）」→「アレルギーを生じるもの」→「アレルゲン」と理解できます。「スギ花粉症」の場合、スギ花粉が「アレルゲン」となっています。

免疫とアレルギー

　ところで、『ジキル博士とハイド氏』という有名な小説がありますが、それに出てくる「ジキル博士」が善良の象徴なら、「ハイド氏」は邪悪の象徴でしょう。生体を守ってくれる良い面での「免疫」は「ジキル博士」に、「アレルギー」は「ハイド氏」に例えられるかもしれません。素行は正反対でも、両者は同一人物だったというのが話の味噌になるわけですが、人の心には「ハイド氏」が住み、薬には「副作用」があり得るように、本来は「疫を免がれる」ための免疫系にも「アレルギー」が存在しているのです。

　「アレルギー」という言葉は、当初は医学領域だけで用いられる専門用語でしたが、徐々に日常会話の中でも使われるようになり、今では「英語アレルギー」など「人や事物に対する反感や毛嫌い」のことをも意味するようになりました。

　どうか、あなたが「医療用語アレルギー」ではありませんようにと、心から念じております。

Self Awareness.（セルフ・アウェアネス：英語で「自覚」「見性(けんしょう)」の意）
全ての人が、自分を映せる鏡を心の中に持っています。使いましょう。

009 アトピーとアナフィラキシー

『医事業務』2014年6月15日（No453）掲載

わが国のアレルギー疾患

　あなたの知人に「アトピー」で悩んでいる人はいますか？

　蜂に刺されて人が亡くなったというニュースを聞いたことがありますか？

　近年、気管支喘息やアトピー性皮膚炎、アレルギー性鼻炎や食物アレルギー等の「アレルギー疾患」が増加していて、今や全世界的な現象となっています。わが国でも最近の調査によると、全人口の2人に1人が何らかのアレルギー疾患に罹患していると推定されており、「現代病」の1つと見なされています。

　前回は「アレルギー」という言葉について、その意味を語源にさかのぼって学習しました。その補足として、今回どうしても取り上げておきたいのが、「アトピー」と「アナフィラキシー」という言葉です。どちらもアレルギー関連の最重要用語で、それぞれに言葉の歴史があります。

アトピーとは

「アトピー」＝ "atopy"（アトピー）についてですが、この言葉は1923年にアメリカのコーネル大学のコカ（1875～1959）によって造語されました。余談ですが、1923年は関東大震災が起きた年です。

当初、コカは花粉症や気管支喘息など「普通の人にはない異常な過敏反応」のことを、ひとまとめにして "atopy" と命名しました。その語源は、ギリシア語 "atopos"（アトポス）です。"atopos" を語源分析すると「"a-"（打ち消しの意味の接頭辞）＋ "topos"（場所）」→「場所がない」→「場所から外れている」「特定の場所に限定されない」と理解できます。このギリシア語を借りて英語の "atopy" という単語を造語したのです。"atopy" は「特定の場所に限定されない状態」を指す言葉として誕生しました。

「アトピー」は、今では「アトピー性皮膚炎」の略語のように使われていますが、1923年当時は「花粉症」「アレルギー性鼻炎」「気管支喘息」等をまとめる概念として用いられ、「アトピー性皮膚炎」は「アトピー」の仲間には入っていませんでした。「アトピー性皮膚炎」という病名が確立されたのは、1933年のことで、それ以降は「アトピー性皮膚炎」も「アトピー」の仲間に加えられました。

ところが、時の流れとともに、当初「アトピー」に入っていた「花粉症」「アレルギー性鼻炎」「気管支喘息」等は「アトピー」と呼ばなくなり、現在では、「アトピー」といえば「アトピー性皮膚炎」を指すようになりました。ただ、現在でも「アトピー」あるいは「アトピー素因」という言葉で「遺伝的にアレルギーを起こしやすいような過敏な体質」を表すことがあります。その際、患者の血中には「アトピー」に関与する特殊な抗体として、"IgE（アイ・ジー・イー）" が

過剰に存在することが明らかになっています。この "IgE" は、1966年に日本人の石坂公成(きみしげ)・照子(てるこ)夫妻によって発見されました。これはアレルギー史上に残る大発見でした。

アナフィラキシーとは

さて、話を恐ろしい「アナフィラキシー」に移しますが、この日本語はドイツ語の "Anaphylaxie"（アナフィラクシー）からとったもので、英語では "anaphylaxis"（アナフィラクスィス）と言います。語源はギリシア語の「*ana-*（逆に、反して）＋*phylaxis*（保護、防御）」→「反防御の状態」→「守るどころか逆に攻撃される状態」に由来する用語として、1902年にフランスのリシェ（1850〜1935）によって造語されました。考古学的には、今から約4700年前の古代エジプトにおいて、メネス王が蜂に刺されて死亡したという記録がヒエログリフという象形文字に残されていますが、これが人類史上最初の「アナフィラキシー」の記録とされています。

◇

今後も「アレルギー疾患」は増加すると予想されています。「アレルギー」「アトピー」「アナフィラキシー」の「ア」で始まる3つの関連用語について、この機会に見識を深めておきましょう。

次回は「プラセボ」という言葉について学習します。乞うご期待！

Ōdī et amō.（オーディー・エト・アモー：古代ローマの詩人カトゥッルスの言葉、「われ憎（にく）み、かつ愛す」）
「愛」と「憎」のように「免疫」と「アレルギー」も、ともに同じ木になる果実。ものごとの多面性を意識してみましょう。

「プラセボ」は「偽薬」と いうけれど…

『医事業務』2014年7月15日（No.455）掲載

現代医学と「迷信」や「はったり」

　幼い頃、転んで痛くなった膝小僧をお母さんに優しく撫でてもらったら、痛みがスーっと消えていった、という体験を記憶している読者もいると思います。私もその一人です。また、痛いところに手を当ててもらい、優しく撫でてもらいながら「痛いの、痛いの、飛んでけ〜」とその触れた手を宙に振りかざして痛みをどこかに投げ捨てるという儀式（？）をしてもらって、本当に痛みが和らいだ経験を持っている人もいることでしょう。ただ、現在の子育ての現場ではあまり見られない光景になってきました。医学や医療の進歩にともない、そのような行為は「迷信」や「はったり」で、無意味であると見なされるようになったからなのでしょうか。

　その一方で、現代医学において「プラセボ効果」は存在するとされており、何の薬効も持たない「偽薬（ぎゃく）」を患者に効果があると言って投与すると、その効果が認められることがあります。この現象を「プラセボ効果」と呼びます。英語では“placebo effect”（プラスィーボウ・イフェクト）といいます。米国の国立補完代替医薬センターの解釈によれば、「プラセボ効果」とは「例えば錠剤、飲み薬、注射等の医療的介入が助けになるだろうという人の期待から生じる健康への有益な結果であり、臨床医が患者と話し合うその仕方も、特定の治療とは独立に良い反応を引き起こすこともあり得ること」と定義されてい

ます。

プラセボ効果とは

　「偽薬」のことを医療従事者は、しばしば「プラセボ」と呼んでい
ます。「プラセボ」という言葉は英語の"placebo"（プラスィーボ
ウ）の和訳です。英語発音を真似て「プラシーボ」という訳語を使う
人もいますが、現在の正式な和訳としては「プラセボ」または「偽
薬」のどちらかを使っています。

　英語の"placebo"という単語は、もともとはラテン語"Placeō."
（プラケオー；私は喜ばせます）の未来形"Placēbō."（プラケー
ボー）に由来しています。ラテン語の"Placēbō."は1語でも立派な
文章で「私は喜ばせるつもりです」という意味です。したがって、「プ
ラセボ」の原意は「患者を満足させ、喜ばせるのに役立つもの」とい
うことになります。

「偽薬」それとも「擬薬」

　「プラセボ」の本来の語源を知ってしまうと「偽薬」という日本語
表現が気になり、鼻につくようになります。「偽」とは「だますこと」
を意味しますので、"placebo"の語源が持つ「喜ばせましょう」とい
う本来の意味が伝わらず、「偽薬」＝「患者をだまし欺く薬」という
風に誤解されやすいと感じます。私個人は「偽薬」という言い方を使
うことは避けています。「プラセボ」は実際には「ニセ薬」ではなく
て「薬もどき」なのですから、「擬薬」とかの訳語にすればよかった
のかもしれません。また、語源ズバリの「喜薬」という訳も面白そう
ですね。

　ところで、「プラセボ効果」とは逆に、何の効果もないはずの「偽

薬」によって、患者にとって有害な作用が現れることがあり、これを「ノセボ効果」ということがあります。英語で "nocebo effect"（ノスィーボウ・イフェクト）といいますが、英語 "nocebo" もラテン語 "Nocēbō."（ノケーボー）という未来形の文章に由来しています。「私は傷つけるつもりです」という意味です。

✒ 「人薬」とは

　ちょっと話の筋が違うのかもしれませんが、私は「プラセボ」という言葉を聞く度に精神科医の斎藤環氏の著作『「社会的うつ病」の治し方－人間関係をどう見直すか』（新潮選書刊）に出てくる「人薬」という言葉を想い浮かべてしまいます。「人薬」というのは、良い意味での「対人関係」あるいは「絆」のことを指していると思われます。私たちの心身は、常に変わりゆく「人間関係」の中でバランスをとりながら形成され、成長・維持されていくものです。

　何はともあれ自分を大事にし、「人薬」を使ってバランスのとれた「自己愛」を育み続けましょう。

Yes, life can be wonderful, if you're not afraid of it. All it needs is courage, imagination, and a little dough.（映画『ライムライト』チャップリンの台詞から）人生に必要なのは、勇気と創造力、そして少々のお金です。

「虚弱」より「フレイル」と呼ばれたい？

『医事業務』2014年9月15日（No.458）掲載

凄まじい社会現象！

わが国は、世界のどの国もかつて経験したことのない「超高齢社会」を迎えています。

統計用語では、65〜74歳までを「前期高齢者」と呼び、75歳以上を「後期高齢者」と区別して呼んでいます。2015年には65歳以上が人口の25％を超え、日本人の4人に1人が高齢者扱いとなり、さらに8人に1人が75歳以上の後期高齢者ということになります。高齢者1人を現役世代2.5人で支える計算になります。2000年頃は現役世代4人で1人の高齢者を支えればよかったのですから、この十数年間の人口動態を具体的な数字で見ることにより、わが国では今、凄まじい少子高齢化が進行中であることが分かります。しかし、社会現象は大きすぎて我々の視野ではなかなか捉えにくく、実感しにくいものです。

サルコペニアとフレイルティ

加齢とともに必発する「老化現象」は、誰の目にも明らかで、実感せずにはいられないはずです。加齢にともなう筋肉量減少や筋力低下をきたす現象を「サルコペニア」と呼び、英語では "sarcopenia"（サーコピーニア）といいます。語源的には「*sarc/o*（筋肉）＋ *-penia*（減少症）」→「筋肉量減少症」と理解できます。「サルコペニア」とカタカナ書きするのが一般的です。

「サルコペニア」がさらに進み生活機能が全般的に低下した老化段階のことを、英語で"frailty"（フレイルティ）と呼び、「虚弱」という日本語訳が使われてきました。しかし、「虚弱」という言葉が持つネガティブな響きと字面が好ましくなく、「虚弱」という言葉では要介護状態の一歩手前の老化ステージを意味する医療用語"frailty"のニュアンスが伝わらず、訳語としては不適切であるという意見もありました。"frailty"の和訳をどうするかが、少なくもここ数年間は問題となっていました。医療・介護・福祉領域の関係者の中には「虚弱」を使わず、「フレイルティ」とカタカナで表記する人々も少なからずおられました。

✒ フレイルとその位置づけ

　そんな折も折、日本老年医学会が2014年になって"frailty"の日本語訳を正式に「フレイル」と決め、その予防や対策に取り組む提言をしたのです。"frailty"は、語源的に"frail（もろい、弱い、壊れやすい）"＋"-ty（状態）"→「壊れやすい状態」→「虚弱」と理解できますが、この単語を医療用語として使う時は「フレイル」と訳すことにしたのです。

　図表に「フレイル」の位置づけを示しますが、その定義や診断基準についてはまだ世界的にみてコンセンサスが得られていないのが現状です。「フレイル」を研究し、その対策を講じることによって、健康寿命が延び、介護予防が進み、さらには要介護高齢者が減少することが期待されています。

　「老い」について、我々はもっともっと学んでいく必要があります。

図表 「フレイル」の位置付けを示す概略図

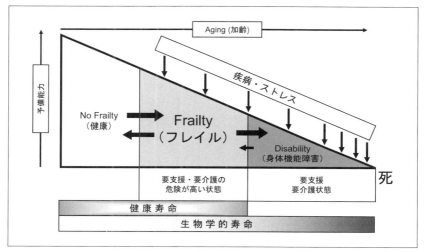

日老医誌：46(4)、279-285、2009より改変

scientia scientiārum（スキエンティア・スキエンティアー
ルム：ラテン語で「知識の中の知識」の意）これは「哲学」の
ことです。好奇心があれば、老いは成長なのです。

「デング熱」は天狗さまの祟りか？

『医事業務』2014年10月15日（No.460）掲載

デングウイルスとエボラウイルス！

医療の世界が、一般市民にとって分かりにくい原因の1つに病名自
体の分かりづらさがあります。例えば、最近ニュースや新聞で取り上
げられることが多くなった病名に「デング熱」と「エボラ出血熱」が

ありますが、ピンとくる人は多くないでしょう。

　まず「デング熱」ですが、2014年の夏、この病名がわが国でにわかに有名になりました。これは蚊が媒介して伝染するウイルス感染症ですが、これまでは、熱帯・亜熱帯の国々を旅行した人が持ち込む稀な病気でした。原因となる「デングウイルス」を体内に宿す蚊に刺されることで人に感染します。私自身も含めて普通の医者は、デング熱患者を日本では診たことがないはずです。ところが、その「デング熱」に日本国内で感染した患者が複数いることが判明しました。人から人へと直接伝染することはなく、「蚊から人」「人から蚊」という感染を繰り返して流行します。英語では"dengue fever"（デンギー・フィーヴァー）といいます。

　"dengue"の語源には諸説ありますが、同じスペリングのスペイン語"dengue"が「お上品ぶること、洒落者気取り」に由来するという説があります。デング熱患者が、発熱とともに激しい筋肉痛や関節痛のために、ちょっと体をねじりながら歩かざるをえなくて、その姿が「お上品ぶって歩く人」を想起させたことに由来するネーミングだったのかもしれません。私は医学生時代、国家試験前に「デング熱」は「天狗さまの祟り」と無理にこじつけて覚えた記憶がありますが、このような覚え方は邪道ですね。

　次に「エボラ出血熱」ですが、これは現在、ギニア、リベリア、シエラレオネ等の西アフリカ諸国で「アウトブレイク」を起こし猛威をふるっている伝染病です。英語で"Ebola hemorrhagic fever"（エボラ・ヘモラジック・フィーヴァー）といいますが、「エボラウイルス」＝"Ebola virus"（エボラ・ヴァイラス）の感染によって発症します。致死率が50％〜90％と極めて高いこと、まだ有効な治療法がないことより、これまでに発見されたウイルスの中で人類にとって最も

恐ろしいウイルスだと見なされています。"Ebola" という名称は、この病気が1976年に最初に報告された時の患者が「エボラ川」（Ebola river）周辺の出身者であったことに由来します。

✒ outbreakからpandemicまで

伝染病の広がり具合によっても表現が分かれます。

まず、「アウトブレイク」についてですが、英語で「突発」を意味する "outbreak"（アウトブレイク）のカタカナ表記です。伝染病がある特定の地域で「集団発生」した場合に使われます。「大流行」の意味ですが、「爆発的流行」と和訳されることもあります。同様の意味を表す用語に "epidemic"（エピデミック）があり、「流行」と訳されています。語源分析すると、「*epi-*（上に）＋*dem/o*（人々）＋ *-ic*（〜に関する）」→「（病気等が）人々の上に襲いかかる状態に関する」→「（伝染病の）流行」となります。伝染病が地理的に広い範囲におよび、世界的流行を来すような場合を "pandemic"（パンデミック）といい、「*pan-*（全、汎）＋*dem/o*（人々）＋ *-ic*〜に関する）」→「すべての人々の上に襲いかかる状態に関する」→「汎（はん）流行」や「世界的流行」と理解できます。なお、"endemic"（エンデミック）は「風土病（ふうどびょう）」のことで「*en-*（［ある地域の］中で、内で）＋*dem/o*（人々）＋ *-ic*（〜に関する）」→「ある地域内の人々に襲いかかる状態に関する」→「（伝染病などが）その地域だけで流行すること」→「風土病」となります。

今回は、伝染病における時事用語として、国内的には「デング熱」、グローバルには「エボラ出血熱」を取り上げ、その伝染の広がり具合の表現として「outbreak」「epidemic」「pandemic」、そして「endemic」という専門英単語を取り上げました。

デングウイルスやエボラウイルスには抗生物質は無効ですし、ワクチンの開発には時間がかかります。これらのウイルス感染がすみやかに鎮静化することを祈念しています。

Today is the first day of the rest of your life .（米国のチャールズ・ディードリッヒの言葉で「今日が、残りの人生の最初の日である」の意）まずは、眼の前にある今日1日をていねいに生きましょう。

013　ペニス笠持ち　ホーデンつれて…

『医事業務』2014年11月15日（No.462）掲載

✒ In Singapore

あれから30余年、妻も私も変わりました。新婚当時の私たちには若さと子作りに励む情熱がありました。ハネムーンはシンガポールに行きました。それが初めての海外旅行でした。「蘭」の花を見る度に、その時の記憶が蘇ります。

マーライオン（Merlion：「海ライオン」の意）を見た後、植物園に行きました。そこで奇妙な看板に出くわし、「エッ!?」と私は叫んでいました。"National Orchid Garden" と大書されていました。

私は当時、駆け出しの泌尿器科医で、医用英単語は得意でしたが、花や植物についての英単語はほとんど知りませんでした。

先ほどの看板を私は「国立睾丸園」と推理しました。当時は、男性の性腺を「睾丸」（俗称「金玉」）と呼んでいました。現在は「精巣」と呼ぶのが一般的です。英語では "testis"（テスティス）といい、ラ

テン語由来の単語です。ギリシャ語では、"*orchis*"（オルキス）といいます。「睾丸」を意味する医用英単語には"*test/o*"か"*orchid/o*"（オーキド）が造語要素として用いられることから、"Orchid Garden"（オーキッド・ガーデン）を「睾丸園」と推理したのです。

まだ初々しかった妻の手を取り、ワクワクしながらその中に入って行きました。ところが、中で観たものは美しい「蘭」の花また花でした。「睾丸」を連想させるものは何一つありませんでした。「蘭」の香りに酔いしれながら、私は狐につままれたような気持ちでした。私事になりますが、ハネムーンベイビーを授かったのは、その日の夜のことだったと思います。

後で調べて分かったことですが、土中の「蘭」の塊茎（地下茎が球状になったもの）がヒトの「睾丸」にそっくりなので、その名が付いたとのことでした。「名は体を表す」と申しますが、「蘭」の花にばかり気を取られていましたが、真実は隠れた地中にあったのです。

ホーデン・ペニス・ペニシリン？

ところで、「もつ焼き」や「ホルモン焼き」の店で「ホーデン」というメニューを見つけた人はいませんか？　これは「豚の睾丸」です。ドイツ語で"Hoden"（ホーデン）は、ずばり「睾丸」を意味します。それがそのまま我が国の「もつ焼き」屋で使われているのです。

さて、小説家の尾崎士郎の『ホーデン侍従』という作品の出だしは、「ペニス笠持ち　ホーデンつれて　入るぞヴァギナの　ふるさとへ」という詩で始まります。ということで、「ホーデン」が出たら「ペニス」の語源に触れないわけにはいきません。日本語では「陰茎」ですが、「男根」「おちんちん」等とも呼ばれています。ちなみに「ヴァギナ」は、ラテン語"*vāgīna*"のローマ字読みで、「腟」のことです。

正式なラテン語読みでは「ワーギーナ」といい、英語読みでは「ヴァジャイナ」といいます。元来の意味は「鞘（さや）」です。

"pēnis" はラテン語読みで「ペーニス」、英語発音では「ピーニス」といいます。語源は「しっぽ」です。さらに同系統の「垂れ下る」というラテン語 "pendō"（ペンドー）にもたどり着きます。まぁ、確かに普段勃起していないときは、だらりと垂れ下がっていますからね。"pendant"（ペンダント）も同じ語源から出てきた単語です。

"penis" ＝「しっぽ」のイメージから「筆」や「刷毛（はけ）」を意味するようになり、「鉛筆」＝ "pencil" も同じ語源に由来します。実は、青カビから抽出された抗生物質ペニシリン（penicillin、ペニスィリン）もその語源的意味は「小さな刷毛」です。青カビの胞子を顕微鏡で見てみると「小さな刷毛」の形状をしていたからです。

今回の話題を下ネタと馬鹿にしてはいけません。生殖器がないと我々は子孫を残せません。「蘭」を意味する英単語 "orchid" の由来が、その花の美しさにではなく、地下に隠れた塊茎の形にあったという話は、実に示唆に富んでいます。

本当に大切なことは、生殖器のように普段は隠されているものなのです。

comment

「20凛然（りんぜん）、30当然（とうぜん）、40悄然（しょうぜん）、50茫然（ぼうぜん）、60全然（ぜんぜん）」
今回は日本語ですので、そのままご理解ください。「そして、我、常時、自然」と私なら続けたいです。やっぱり、何事も自然体がいちばん強い！

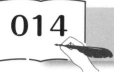

「腸内フローラ」のお手入れを！

『医事業務』2014年12月15日（No.464）掲載

生活の質＝QOL

　「くうねるあそぶ」という言葉をご存知ですか？　これは、コピーライター糸井重里氏の名作です。

　私も日々の外来診療で、「『くう、ねる、あそぶ』、すなわち生活習慣の"食う、寝る、動く"は自分にしかできません。その改善を他人が代行することはできません」と、患者さんに語りかけています。生活が便利で豊かになった現代人にとって、「くうねるあそぶ」をいかに実践するかで、「生活の質＝"QOL"（quality of life、クオリティ・オブ・ライフ）」や健康寿命も決まってくるのです。

　今回から3回にわたって、「食う」「寝る」「遊ぶ（動く）」に関連した話題性のある医療用英単語を取り上げてみようと思います。今回は、「食う」に関連した"probiotics"（プロバイオティクス）です。

体重の1kg分

　"probiotics"を語源的に解釈すると、「*pro-*（〜びいきの、賛成して、味方として）＋*bio-*（生命、生物、生活）＋*-tics*（〜に関係したもの、こと）」→「生物を味方として作用させること」と理解できます。和訳は「プロバイオティクス」です。

　この単語の前半部分をローマ字読みした「プロビオ」という名を冠したヨーグルト製品を売るメーカーがありますが、健康志向に目覚めた人々にこのネーミングが受けて、売上げを過去5年で倍増させたと

いいます。

　「プロバイオティクス」という言葉は、"antibiotics"（アンティバイオティクス）に対比される概念として造語されました。まず、"antibiotics" についてですが、語源的には「anti-（抗、反対の）+ -biotics（生物や生活に関連したもの）」→「生物の生活に対抗するもの」→「微生物の増殖に抗する物質」→「抗生物質」と理解できます。"antibiotics" は、人体に有害な微生物を殺し、駆除する薬剤、すなわち細菌感染症の治療薬として開発されてきました。

　それに対して "probiotics" は、ある種の善玉微生物のことで、それを殺すのではなく生かすことで役立てようという発想に立脚しています。味方としての善玉菌を摂取し腸内でバランス良く増殖させることで、人体に有益な効果をもたらそうとする試みでもあります。

　そもそも私たちの体の皮膚や腸管内にはたくさんの細菌が棲みついています。なかんずく、腸管内には100兆個以上もの菌がいると推定されています。ヒトの体は約60兆個の細胞から構成されていますが、その細胞数よりも腸内細菌の総数の方が多いのですから、驚きですね。また、その重さは合計で 1 kgにもなると言われており、あなたの体重の 1 kg分は腸内細菌たちの重量ということになります。

✒ お花畑で大切に育てよう！

　「細菌」のことを英語で、"bacteria"（バクティーリア）といいますが、その語源はギリシャ語で「小さな杖や棍棒（こんぼう）」のことです。顕微鏡の発明とともに17世紀後半に「細菌」が発見されましたが、その形状が「小さな杖」のように見えたので、それにちなんで "bacteria" と命名されたようです。日本語でも「バクテリア」と言うことがあります。実際には長細い桿菌（かんきん）だけでなく、球菌をはじめとしてさまざ

な形の細菌がいます。ヒトの腸内には少なくとも1,000種類の多種多様な細菌が棲みついており、特に大腸内には無数の腸内細菌がいて、「叢」(くさむら)のように群がっています。その様子は「腸内細菌叢」(ちょうないさいきんそう)とか「腸内フローラ」と呼ばれます。英語では、"intestinal flora"（インテスティナル・フローラ）とか"gut flora"（ガット・フローラ）と呼ばれます。"intestinal"は「腸の」ですし、"gut"も「腸」を意味します。ちなみに"guts"（ガッツ）と複数形にすると「根性、勇気、ガッツ」の意味になります。"flora"の語源はラテン語の「花の女神様」です。腸内に「お花畑の花々のように細菌たちが群がっている様子」を思い浮かべてみましょう。

　「腸内フローラ」をバランス良く保つために、乳酸菌やビフィズス菌等の「プロバイオティクス」を利用します。体内のお花畑である「腸内フローラ」を大事にしていきましょう。

Trust your gut.（トラスト・ユア・ガット：英語の格言で「直観を信じなさい」の意ですが、直訳は「腸を信じなさい」です）。腸は第2の脳と言われます。決断に迷ったら、自分の直観を信じましょう。つまり、「腹を決める」のです。

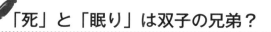

015　タナトスとヒュプノスは双子の兄弟

『医事業務』2015年2月15日（No.467）掲載

「死」と「眠り」は双子の兄弟？

　さて、今回は前回予告した通り「食う」「寝る」「遊ぶ（動く）」関

連の第2弾として、「寝る」にまつわる医用英単語を取り上げます。

　ギリシャ神話で「タナトス」（Thanatos、サナトス）は「死の神」で、「ヒュプノス」（Hypnos、ヒプノス）は「眠りの神」でした。両者は双子の兄弟ですが、前者は「非情な」性格で知られ、後者は「穏やかで優しい」性格でした。古代において「死と眠りは兄弟」と見なされていました。ちなみに、ギリシャ語で「タナトス」は「死」を「ヒュプノス」は「眠り」を意味します。蛇足ですが"thanatology"（サナトロジィ）→「*thanat/o*（死）＋*-logy*（学問）」→「死の学問」→「死の医学」であり、"hypnosis"（ヒプノウスィス）→「*hypn/o*（睡眠）＋*-osis*（状態）」→「眠りへの状態」→「催眠、催眠術」と理解できます。

　私たちは人生の3分の1を「眠り」という生活習慣に費やしています。睡眠には、疲労回復、ストレス解消、体の成長、免疫力向上、記憶の定着等さまざまな役割があります。普通、「寝る」と言えば、「眠る」ことで、英語では"sleep"（スリープ）です。余談ですが、「彼と寝た」と言えば、「彼とセックスした」という意味にもなるようです。

睡眠への誘い

　ところで、あなたは「時差ぼけ」を経験したことがありますか？

　英語で"jet lag"（ジェット・ラグ）というように、東西方向の長距離海外旅行において、ジェット機などで高速移動する際に起こる「睡眠障害」です。これは"circadian rhythm"（サケイディアン・リズム）の乱れによって起こります。「概日リズム」と和訳され、1日が約24時間11分で刻まれる「体内時計」の周期のことをいいます。"circadian"を語源分析すると「*circā*（ラテン語で"約"とか"おおよそ"）＋*diēs*（ラテン語で"日"）」となり、"circadian rhythm"は

— 40 —

「約1日に関するリズム」→「概ね1日周期」→「概日リズム」と理解できます。このリズムにしたがってホルモン等の分泌が増減し、睡眠と覚醒の変化が起こります。中でも、夜になると松果体から分泌される "melatonin"（メラトウニン）＝「メラトニン」が有名で、これが分泌されると眠くなります。"melatonin" は「*melas*（ギリシャ語で "黒"）＋ *-tonin*（tone "圧力や色調" を強める物質)」→「"黒"の色調、すなわち "夜" の気配を強める物質」→「夜暗くなると眠りを誘う物質」と理解できます。

✒ 生体機能の保全行動

「不眠症」のことを英語で "insomnia"（インソムニア）といいますが、「*in-*（否定の接頭辞）＋ *somnia*（睡眠状態)」→「睡眠できない状態」→「不眠症」と理解できます。その治療に「睡眠薬」の助けを借りることがあります。専門用語では "hypnotic"（ヒプノティック）ですが、一般的には "sleeping pill"（スリーピング・ピル）といいます。"sleeping" は、「眠ること」で、"pill" は「丸薬」のことです。"pill" の語源はラテン語で「ボール、球」を意味する "*pila*"（ピラ）の指小形 "*pilula*"（ピルラ）＝「小球」です。"pill" は「正露丸」のような小さな真ん丸い形状をした薬ですが、単に「ピル」と言えば、一般的には「経口避妊薬」のことを指します。

私の祖父は生前に「寝るより楽はなかりけり」とよく言っておりました。睡眠は私たちの心身にとって必須の休養ですが、見方を変えれば、睡眠は正常な生体機能を保全するための積極的な行動なのです。

◇

睡魔に打ち勝ちながら、ここまで読み続けていただいた読者の努力に感謝いたします。私自身も、まるで "hypnosis" をかけられたよう

に眠くなってきました。では、今回はこの辺で失礼いたします。おやすみなさい、ごきげんよう。

As a well-spent day brings happy sleep, so a life well spent brings happy death. レオナルド・ダ・ビンチ（1452〜1519）の言葉
『充実した1日が幸せな眠りをもたらすように、充実した一生は幸福な死をもたらす』。「死」を幸せに迎えるためにこそ、今をより良く生きましょう。

016 「ロコモ」って蒸気機関車のこと？

『医事業務』2015年3月15日（No.469）掲載

SLへの憧れ

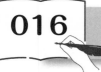

　あなたは"SL"に乗ったことがありますか？　私の父はSLの機関士でした。子どもの頃は、SLに憧れていました。

　SLは、"steam locomotive"（スティーム・ロウコモウティヴ）＝「蒸気機関車」の略称です。"steam"が「蒸気」で"locomotive"が「機関車」の意味です。宮沢賢治の『銀河鉄道の夜』や松本零士の『銀河鉄道999』に出てくる列車は、電車ではダメなのです。SLでなければサマになりません。

　"locomotive"を語源分析すると「*loc/o*（場所）＋ *-motive*（移動に関与するもの）」→「場所を移動するもの」→「駅から駅へと場所を移動するもの」→「機関車」になります。

　ちなみに「駅」は英語で"station"ですが、その語源は「じっと静止しているもの」です。もちろん、動くのは"steam locomotive"や

電車で、「駅」は動きません。

✒ 「ロコモティブシンドローム」とは

さて、「くうねるあそぶ」（「食う」「寝る」「遊ぶ（動く）」）に関連した医用英単語の第3弾は「遊ぶ＝動く」に関連した医療用語である「ロコモティブシンドローム」を取り上げます。

第1弾の「食う」では"probiotics"（プロバイオティクス）を、第2弾の「寝る」では"sleeping pill"（スリーピング ピル）や"hypnosis"（ヒプノウスィス）等を取り上げました。

みなさん、それぞれの語源や意味を覚えていますか？　この際、復習しておくのもgood ideaですね。

さて、"locomotive syndrome"ですが「運動器症候群」と和訳されることもあります。

通常はカタカナで「ロコモティブシンドローム」と記載されますが、「メタボリックシンドローム」を「メタボ」と呼ぶように、「ロコモティブシンドローム」も、もっぱら「ロコモ」と略称されます。

「ロコモ」とは、運動器の障害によって日常生活に制限を来し、介護・介助が必要な状態になっていたり、そうなるリスクが高くなっていたりする状態のことをいいます。予備軍も含めると、55歳以上の全国民数に相当する4,700万人が該当すると推定されています。

本書第11話（29頁）で取り上げた「サルコペニア」や「フレイル」といった概念とともに、近年しばしば話題にされる言葉になりました。「超高齢社会」を迎えた日本の介護・医療事情を反映した言葉の一つと理解することができます。医療パラダイムが、いよいよ高齢者疾病の「予防」にシフトせざるを得なくなったと見ることもできます。

予防・改善の３カ条

　生活習慣病対策として、肥満やメタボ、認知症やうつ病等の予防や療養・治療における「運動」療法の有用性は古くから知られてきました。しかし、「運動」の基盤となる「運動器」そのもの、すなわち「筋肉」「骨」「関節」の健康保持・増進に関する研究・認識は、必ずしも十分とはいえない状況です。

　加齢が関与する運動器疾患が急増する現状を踏まえて、人の歩行・移動障害への対策が急務となっています。人が自分で自分の体を移動させることができなくなる時、「生活の質（QOL）」はガクンと低下し、個人的には自信の喪失をきたし、社会的には要支援・要介護を必要とする存在になります。

　専門家によれば、「ロコモ」の予防・改善のための３カ条は、
①足腰の筋力を強化すること
②バランス力を保持・強化すること
③膝・腰への過剰な負荷は避けること
だそうです。具体的には「片脚立ち」と「スクワット」が勧められています。

　「ロコモ」は他人事ではありません。当事者はあなたであり、私です。「移動すること」＝“locomotion”（ロウコモウション）の大切さを再認識しながら、人は老いてもなお「歩ける」ということを私たちが社会に示していきましょう。

「3クール目」の化学療法って？

『医事業務』2015年4月15日（No.471）掲載

「クール」って、かっこいい？

　あなたは「クールジャパン」という言葉を耳にしたことがあります
か？　日本独自の自然、伝統、文化、テクノロジーを活かして、「世
界の課題をクリエイティブに解決する日本」を実現しようとする官民
合同のムーブメント（運動）のことです。

　英語では"Cool Japan"（クール・ジャパン）ですが、この場合の
"cool"＝「クール」は「涼しい、冷たい」という意味ではなく、「粋
な、かっこいい、すごい」という意味で使われています。"It's
cool."といえば、「涼しい」とも取れますが、「かっこいいね」とい
う意味で使うことも多々あります。

　ところで、同じ「クール」というカタカナ語が、医療現場では別の
意味で頻繁に使われています。例えば、「今回、3クール目の化学療
法が目的で入院します」のように、抗がん剤等の投与スケジュールで
は、「治療単位」のことを「クール」と呼んでいます。また、「腎セン
ターでは、午前・中間・夜間の3クール体制で透析をやっています」

や「当院では、透析を午前と午後の１日２クールで行っています」というように、血液透析の治療スケジュールの時間区分についても、「クール」という言葉が用いられています。

医療界の「クール」

　さて、この医療で用いる「クール」は、本来どういう意味なのでしょうか？　いったい何語に由来しているのでしょうか？

　実は、医療で用いる「クール」はドイツ語の "Kur"（クール）に由来しており、「治療」あるいは「療法」という意味です。化学療法等の繰り返し実施する治療法の場合、その１回分の治療期間やその医療行為を指すのに、この「クール」という語が臨床現場ではよく使われています。ドイツ語の "Kur" は、語源的には英語の "cure"（キュア、治療）と同じです。しかし、１回分の「治療期間」や「薬物投与計画」を表す一般的な英語は、"cycle"（サイクル）、"session"（セッション）、"course"（コース）等で、"cure" は使われません。医療で使う日本語の「クール」に最も近い意味の英単語は "course" です。"third course of chemotherapy"（サード・コース・オヴ・キモセラピィ）と言えば「３クール目の化学療法」という意味です。

　ちなみに、英語 "course" の語源はラテン語で「走ること」を意味する "cursus"（クルスス）です。つまり "course" は、語源的には「走ること」→「走路」→「ものごとの進む筋道・過程」→「進路、経過、方針、連続講座」等と理解でき、「一連の治療過程」も意味します。

外来語の味方カタカナの弊害

　医療現場で使う「クール」はドイツ語の "Kur" に由来しているこ

と、ガッテンしていただけましたでしょうか？

　では、もう1つ別のシチュエーションで使われている「クール」の例を挙げてみましょう。それは、放送業界での用例です。「このドラマは1クールで打ち切り」という場合の「クール」の意味は何でしょうか？

　日本の放送業界では四半期（＝3カ月）のことを「クール」と表現し、使っています。医療ではないのでドイツ語“Kur”ではなく、おそらく「一連の連続もの」を意味するフランス語の“cours”（クール）に由来すると思われます。このフランス語“cours”と英語“course”は姉妹語で両者の意味するところもほぼ同じです。すでに述べたラテン語“cursus”を共通の語源としています。フランス語では“cours”の語末のsを発音しないので、その発音は「クール」のように聞こえます。

　外来語を表記するのにカタカナはとても便利ですが、ときに混乱をもたらすことがあります。「クール」と表記しても、その意味するところは、使用される業界や場面で異なります。

　今回も最後まで読んでいただきありがとうございます。そんなあなたに相応しい言葉が「You are cool！」。

　では、次回までごきげんよう。

Vīxī.
（ウィークシー：このラテン語は一語で「私は生ききった」＝「私は今死んでいる」の意。約2000年前のウェルギリウス（古代ローマの詩人）が『アエネーイス』の中で記述）私が臨終の際に言いたい言葉です。「死」とは「生ききった」状態なのですから。

018 「レジメン」「プロトコル」ってナニ？

『医事業務』2015年5月15日（№473）掲載

春爛漫…！

　日本の春は、桜！　それは、年度始めでもあります。各職場では、新入職員を迎える時期です。そんな折り、医事課の新人から次のような質問を受けました。

新人：横文字の言葉で分からないことがあれば「横田先生に聞け」と、言われて来ました。

横田：ようこそ！

新人：新人セミナーに行ったのですが、「レジュメ」とかいうプリントを渡されて、その中に抗癌剤投与の「レジメン」とか、治験の「プロトコル」とか、いろいろなカタカナ語が出てきて、ちょっと困ってるんです。先生、助けてください。

横田：じゃ、「レジュメ」「レジメン」そして「プロトコル」の順に説明していこう。

　というわけで、今回は耳には馴染んでいるけれども、イマイチその意味が判然としなかったり、混同しやすいカタカナ言葉について、解説していくことにしましょう。

「レジュメ」ってナニ？

　まず、セミナー等で配布される「レジュメ」ですが、フランス語の"résumé"（レズュメ）に由来しています。本来の意味は「要約」や「サマリー」のことで、日本語では「レジメ」とも言われます。

"résumé"の原意は「過去にさかのぼって、提示すべき要点を書いたもの」です。つまり、「要約」のことです。また、米国では"résumé"はもっぱら「履歴書」を意味します。一方、英国では「履歴書」はラテン語"curriculum vītae"（クルリクルム・ウィータエ、英語発音ではカリキュラム・ヴァイティ）を用い、通常"CV"と略します。

✒ 「レジメン」ってナニ？

次に、「レジメン」ですが、これはしばしば医療現場で使う用語です。英語の"regimen"（レジメン）に由来しており、「用量や用法、治療期間を明記した治療計画」のことです。語源的な意味は「舵を取ること」「コントロールすること」です。つまり、"regimen"は健康維持のためなら「養生計画」と訳せますし、癌等の病気の治療のためなら「治療計画」と理解すればよいのです。具体的には、薬剤の種類や投与量や期間、手順等を時系列で示した治療計画書のことが"regimen"なのです。

「レジメン」というべきところを「レジメ」と略して使う医療従事者がいますが、前述の"résumé"と混同する恐れがあります。"regimen"と"résumé"は語源的にも違う言葉ですから、「レジメン」を「レジメ」と勝手に省略するのはよろしくありません。

✒ 「プロトコル」ってナニ？

最後に「プロトコル」あるいは「プロトコール」という言葉について解説します。

英語の"protocol"（プロウトコル or プロウトコール）に由来しています。"protocol"はギリシャ語起源の言葉です。語源分析してみると、「proto-（最初の）＋ -col（糊）」→「最初のページに糊で貼り

付けたもの」と理解できます。この語の原義は、古代ギリシャにまで
さかのぼり、当時パピルスでできた巻物の巻頭に、その巻物の要旨、
製作日等を書いて貼付していました。それが"protocol"の起こりで
す。

　「プロトコル」は「治験実施計画書」等の意味でよく用いられます。
前述した「レジメン」と似ていますが、ニュアンスの違いがあります。「治療全般を記したもの」を「プロトコル」と呼び、臨床現場での「具体的な治療計画書」を「レジメン」と呼ぶのが一般的ですが、「プロトコル」と「レジメン」を「治療計画」という意味で区別せずに用いることもあります。

新人：「レジュメ」と「レジメン」そして「プロトコル」の違いや使
　　　い分けが少し分かった気がします。先生、ありがとうございま
　　　した！
横田：また、いつでも気楽に聞きに来なさい。
　では、次回までごきげんよう。

If you can dream it, you can do it.（ウォルト・ディズニー［1901－1966］の言葉。「夢見ることができれば、それは実現できる」の意）
老いも若きも、もっと私たちはいい夢を見ましょう。

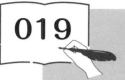

019 折れない心は「レジリエンス」なり！

『医事業務』2015年6月15日（№475）掲載

バウンスバック＝跳ね返る？

日本語で「跳ね返り」と言われると、「軽はずみなこと」「おてんば」等のややネガティブな意味として受け取られます。しかし、英語で"bounce back"（バウンス・バック）は、直訳すると「跳ね返る」ですが、実際の意味は「（人が病気や打撃等から）回復する、立ち直る」というポジティブな意味です。

ガラス容器を高所から落とすと粉々に割れてしまいますが、ゴム毬を落としても割れないで跳ねながら元の形を維持しています。今ここでは、ゴム毬が跳ねる様子をしっかりとイメージしてください。それが今回取り上げる「レジリエンス」の基本イメージとなります。

東日本大震災の教訓

もう記憶が薄れている人もいるかと思いますが、2011年3月11日の東日本大震災とそれに併発した福島第一原発のメルトダウンは、私たちの現代生活の土台が案外もろいものであることを教えてくれました。3時間ずつの計画停電を3度経験し、電気のない病院の無力さも痛感させられました。

事故や不運なことは発生しないように予防できるものならそうしたいです。しかし、現実的には災害や想定外の出来事は、必ず起こるものなのです。リスクを減じる努力が重要なことは言うまでもありませ

んが、医療の分野でも、すべての医療行為が思いどおりになることは
ありませんし、医療事故は減らせてもゼロにはできません。

　今回は、すでに起きてしまった災害や事故、障害等から「しなやか
に立ち直る強さ」を意味する「レジリエンス」という言葉を紹介した
いと思います。

✒ レジリエンスとストレス

　「レジリエンス」は英語の"resilience"（レズィリエンス）の和訳
です。「回復力」や「弾力性」「復元力」「反発性」等と訳すことがで
き、ときには「障害許容性」等と小難しく和訳されることもあります
が、どれもピンとこないため、「レジリエンス」とカタカナ書きで和
訳されることが最も一般的です。

　"resilience"の語源を分析すると、「re-（再び、何度でも）+
salīre（跳ねる）」→「何度でも跳ね返ること」→「弾力性、回復力」
と、理解することができます。

　もともと「レジリエンス」は「ストレス」="stress"（ストレ
ス）とともに物理学の用語でした。英語の"stress"の語源はラテン
語の「締め付ける」に由来しており、物理学では「応力」と訳されて
いますが、医療の世界で使う「ストレス」はハンス・セリエ博士
（1907〜1982）が1936年に発表した「ストレス学説」に端を発してい
ます。生きていく限り、われわれの生体には外的・内的なさまざまな
刺激が常に加えられていますが、それらに対する生体反応を総称して
「ストレス」と呼ぶのです。「ストレス」は「刺激による歪み」を意味
し、「レジリエンス」は「刺激による歪みを跳ね返す力」として使わ
れ始めました。

　直感的な比喩としては、「軟式テニスボールを指でぎゅっと押した

状態」をイメージしてください。ボールは指で押されてゆがみますが、同時に元の形に戻そうと指を押し返えそうとする力が作用します。これが「レジリエンス」です。また、指で押されてボールがゆがんだ状態を「ストレス」と考えてみましょう。

柔よく剛を制す

実のところ、われわれは絶え間のない不確実で不安定な「変化」の中で生きています。だからこそ「レジリエンス」という心のレンズを通して出来事を見る習慣が必要になってきたのです。幸せに生きるために必要なのは、「強さ」よりも「しなやかさ」なのです。

It is not the strongest of the species that survives, nor the most intelligent that survives. It is the one that is most adaptable to change .（「生き残る種とは、最も強いものではない。最も知的なものでもない。それは、変化に最も適応したものである」。チャールズ・ダーウィン［1809－1882］の説に基づく言葉）
変化を恐れず、ストレスを味わい、レジリエンスを育みましょう。

020 「セックス」は「結合」ではなく「分離」？

『医事業務』2015年7月15日（No.477）掲載

語源は「分ける」「分割」

英語の "sex"（セックス）という単語を目にして、ドキッとした人もいると思います。"sex" は生物学的には単に男女雌雄の別を指す言

葉で、日本語では「性」といいます。動物では「雄」「雌」、あるいは「♂」「♀」という記号で表します。人間においては、「男」と「女」の2つの性があり*、「男性」「女性」というときの「性」が "sex" のことです。

"sex" の語源を知ったうえで、"sex" にまつわるさまざまな言葉を見直すと、思わぬ発見があります。今回は、"sex" を語源的に考察してみましょう。

そもそも "sex" の語源は、ラテン語で「性別」を意味する "sexus"（セクスス）ですが、「（切って）分けること」「分割」という意味が大元です。つまり "sex" とは、ヒトを男女に「分けること」なのです。

"sex" という単語を「性交」や「性行為」などのエロチックな意味として一般大衆が使うようになったのは、英語圏でも比較的最近のことで、20世紀になってからのことです。マリリン・モンロー（1926〜1962）が "sex symbol"（セックス・スィンボル）と呼ばれていたのが1950年代でした。

日本でも「セックス」というカタカナ語が、「性行為」や「性交」という意味で一般的に使われ始めたのは、第二次世界大戦後のことで、まだ70年ほどしか経っていません。米国からのポップ・カルチャーの大量流入によって広まったものと思われます。

✑ 肉体的な性と文化的な性

ところで、「性」を表す単語には、もう1つ "gender"（ジェンダー）があります。"gender" の語源はギリシャ語で「誕生」「子孫」を意味する "genos"（ゲノス）です。子孫を生み残すためには雌雄、すなわち男女が必要なことは自明であり、"gender" も「性」という意味を持っています。

時流にともなって"sex"という単語が生物学的な「性」と「性行為」の２つの意味で使われている一方で、"gender"は「文化的・社会的に形成される男女の差異」を意味する「性」として用いられています。言い換えると、"sex"が肉体的な「性」であるのに対して、"gender"は社会的・文化的に価値付けされた「性」であると言えます。

　"gender bias"（ジェンダー・バイアス）という表現がありますが、「性別に基づく偏見」のことで、「ジェンダー・バイアス」とカタカナ語訳されています。関連表現に"glass ceiling"（グラス・スィーリング）があります。男女同権、男女平等の先進国である米国においてすら、女性が社会進出してトップに上りつめようとするとき、目には見えなくてもそれ以上は登れない障壁があると言われています。それが「ガラスの天井」＝"glass ceiling"です。女性という"gender"の性差が、女性の社会進出を目に見えない形で邪魔していると考えられています。

　さらに、昨今ではさまざまな職業分野で「セクハラ」という問題が生じています。"sexual harassment"（セクシュアル・ハラスメント）の日本語式略称のことです。"sexual"は「性的な」という意味の形容詞です。"harassment"は「嫌がらせ」を意味する名詞で、語源的には「犬をけしかけること」という意味です。イメージ的には、うさぎ狩り等で犬を使って、じわじわとうさぎを追い詰めていく感じです。みなさん、軽い冗談のつもりが「セクハラ」になっているかもしれません。気を付けましょう。

　"sex"の語源は男女に「分けること」でしたが、その同じ言葉が男女を結合させる「セックス」という意味で使われていることに面白さを感じます。破廉恥（はれんち）は困りますが、"sexless"（セックスレス）では

人類が滅びてしまいます。ほどほどに"sex"を大事にしていきましょう。

＊性の多様性やLGBTQ＋については第84話（240頁）参照。

Sex is part of nature. I go along with nature.（マリリン・モンロー［1926〜1962］の言葉。「セックスは自然の一部よ。私は自然に従順なの」の意）
セックスとは、お互いの体を使った究極のフィジカル・ケアなのかもしれません。

021 「ユマニチュード」は情（こころ）に沁みる！

『医事業務』2015年9月15日（No.480）掲載

根っこを大切にする！

　私は、言葉という道具を使う「人間」という動物としてこの世に生を享けました。そして、言葉の「ルーツ」である語源に興味を抱き、この連載もその延長線上で書いています。

　現在、わが国では少子高齢化が進み、社会保障費の負担が増大し続けています。高齢者を社会の負担と見るような風潮の中で、高齢者が幸福を感じながら人生の幕を閉じることは可能なのでしょうか？

　高齢者は社会を支えてきた「根っこ」（ルーツ）であり、それをないがしろにする末裔（まつえい）が、美味しい果実を味わえるはずはありません。何事につけ、根っこを大事にしないと実は実りません。そこで、今後の高齢者ケアをどうすればよいのか、そのヒントになるのが今回ご紹

介する「ユマニチュード」です。

✒ 「ヒト」と「人間」の違いは？

　生物の学名はすべてラテン語で表記するのですが、「ヒト」の学名は "*Homo sapiens*"（ホモー・サピエーンス）です。ラテン語で "*homō*" が「人」で、"*sapiēns*" は「賢い」という意味です。

　「人間とは何か？」という問いに対して、医学的・生物学的な物の見方だけでは不十分です。これは、哲学的な問いかけでもあるのです。「人間」をどう解釈するかで、個々人の抱く「人間」の意味が異なってくるからです。

　英語の "human"（ヒューマン）は「人間らしい」という形容詞ですが、名詞として「人」の意味でも使われます。"human" という英単語も元をたどればラテン語の "*homō*"（ホモー）から派生した "*hūmānus*"（フーマーヌス）に由来しています。「人間らしい」という意味です。

　フランス語は知らなくても、フランスの首都が「パリ」であることは多くの日本人が知っています。そのスペリングは "Paris" です。英語読みでは「パリス」ですが、フランス語では語末の "s" は発音しないので、"Paris" は「パリ」でいいのです。同様に語末の "e" も発音しませんし、語頭の "h" も発音しません。例えば、フランス語の "humanisme" は「ユマニスム」と発音します。英語の "humanism"（ヒューマニズム）、日本語の「ヒューマニズム」と同じものです。

✒ 「人間らしくある状況」とは？

　では、"humanitude" をどう発音すればよいのでしょうか？

英語では「ヒュマニチュード」ですが、この言葉がつくられたフランス語に則して読めば、「ユマニチュード」です。

　この言葉の概念的背景については、フランス領植民地の黒人たちが自らの「黒人らしさ」を取り戻そうとして、1940年代に提唱した"Négritude"（ネグリチュード）という活動にその起源があります。1980年にスイス人作家のフレディ・クロプフェンシュタイン氏が「人間らしくある状況」のことを、"Négritude"を踏まえて"humanitude"（ユマニチュード）と命名したのが現在の「ユマニチュード」という言葉の直接的な起源です。

　つまり、その人の「人間らしさ」を尊重し続ける状況こそが「ユマニチュード」です。認知症等の障害を抱え、一人では人間らしく生存することが困難になった老人が、「人間らしく」ケアを受け続けられるようにと開発された「哲学＋技術」が、「ユマニチュード」です。技術面では、「見つめること」「話しかけること」「触れること」「立つこと」の４つが支柱です。これらは、進化人類学的に見ても人間性を支える基本要素ですし、実存する一人ひとりの人間の一生を支え続けている「根っこ」でもあります。ケアを実践する中で、これらを「技術」として使って、細ってすり切れた人間関係の絆を紡ぎ直すのです。

　「ヒト」は人間らしい扱いを受けて初めて「人間」になります。私たちは、その人間らしさを共有し続けることで「人間」であり続け、最期まで「人間」でいたいと願う生き物なのです。「ヒト」という生物学的な一個体として死ぬだけでは不十分なのです。

　老若男女を問わず、ケアを受ける側も提供する側も、ともに喜べるようなケアが「ユマニチュード」を実践することで可能になると確信しています。

022 「モニター」は "monster" だった!?

『医事業務』2015年10月15日（No.482）掲載

増加するCCTV!

まずは、クイズを2題。

Q1 「怪物」に相当する英単語は何でしょうか？

Q2 「モニター」を英語にすると何でしょうか？

Q1の正解は "monster"（モンスター）で、Q2は "monitor"（モニター）です。

医療における "monitor" を強いて和訳すれば「監視装置」となります。通常、日本語では「モニター」ないし「モニタ」と呼ばれるのが一般的です。今回は、「モニター」の語源を通して、その意味を再考してみようと思います。

さて、近年、防犯目的で街のあちこちに監視カメラが設置されるようになりました。日本語の「監視カメラ」や「防犯カメラ」に相当する英単語は "CCTV"（スィー・スィー・ティー・ヴィー）と略称されますが、正式には "closed-circuit television"（クロウズド・サー

キット・テレヴィジョン）のことです＊。

　"CCTV" が設置された周辺では、私たちの日常が知らないうちにカメラで撮られ、常時モニターされているのです。その設置台数は年々増加の一途をたどっているそうです。

　確かに、いくつかの凶悪犯罪において、犯人逮捕に監視カメラが役立った事例はありますし、タクシーに設置された防犯カメラのおかげで交通事故の原因究明が可能だった事例も報告されています。しかし、先日、「防犯カメラ作動中」のステッカーを貼ったタクシーに乗りましたが、ちょっと複雑な気持ちになり、運転手さんと雑談する気にはなりませんでした。

　医療窓口の現場も例外ではありません。「録音・録画しています」と張り紙に明記したうえで、特に患者さんからの苦情を受け付けている相談窓口に防犯カメラを設置するケースが増えているそうです。必要があるから設置されるわけですし、自衛の意味合いもあると察しますが、個人のプライバシーとのバランスにもっと配慮する必要があると感じます。

🖋 監視装置…

　英単語の話に戻りますが、単語の語尾に付いている "-er" と "-or" は、「〜する人／物」を意味する接尾辞です。冒頭のクイズの "monster" も "monitor" も語尾が "-er" と "-or" で終わっています。

　例によって "monitor" の語源をひもといていきます。英語の "monitor" は、スペリングが同一のラテン語 "monitor"（ラテン語では「モニトル」と発音）が語源です。これは、「忠告する、警告する、想い出させる」を意味するラテン語の動詞 moneō（モネオー：「（私は）忠告する」）に由来する名詞です。語源分析すると、"monitor" →

— 60 —

「*monit*（忠告する）＋ *-or*（人／物）」→「忠告する人、警告を発する物」→「監視者、監視装置、モニター」と理解できます。

　臨床では、種々の"monitor"を用いて患者さんの身体状態を観察し記録します。例えば、「心電図モニター」、麻酔中の「麻酔深度モニター」「脳波モニター」「血液凝固モニター」「心拍出量モニター」等です。

警告を発する"怪物"！？

　語源からも分かるように、"monitor"とは、何らかの「警告」を私たちに知らせてくれるものなのです。ちなみに、"monster"（モンスター：怪物）の語源も"monitor"と同じ「警告する物」に由来しています。元来、"monster"とは、神様から私たちへの何らかの「警告」「忠告」「教訓」であると解釈されていました。しかし、時代とともに、その巨大さや奇怪さのマイナス面だけが残って、現在の「怪物」の意味になったのです。いずれにしても、"monitor"と"monster"とは同じ根っこから生まれた兄弟です。

　では、日本映画における「怪物」の代表格である「ゴジラ」は、私たちに何を警告しようとしているのでしょうか？

　これまで、医療の臨床現場では、上手に"monitor"を使って患者ケアに役立ててきました。「医療」だけでなく一般社会においても、"monitor"が「怪物」になるのかどうか、これからも"monitor"し続けましょう。いちばん大事なのは"monitor"を使う私たち自身の主体性なのですから。

＊　2023年現在、英語で"security camera"と呼ばれることも一般的。

023 「レセプト」と「レシート」は同じ？

『医事業務』2015年11月15日（No.484）掲載

"昔の名前で出ています"

　私たちは、何の不思議も感じずに「カルテ」や「レセプト」という言葉を毎日使っています。わが国の医療や医事業務の現場において、「カルテ」や「レセプト」というカタカナ語はもはや何の違和感もない空気のような存在になっています。どちらもルーツはドイツ語にありますが、その意味や使い方は日本独特のもので、いわば和製ドイツ語です。

　現在では、「電子カルテ」や「電子レセプト」が普及してきており、昔ながらの紙の「カルテ」や「レセプト」は時代遅れになってきています。しかし、その呼び名だけは"昔の名前で出ています"。

　ところで、「カルテ」はドイツ語の"Karte"（カルテ）に由来し、発音はドイツ語とほぼ同じです。「レセプト」もドイツ語の"Rezept"（レツェプト）から来たものですが、発音は英語の"reception"（レセプション：結婚披露宴等のきちんとした宴会）や"receptor"（レセプター：受容体）に影響されたためか、「レツェプ

ト」ではなく「レセプト」とちょっと和製英語っぽく味付けされています。

　もちろん「カルテ」は「診療録」のことです。しかし、本来の"Karte"は「カード」のことで「診療録」の意味はありません（詳しくは、第1話（1頁）を参照）。

✎「レセ」は医療費請求書

　今回は、「レセプト」について語源的な解説を試みます。今では当たり前の医事用語になっていますが、それにもさまざまな語源的側面があることに気づいていただければ幸いです。

　「レセプト」は、現場では単に「レセ」と言われることもあります。患者さんが受けた診療について病院等の医療機関が市町村や健康保険組合に医療費を請求するために作成する明細書のことです。正式名は「診療報酬請求明細書」です。ちょっと短くして「診療報酬明細書」とも言いますが、それでも長すぎて口頭のコミュニケーションや日常の業務会話ではほとんど使われません。繁忙な医療現場では短い言葉、すわなち「略号」や「略称」が馴染みやすいので、「レセプト」や「レセ」という言葉が使われています。

　わが国では1961年に国民皆保険制度が発足して以来、どんな人でも健康保険に加入しています。病気やけがで病院やクリニックを受診し治療を受けても、自己負担はその治療費全額ではなく、現在はその1〜3割を負担するだけで済みます。残りの7〜9割については医療機関から市町村や健康保険組合に請求することによって、受け取ることができる仕組みになっています。その際の請求書に当たるのが「レセプト」です。

妥当性と適切性の処方せん

　診断のために必要な検査や、治療に必要な処置や薬等に各々ポイントが付いていて、その点数をすべて合計して医療費を算出する方式になっています。

　しかし、ドイツ語の"Karte"や"Rezept"には日本で使われているような意味はありません。

　"Rezept"は語源的には英語の"receipt"（レスィートゥ：この場合はpは発音されません）とまったく同じです。語源分析してみると、"Rezept"または"receipt"→「re-（後ろに、再び、繰り返して、戻す）＋zept＝cept＝ceipt（受け取ること）」→「後ろで受け取ること、取り戻すこと」→「受領すること」と理解できます。

　しかし、両者の意味は大きく異なって見えます。ドイツ語の"Rezept"は「処方せん」という意味で、英語の"receipt"は「受領書、領収書、レシート」です。とはいえ、「処方せん」を薬局に持参すれば、それに基づき調剤された薬を後で受け取ることになるし、「領収書」も支払いをした後に受け取るものですから、「受け取ること」という語源的観点で両者は一致しています。

　ちょっと語源からのこじつけになりますが、「レセプト」とは、実施した医療内容の「請求書」であると同時に「領収書」であり、かつ、その妥当性・適切性への「処方せん」でもあります。

　いずれにしても、医療が適切に実施されているかどうかは、「カルテ」と「レセプト」を見れば分かるのです。

024 「カテーテル」も「ストロー」も細い管ですが…

『医事業務』2015年12月15日（No.486）掲載

熊さん　ちょいと見かけねぇと思ったら、入院してたんだって？

八つぁん　心臓発作で危ねぇところを、"カテーテル治療"で助けてもらったんでぇ。

熊さん　"細い管"を心臓まで入れて行う治療のことだな？

八つぁん　そうよ。狭くなって詰まった心臓の動脈を"カテーテル"で再開通させ、風船で広げてから、"ステント"っていう針金の筒を置いてきたんだってよ。

「カテーテル」の歴史は古い

　最近、「カテーテル治療」という言葉をしばしば耳にするようになりました。「ステント」という言葉も、患者同士で口に出し合う言葉になりました。「ステント」の語源は不詳ですが、19世紀の英国歯科医の名前 "Stent" に由来するとの説があります。

　ところで、冷たい飲み物を「ストロー」で飲む習慣は、わが国でも50年前には根付いていました。「ストロー」は実際にはプラスティック製ですが、英語の "straw"（ストロー：麦わら）がそのままカタ

カナ語として導入されたものです。最初は、「ストロー」として文字どおり麦わらを使っていたことに由来します。そういえば、幼少の頃、シャボン玉で遊ぶときに麦わらを使っていました。

医療現場で"細長い管"といえば、何といっても「カテーテル」です。その語源はギリシャ語の"καθετήρ"（cathetēr：カテテール）に由来し、意味は「（液体等を）下方に導くもの」「（体液等を）排液するための管」でした。すでに古代ギリシャでは、この「カテテール」＝「カテーテル」が導尿等の泌尿器科的な処置に使われていたようです。2000年前の青銅製の「カテーテル」が遺物として発掘されており、当初は膀胱から尿を導尿したりするために、語源どおりの「体液を下方に排液する管」として用いられていたようです。

英語では"catheter"（キャシィター）、ドイツ語では"Katheter"（カテーテル）といいます。わが国ではドイツ語読みの「カテーテル」が採用されています。

✎ 進化する「カテーテル治療」

20世紀になり「カテーテル」はさらなる進化を遂げ、尿路に対する治療として「カテーテル」はなくてはならない存在となりましたし、生命躍動のシンボルである心臓へ末梢の動静脈を経由して「カテーテル」を到達させての治療が可能になりました。

そもそも、人体は胸腔や腹腔等のいくつかの体腔で仕切られた構造をしており、血管やリンパ管、尿路系や胆道系、消化管、そして気道等の液体や空気の通路が"チューブ状の構造"になっています。体腔内や管状構造内に「カテーテル」を挿入し、必要な所にまで到達させて治療するという医療技術が20世紀後半に実現しました。そして今、循環器系を中心に「カテーテル」を利用した治療が大成功をおさめて

いるのです。

✒ 「カニューレ」との違い

　ちなみに同じ形状の「チューブ」=“tube”も「管」「筒」のこと
ですが、語源は「パイプ」や「細長い笛」です。また、点滴治療等で
使う血管留置針や気管切開した部位に装着する空気の通り道になる
チューブ状の医療器具のことを「カニューレ」と言います。ドイツ語
の“Kanüle”（カニューレ）に由来します。英語では“cannula”（カ
ニュラ）といい、語源分析すると“cannula”→「*canna*（ラテン語
で「葦」のこと）+ *-ula*（指小辞：小さな状態を表現）」→「小さい
（細い）葦」→「細い管」→「カニューレ」と理解できます。

　「カニューレ」も「カテーテル」もともにチューブ状の医療器具で
すが、「カニューレ」は短めのチューブで体表に近いところで用い、
「カテーテル」は長めのチューブで体内の深いところに到達するとき
に用いる、と覚えればいいでしょう。

　「ストロー」は今の用途止まりですが、「カテーテル」のほうは、医
療分野において、今後もますますその応用が加速度的に発展すると予
想されます。

　「カテーテル」万歳！

> ***Omnis ars nātūrae imitātiō est.***
> （オムニス・アルス・ナートゥーラエ・イミターティオー・エ
> スト.「すべての技術（芸術）は自然の模倣である」ラテン語、
> セネカの言葉）近代テクノロジーの発展も、煎じ詰めれば「自
> 然の模倣」に依拠しています。あなたは、「模倣」が「創造」
> の種子だと信じられますか？

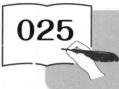

025 ノーベルが発明した「あるもの」とは？

『医事業務』2016年2月15日（No.489）掲載

ノーベル賞の誕生

　毎年10月にノーベル賞の受賞者が公表され、12月には授賞式がスウェーデンの首都ストックホルムで開催されます。2015年の医学生理学賞受賞者の一人である大村智先生は、私の母校北里大学の特別栄誉教授です。この分野での受賞者は、わが国では利根川進氏、山中伸弥氏に次いで3人目です。

　ノーベル賞は、アルフレッド・ノーベル（1833〜1896）の遺言により、彼が発明した「あるもの」によって得た巨万の富を元手に、1901年に創設された賞です。では、その「あるもの」とは何でしょうか？そう、「ダイナマイト」です。英語では "dynamite"（ダイナマイト）と綴ります。語源はギリシャ語の「力」を意味する "dynamis（デュナミス）" に由来しており、語源分析して "dynamite" →「dynam/o（力）＋ -ite（名詞をつくる語尾で、この場合は産物や商品の意）」→「力の産物、力の商品」→「力＝爆発力を持った産物」→「ダイナマイト」と理解できます。

「dyna…」を語源とする言葉

　「力」を意味する dynam/o や dyna- を語源とする英単語には、"dynamic"（ダイナミック）や "dynamics"（ダイナミクス）等があります。"dynamic" は「dynam/o（力）＋ -ic（形容詞をつくる語

尾)」→「力に関する」→「力強い、活発な、動的な」と語源分析で
きますし、"dynamics" は「*dynam/o*（力）＋ *-ics*（学問を意味する
語尾)」→「力の学問」→「力学」と理解できます。さらに、最近登
場してきた医療用語に "dynapenia"（ダイナピーニア）があります。
文字どおりの意味は「*dyna-*（力）＋ *-penia*（減少症)」→「筋肉力
減少症」ですが、筋肉量が少ない状態である "sarcopenia"（サーコ
ピーニア）を「サルコペニア」（29頁）と呼ぶように、筋肉量はあっ
ても力が発揮できない状態を「ダイナペニア」とカタカナ表記します。

「諸刃の剣」、科学者の苦悩

　ところで、「ダイナマイト」の主原料は何だと思いますか？　それ
は「ニトログリセリン」です。英語では "nitroglycerin"（ナイトロ
グリセリン）と綴ります。語源分析すると「*nitr/o*（ニトロ基
[-NO$_2$] を含む）＋ *glycerin*（グリセリン)」で、"glycerin" をさら
に分析すると「*glyc/o*（甘い）＋ *-in*（物質名の語尾)」→「甘い物質」
→「グリセリン」となり、"nitroglycerin" は「ニトロ基を持った甘
い物質（実際には液体)」と理解できます。口語では、しばしば
"nitro"（ナイトロウ）と呼ばれ、日本語でも「ニトロ」といってい
ます。

　「ニトログリセリン」という液体はとても扱いが危険で、ちょっと
振動を与えただけでも爆発する恐れがあり、爆薬としての実用化が困
難でした。ノーベルは、この「ニトロ」の安定化に成功し、さらに雷
管を発明して爆発のコントロールにも成功しました。こうしてできた
のが "dynamite" です。土木建築工事に有用な発明でしたが、その
大きな破壊力は、むしろ軍事において多用され、莫大な富をもたらし
たことで「死の商人」とも陰口をたたかれました。

しかし、ノーベル自身は平和への願いを心に強く持っており、得られた富のすべてを「人類のために役立つ成果を挙げた人」に使うよう遺言したのです。

死から生への利用

　ところで、医療の世界で「ニトロ」と言えば、狭心症の際に舌下錠として用いられる医薬品のことですが、中身は「ダイナマイト」の主剤と同じ「ニトログリセリン」です。「ニトロ」には、心臓の冠状動脈を拡張する作用があることが分かりましたが、飲むと肝臓で分解されて効果が得られないため、舌下して口内粘膜から直接吸収させることで有効利用が可能になりました。

　かつては爆薬の原料として人を殺すために利用されてきた「ニトロ」ですが、現在では狭心症の特効薬として、全世界の人々を救う薬になっています。

For the greatest benefit to mankind.
スウェーデンの科学者アルフレッド・ノーベル［1833〜1896］の言葉。「人類への最大の利益のために」。この言葉に値する人がノーベル賞の受賞者になるのです。それは将来のあなたかもしれません。

026

哲学者 "プラトン" と "血小板" の共通点？

『医事業務』2016年3月15日（No.491）掲載

広くて平ら……

　私たちは、日常しばしば「駅のホーム」という言い方を使いますが、この「ホーム」って何かご存知ですか？　「電車のお家」が駅だから "home" かなぁ、なんて思っている人はいませんか？

　これは「プラットホーム」の略です。英語で書くと "platform" であり、正確には「プラットフォーム」と発音します。日本語では "fo"「フォ」と "ho"「ホ」の発音上の区別が曖昧になりやすいようです。語源分析すると "platform" →「plat-（広い、平らな、平面の）＋ -form（形状、形態）」→「平らな構造形態」と理解できます。最近ではさまざまの場面で「プラットフォーム」が使われますが、その根っこにある共通イメージが「平らな形状」なのです。これからは "plat-" というスペリングを見ることがあれば「広くて平ら」をイメージしてみてください。

"plat-" の語源と哲学者 "プラトン" の名前

　さて、今から約2400年前の古代ギリシアで「知を愛する学問」、すなわち「哲学」が誕生しました。「哲学」という日本語は、明治時代初期に西周（にしあまね）（1829～1897）という人がギリシア語の "φιλοσοφία"（philosophiā：ピロソピアー、英語では "philosophy" フィロソフィー）を和訳したものです。現在では、中国語でも同じ漢字が使わ

れています。語源分析すると "philosophy" →「*phil/o*（好き、愛する）＋*sophy*（知ること、智）」→「知・智を愛すること」→「愛知」→「哲学」と理解できます。

　ところで、ギリシア哲学の創始者と言われているのがソクラテス（BC470〜BC399）ですが、彼自身は何も著述しておらず、その思想は主に弟子のプラトン（BC427〜BC347）の著作によって知ることができます。「プラトン」はギリシア語では "*Πλάτων*"（*Platōn*、プラトーン）、英語では "Plato"（プレイトウ）と記述されますが、本名は「アリストクレス」と言い、体格が立派で、若かりし頃は古代オリンピックのレスリングで優勝するほどレスリングが得意でした。特に彼の肩幅が広かったので、レスリングの師匠から「（肩の）広く平らな＝ "*plat-*" な男」という意味で "*Platōn*" と呼ばれるようになり、そのあだ名「プラトン」が彼の名として定着しました。ちなみにプラトンの弟子がアリストテレス（BC384〜BC322、吹き出しコラム参照）です。

　「広くて平ら」という意味の語源 "*plat-*" をスペリングに持つ英単語の他の例を探しましょう。例えば "plate"（プレイト）は普通、平らな「板」や「取り皿」を意味します。同じ「皿」でも "dish"（ディッシュ）の方は「盛り皿」です。その他に "plate" は「プレート」と和訳されて「ナンバープレート」や「ネームプレート（名札）」、地球岩盤の「太平洋プレート」や「ユーラシアプレート」等の種々の特殊な意味を持ちますが、それらの共通イメージは「広くて平ら」です。

✒ 血小板とプラトンの関係

　医療用語の１つですが、止血に必須の「血小板」のことを

"platelet"（プレイトレット）と言います。これは「*plate*（お皿、平板）+ *-let*（"小さいもの"を意味する指小辞）」→「小さなお皿・平板」→「（血中での形が小さなお皿のように見える）血小板」と理解できます。他にも "plateau"（プラトウ；高原・台地）、"place"（プレイス；場所）、"plane"（プレイン；平面、平野、飛行機［翼が平ら］、鉋（かんな）［板を平らにする］）、"plan"（プラン：平面図、設計図、計画）、"plaza"（プラーザ：広場・プラザ）などが同語源に由来しています。

　私たちの暮らす社会では、会社であれ学校であれ、組織の中においては、責任や権限の軽重によって上下関係すなわち「縦の関係」が形成されています。しかし、対人関係においては同じ人間同士の「互いに異なってはいるけど対等で "*plat-*" = フラットな関係」のほうがベターと思われます。

　哲学者プラトンと血小板の共通点は、大小の差はありますが、「広く平ら」というイメージです。

　対人関係は「縦」でなく「横」の関係、"*plat-*" で対等な関係を貫きたいものです。

教育の根は苦いが、その果実は甘い
古代ギリシアの哲学者アリストテレス［BC384〜BC322］の言葉（2016年はアリストテレス生誕2400年です）。教育の効果はすぐには出ません。しかし、その苦い根っこがないと美味しい果実が実らないのです。

027

「リスペクト」と「レスパイト」の共通語源とは？

『医事業務』2016年4月15日（No.493）掲載

✒ レスパイトケアで心身ケアを

　私たちの耳目（じもく）に触れるものの中には、見聞したくないものも少なからず存在します。「介護疲れで無理心中」という痛ましいニュースもその1つです。心身障害児のケアや治癒が望めない進行性の慢性疾患や認知症の人を在宅でケアしている家族や介護者にも「休養」が不可欠です。

　しかし、先が見えにくく、日々困難なケアに追われ、将来への不安も募り、心身ともに疲労困憊し、自ら「休養」を取る余裕すら失った介護者は不健康になり、神経症や心身症、うつ状態になることもまれではありません。

　そこで登場したのが「レスパイトケア」です。この言葉、どこかで聞いたことはありませんか？

　「レスパイトケア」とは、乳幼児や障害者、高齢者等の要介護者を在宅ケアしている家族の心身疲労を低減するために、一時的にケアを代行するサービスのことです。家族支援の1つで、「ショートステイ」等はその好例です。元々は欧米で生まれた考え方ですが、21世紀になってからは、日本でもしばしば使われる介護用語になりました。

　英語圏で使われてきた"respite care"（レスパイト［またはレスピット］ケア）をそのままカタカナ語にうつした言葉です。"respite"は「（仕事やつらいこと等を）一時的に中断して休養をと

ること」を意味し、「小休止、猶予、休息」などと訳されることがあ
ります。医療・介護の世界では「レスパイト」とカタカナ表現するの
が一般的です。"respite" の語源を解説する前に、今回のもう一つの
キーワードである「リスペクト」＝"respect"（リスペクト）につい
てもお話ししたいと思います。

✒ 「尊敬」に値するものとは

　ところで、読者の皆さんは患者さんを「リスペクト」しています
か？　介護や医療の世界に限らず社会全般において、良好な対人関係
はすべからく、相手を「リスペクト」することから始まります。

　「リスペクト」とは、「尊敬」を意味する英単語 "respect" のカタ
カナ読みですが、その語源はラテン語の "respectus"（レスペクトゥ
ス）に由来しており、語源分析すると、"respect" →「re-（後ろ、
振り返って、繰り返し）＋ -spect（見ること）」→「注目に値するも
のを繰り返し見ること」→「何度も振り返って見るほど注目に値する
こと」→「尊敬」と理解できます。語源を意識しながら、ここで改め
て「尊敬」とは何かを考えてみましょう。

　私が35年間の医者人生を通して学んだのは、「尊敬」とは「ありの
ままのその人を見ることによって、その人の成長を援助すること」
だ、ということです。

　「尊敬とは人間のありままの姿をみて、その人が唯一無二の存在で
あることを知る能力のことである」……この引用は、ナチスの迫害を
逃れてドイツから米国へ移住した社会心理学者エーリッヒ・フロム
（1900～1980）の著作『愛するということ』に出てくる言葉ですが、
何度も読み返したいフレーズです。

意味の変遷はあれど、語源は同じ

　実は、「レスパイト」＝ "respite" の語源も "respect" とまったく同じ「繰り返し見ること、吟味すること」でしたが、フランス語を経由する間に「物事のさらなる吟味のために当てられた時間」→「猶予（特に望ましくない物事の猶予）」のように意味の変遷がありました。

　ある意味では弱い立場にある障害者や患者さんに対してこそ、私たちは "respect" を持って接し、ケアを実践していくべきです。また、在宅ケアに従事しておられる家族や介護者に対しては "respite" を取ることを前提にサポートしていきましょう。

　これからも、私は愛読者の皆さんに "respect" を抱きながら、書き続けたいと思います。

Respect means the concern that the other person should grow and unfold as he is.
（エーリッヒ・フロム［1900〜1980］の『愛について（The Art of Loving）』から引用）。「尊敬とは、その人が、その人らしく成長発展していけるよう気づかうことである」：善き対人関係を目指すのなら、まず相手を「リスペクト」することから始めましょう。自分自身への「レスパイト」も忘れないように！

028

「ロボット」の心は“AI”（えー愛?）で育まれる!?

『医事業務』2016年5月15日（No.495）掲載

広い分野で活躍する「ロボット」

「ロボット」と言えば「鉄腕アトム」のような「ヒト型ロボット」をイメージする人も多いと思いますが、現在、実際に稼働しているロボットの形は、それぞれの目的に合った形状をしており、ヒト型とは限りません。例えば、家庭用ロボットとしては、お掃除ロボットが大流行しています。その他、産業用ロボット、医療用ロボット、介護用ロボット等広い分野において「ロボット」が応用されています。

医療分野では天才レオナルド・ダ・ヴィンチ（Leonardo da Vinci、1452～1519）の名に由来する“da Vinci（ダ・ヴィンチ）”と呼ばれる手術支援ロボットが実際に活躍しており、それを使った前立腺全摘手術が2012年に保険収載されています。

「ロボット」の語源は

ところで、「ロボット」の語源は何でしょう？　日本語の「ロボット」は、英語の“robot”のカタカナ読みです。“robot”という言葉は、チェコスロバキアの作家カレル・チャペック（1890～1938）が戯曲『人造人間』の中で初めて用いた造語です。チェコ語で「強制労働」を意味する“robota”（ロボタ）に由来します。肉体労働用の「機械仕掛けの奴隷」のようなものでした。

工場等で働く肉体労働者のことを英語では“blue-collar worker”

（ブルーカラー・ワーカー）あるいは "manual worker"（マニュアル・ワーカー）といいます。肉体労働者の多くが青色の作業服を着用しており、当然その襟の色は青いので、"blue-collar"＝「青い襟の」という形容詞が「肉体労働の」という意味を持つようになりました。また、肉体労働者は自分の手を使って仕事をするので、ラテン語で「手」を意味する "manus"（マヌス）を語源とする英語の形容詞 "manual" が、「（頭脳よりも）手や体を使う」→「肉体労働の」という意味で使われています。同じ "manual" が「手引き書」「マニュアル」という名詞としても使われています。

"blue-collar worker" と対比されるのが "white-collar worker"（ホワイトカラー・ワーカー）です。オフィス等で働く頭脳労働者や事務職の多くが「ワイシャツ」＝ "white shirt"（ホワイト・シャートゥ）を着ており、当然その襟の色は「白」であり、"white-collar"＝「白い襟の」という形容詞が「（肉体よりも）頭脳労働の」「事務職の」という意味で使われています。

最近の欧米の調査によると、約3分の2の人が、21世紀半ばまでには人間が行っている仕事の多くが、ロボット等の機械によって取って代わられると予想しています。

✒ 「AI」が世界を変える

これまでは "blue-collar" の仕事が「ロボット」によって置き換わってきました。しかし、今後もっと進化した "AI"（エイ・アイ：artificial（アーティフィシャル）intelligence（インテリジェンス））＝「人工知能」を備えた "robot" の開発が進めば、"white-collar" の仕事もどんどん "robot" によって肩代わりされると推定されています。すでに知的で人間的なゲームであるチェスや将棋・囲碁におい

て、“AI” が人間のチャンピオンを負かすまでになっています。また、2045年には “AI” が知識・知能の点で人間を超越してしまうという「2045年問題」を唱える学者もいます。“robot” が人間に危害を加える可能性もあるのです。

　古代ギリシアでは神と人との決定的な違いは、人は死ぬけれども神は不死であるという点でした。ロボットは故障することはあっても死ぬことはありません。“AI” を得た「ロボット」はある意味では神に近い存在になるのかもしれません。

　“AI” をローマ字読みすると「アイ」とも読めます。日本語の「愛」と同じ発音です。「ロボット」を “AI”（え-愛）でもって、どのように育んでいくのかは、これからの私たち人間の大きな課題です。

「もう人間を羨んだりなんかしないよ。ぼくはロボットらしく生きるんだ」
（『鉄腕アトム』手塚治虫著、「アルプスの決闘」から引用）私たちも、限りある命、有限な肉体を自覚しながらも、人間として自分らしく胸を張って生きようではありませんか。

029　パーソナリティの起源は「仮面」だった！

『医事業務』2016年6月15日（No.497）掲載

ラジオのDJ？

　今回は、精神医学や心理学でしばしば登場する “personality”（パーソナリティ）と日常会話でもよく口にする “character”（キャ

ラクター）という英単語を取り上げてみたいと思います。共に古代ギリシア・ローマ時代の演劇に起源を持つ単語で、どちらも「性格」や「人格」と和訳することができます。では、この両者をどう使い分けたらいいのでしょうか？

　さて、"personality" という単語から、あなたは何を連想しますか？ラジオ等で個性を売りにする進行役のタレント（ディスク・ジョッキー）のことも「パーソナリティー」と呼びますが、それ以外に日常会話で "personality" という言葉が使われることは少ないかもしれません。

　一方、医療や福祉・介護、そして教育の世界では、近年 "personality" という言葉を使う機会が多くなりました。カタカナ表記として新聞雑誌等では、「パーソナリティー」と記述することが多いようですが、医療や心理学の領域では「パーソナリティ」と記載し、「パーソナリティー」と最後に長音符を使用する記載はしません。ちなみに、英単語の和訳としてカタカナ表記を用いる場合、最後に長音符をつけて記述するかどうかは、各専門分野での慣例や規約にしたがいます。例えば、臨床工学技士の間では「コンピューター」や「モニター」とは表記せず、「コンピュータ」や「モニタ」と表記します。

　話を戻しますが "personality" を和訳する際、「人格」「個性」「性格」「人柄」のようにニュアンスを異にする複数の訳語が必要です。同様に "character" の訳語としては「性格」「人格」「特性」「登場人物」「符号、記号」等があり、かなり幅広い意味を持っていることが分かります。

✒ パーソナリティの起源は「仮面劇」

　そもそも "personality" の語源は「仮面」を意味するラテン語

"*persōna*"（ペルソーナ）です。古代ギリシア・ローマ時代の演劇は仮面劇でした。"*persōna*" の語源をさらに探ると「*per-*（〜を通して）＋ *sonāre*（音や声を出すこと）」→「それを通して大声で話すこと」→「大きな口のある仮面」→「（役者がかぶる）仮面」であるとする説があります。この「仮面」を意味するラテン語 "*persōna*" が、やがて役者が演じる作中の登場人物の性格や人柄を意味するようになり、さらに人間が果たす役割や人格を表すようになりました。つまり英語の "personality" は「"*persōna*" のような状態」、すなわち「人格」「性格」と理解されるようになったのです。ちなみに、「人」を意味する英単語 "person"（パーソン）も同じ語源です。

　以前は「人格障害」という病名を使っていましたが、「人格」を否定するようなニュアンスがあり、2008年の日本精神神経学会の用語集で「パーソナリティ障害」に変更されました。

✒ キャラクターは仮面のシワ？!

　ところで、"character" の原義はギリシア語の「刻印」でしたが、それが演劇用の仮面に彫られた皺（しわ）の深さや表情を意味するようになり、「登場人物」そのものを指すようになりました。さらに、「役柄」から人の「性格」をも意味するような言葉になりました。「キャラクター」は略されて "キャラ" と言われ、「キャラが立つ」とか「キャラがかぶる」などと日常会話で使われています。

　冒頭でも述べましたが、「パーソナリティ」という言葉は、まだ学術的な臭いがします。一方、「キャラクター」のほうは、"キャラ" などと略して、誰もが使い、庶民的で俗っぽい感じの言葉です。ちなみに、"personality disorder"（パーソナリティ・ディスオーダー）＝「パーソナリティ障害」という病名は存在しますが、"character" が

病名に使われている例を私は知りません。

　いずれにしても、私たちは誰でも、仮面（*persōna*）をかぶればヒーローやヒロイン、そして悪人にもなれるのです！

All the world's a stage, And all the men and women merely players.
（シェイクスピア（1564〜1616）の『お気に召すまま』より「この世は舞台、男も女も皆役者だ」）自分探し等にかまけているより、今の自分を信じて演じきる努力をしましょう。

030 「国会」のことも「ダイエット」と言うけれど…

『医事業務』2016年7月15日（No.499）掲載

 痩身願望

　痩身（細身）であることが、「綺麗であること」だと思っている人は少なくありません。特に女性では「痩せていること」が「綺麗であること」の必要条件だと認識している人が多くいます。いったい、いつ頃からこのような考え方になったのでしょうか？

　思えば、60年代後半に"Twiggy"（トゥイギー）＝「ツイッギー」、「小枝」という愛称の華奢な英国の女性モデルがミニスカートで一世を風靡しましたが、その頃から日本女性が痩身に憧れるようになったのかもしれません。

　さて、「文は人なり」ということわざがあります。知的かつ文化的な動物としてのヒトの側面をよく言い当てていると思いますが、一

方、健康食ブームの昨今は「食は人なり」という表現にもしばしば出くわします。今回は、もともとは「生き方」そのもの、あるいは古代医療の治療法を意味していた「ダイエット」という用語をその語源から理解してみたいと思います。

✒ 「ヒト」とは…

カタカナで「ヒト」と書くと、それは生物学的な「人類」のことを意味します。では、ヒトと他の動物の違いは何でしょうか？

小学生でも分かるように説明すると、生物学的には「直立二足歩行」するようになり、重い脳を支えることが可能になったことがヒトらしさの起点とされます。それまで移動のための道具だった手が自由に使えるようになり、道具の作製・利用を行うことができるようになりました。これが、知能の発達を刺激する大きな要因となりました。さらに、直立二足歩行により喉の構造が変化し、多様な発声が可能になり、複雑な言語コミュニケーションが可能になりました。

ざっとこんなところが、ヒトと他の動物の違いの概略ですが、はたして、この説明で小学生は納得してくれるでしょうか？　もっと簡単で的を外さない説明はないものでしょうか。例えば、「ヒトは、"cooking animal（クッキング・アニマル）"である」、すなわち火や熱で「料理する動物である」と言えば、もっと分かりやすいかもしれません。

✒ 養生法

現在では「ダイエット」と言えば「痩せること」を意味するようになりましたが、「ダイエット」という言葉は、英語"diet"（ダイエット）の音訳です。その基本的な意味は「食事・食物」で、医学的には

「規定食」すなわち「一定の計画にしたがって量や質を調製する食事」のことです。"diet" の言葉自体に「痩せること」の意味はありませんが、飽食と運動不足が蔓延している現代社会においては、肥満が問題になっており、"diet" の意味が体重を減量する処方になっているのが現実です。

　"diet" の語源は古代ギリシア語の "δίαιτα"（= diaita、ディアイタ）で、その意味は「生活様式」や「生き方」でした。いわば「生活習慣全般におけるセルフコントロール」を意味するもので、医者が患者に処方する「養生法」も含まれていました。それがラテン語に入ってきて "diaeta"（ディアエタ）となり、フランス語を経由して英語 "diet" として受け入れられました。現代では主として「食事療法」に限られて使われる言葉になりました。

✒ 「国会」もダイエットする？

　余談ですが、"the Diet" と書くと、「国会」の意味になります。ただ、これはスペリングが似ているラテン語 "diēs"（ディエース）＝「日」＝"day" から派生したもので、「1日の旅程・仕事」→「決まった日に行う集まり」→「会合、議会」と意味が変遷しました。

　「規定食」の "diet" と「国会」の "Diet" とが、たまたまだったのかもしれませんが、そのスペリングは一致します。「何かを決めて実行に移す」という点では、どちらも私たちの健全な生活には不可欠なものです。

　語源を踏まえて、「生活習慣病」に対する "diet" の大切さを再認識したいです。

　やっぱり、「食は人なり」なのですね。

031 「アクメ」や「オーガズム」の語源について

『医事業務』2016年9月15日（No.502）掲載

🖋 「ヘソの下」を考える

「ヘソから下」には人格がないと言う人がいますが、あなたはこの言葉から何を連想しますか？

「…これからは、『頭』『こころ』、そして『ヘソの下』がますます大事になる」。これは、2016年6月に横浜で開催された「第59回日本腎臓学会学術総会」の特別講演で黒川　清氏（国会事故調元委員長）が腎臓専門医たちに向けた締めのメッセージです。泌尿器科学会でなら「ヘソの下が大事になる」と言われれば、なるほどとも思えるのですが…。

「ヘソから下」と言えば「下半身」のことです。そこには生殖器だけでなく、排尿や排便をする出口があり、移動のための両下肢（足）も付いています。「下半身」を性的欲望を満たすだけの場所と考えるのは単純すぎるのかもしません。そこには、「丹田」や「腹をくくる」の「腹」もあります。

登山をするがごとく

　ところで、今回は「ヘソから下」に関係がある「アクメ」や「オーガズム」という言葉の語源について、学んでいくことにしましょう。どちらも和訳すれば「性的絶頂」となり、俗っぽく言えば「イクこと」です。

　「アクメ」はフランス語で「頂点、絶頂」を意味する "acmé"（アクメ）に由来しています。さらにそれは、ギリシア語の "ἀκμή"（akmē、アクメー：先端、頂点、最盛期）に由来します。英語でも "acme"（アクミー）という言葉がありますが、もともとは性的な「絶頂」だけでなく、物事一般における「最盛期、ピーク」の意味で使われていました。要するにことの成り行きを山に例えれば、"acme" はまさにその「頂上」や「峰々」なのです。山の "峰々" のような複数回の「アクメ」を経験する女性もおられるとのことですが、男性の場合は射精によって一つの「お山の頂上」が完結し、"峰々" を経験することはまれと思われます。

青春のシンボルと好奇心

　ところで青春のシンボル「にきび」（正式には「痤瘡」）は、英語で "acne"（アクニ）と言います。最近では「にきびの原因はアクネ菌」という言い方も耳にするようになりました。この「にきび」＝ "acne" は、「アクメ」＝ "acme" の発音がなまって "acne" になったと言われています。つまり、顔の皮膚にできた「小さな頂上」「小さなお山のてっぺん」のような形をしたおできが「にきび」なのです。そう言われてみると、「にきび」がミクロの富士山に見えてきませんか。

次に「オーガズム」についてですが、これは英語“orgasm”（オーガズム）に由来しており、その語源はギリシア語で「膨らむ、実る、熟す、興奮する、情熱に燃える」を意味する動詞“ὀργάω”（オルガオー）からできた“ὀργασμός”（オルガスモス）です。すなわち、語源的には「オーガズム」とは「興奮し、膨らみ、熟し、実った状態」ということになります。“orgasm”は英単語としては、当初は「怒りや感情のピーク」すなわち「激怒」等の意味を持っていたようですが、後に「性的絶頂、クライマックス、エクスタシー」の意味で使われるようになりました。

　ちなみに「クライマックス」＝“climax”の語源は「梯子を登るようにして達すること」であり、「エクスタシー」＝“ecstasy”の語源は「（激しい感情等によって）普段の安定した状態から外に逸脱すること」です。

　さて、冒頭で述べた「ヘソの下」とは何なのか？
なぜそれがこれからますます大事になるのか、私自身あらためて問い直していますが、今の私には「ヘソの下」は「肉体と意欲・モラルの交差点」ではないかなぁ、と感じられます。もっと真剣な意味で「ヘソの下」とは、決めるべき「腹」のことかもしれません。読者のあなたも、一緒に考えてください。

032 "study"を「勉強」と訳すのは止めよう！

『医事業務』2016年10月15日（No.504）掲載

 ## "study"＝勉強？

　"study"（スタディ）という英単語からどんな日本語を連想しますか？

　頭の隅にちょっと思い描いてみてください。

　次に"I'm a student."を和訳してください。

　私が、非常勤講師として教壇に立っていたときに、医学部2年生や看護学校の学生に同じ質問をすると、ほぼ100％の学生さんが"study"は「勉強」と答えてくれます。また、"I'm a student."は「私は学生です」と、和訳してくれます。

　ところが、「医者になってから英語をしゃべる機会は結構あったけど、"study"を"勉強"とか"勉強する"という意味で使ったことは一度もないよ」というと、怪訝な顔をされます。また、私が「医者に

なった後、もう学生じゃないのに"I'm a student."ということが、何度かあったよ」というと、学生たちは「いったい先生は何が言いたいの？」みたいな表情になります。

あなたも"study"から「勉強」を連想していましたか？

要するに、医療の世界では"study"を名詞では「研究」、動詞では「研究する」と訳し、"I'm a student."は「私は研究者です」と訳すのです。

ということで、今回は誰もが中学1年の時に学んだはずの"study"と"student"（ステューデント）いう単語の本来の意味について、語源から迫ってみましょう。

勉強より"study"

そもそも、"study"の語源はラテン語で「情熱」「熱意」「熱心」を意味する"studium"（ストゥディウム）です。つまり、"study"のおおもとの意味は「情熱を傾けること」「熱心に取り組むこと」です。また、同じ語源に由来する"student"とは「情熱を傾けている人」「情熱家」という意味になります。

日本語の「勉強」という漢字は、古代中国語の言葉に由来し、「励むこと」や「無理強いすること」がその意味でした。そもそも漢字の「勉強」には、「気の進まないことをしかたなくすること」「無理にやらされること」といったニュアンスがあったのです。英語の"study"の語源である「情熱を傾けて取り組むこと」とは大きな違いがあると思いませんか？

ちなみに、"studio"（ステューディオウ）は日本語では「スタジオ」と和訳され、日常的に使われる単語になっていますが、これもおおもとはラテン語の"studium"に由来していて、「熱心に何かに打

ち込む所」「情熱を傾けて取り組む場所」というのが語源的な意味です。その情熱を傾ける対象が「芸術」であることが多く、近世以降は芸術家の仕事場である「アトリエ」や「工房」の意味で“studio”が使われるようになりました。その後、“studio”＝「スタジオ」の意味が広がり、現在では写真・映像・音等のさまざまなメディア作品の製作のために使われる仕事場をも意味するようになりました。

　話を“study”に戻しますが、今私がこの原稿を書いている場所は自宅の「書斎」です。実は「書斎」のことも英語では“study”といいます。私の「書斎」は、この原稿を書くための場所です。すなわち、「スタジオ」＝「熱心に何かに打ち込む所」なのです。

人生を牽引するもの

　今回は、余りにもありふれていて手垢にまみれているように見える“study”、“student”、“studio”という３つの英単語にも、その奥に非凡な語源的意味が秘められていることを一緒に学びました。

　結局、何を“study”したいのか？　何に情熱を注ぐ“student”でいたいのか？　その目的語によって私たちの人生が牽引されているのだとも言えます。自分自身が、幸福や真理、徳や善等を求めて“study”し続ける“student”であり続けたいと願っています。

「神は幸福の前に汗を置かれた」
（紀元前700年頃の古代ギリシアの詩人ヘシオドス『仕事と日』のエッセンス）幸福になるために、自分の目指す真理に一歩でも近づくために、大粒の汗をかこうではありませんか。
Let's study hard together!
　“study”の本当の意味を知った今なら、素直に受け入れられますよね。

「スタミナ」と「運命の女神」は "糸" でつながっている!?

『医事業務』2016年11月15日（No.506）掲載

活力の源「スタミナ」

今回は、「スタミナ」と「運命の女神」との関係を語源や神話を手がかりに探っていきます。

私も若い頃はボリューム満点の「スタミナ定食」のお世話になりました。面白いことに「スタミナ定食」は、決まってニンニクや生姜の利いた肉料理です。やはり、肉食系のほうが草食系よりも体力や精力がつくと一般的に信じられている証拠かもしれません。

「スタミナ」は、「活力」「精力」「持久力」といった心身能力の秀でた状態を意味する言葉として一般的に用いられます。英単語 "stamina"（スタミナ）がそのまま音訳され、日本語でも「スタミナ」で使われています。

「運命の3女神」と「糸」

さて、ジョン・レノンの楽曲『Imagine』（想像してごらん）ではありませんが、次の問いかけであなたの脳裏にどんな音が響くのか、ちょっと想像してみてください。ちなみに、"imagine" の語源はラテン語 "imāgō"（イマーゴー：形、似姿、心象）で、その意味は「心に思い描く」です。

もし「運命の女神」があなたの部屋のドアをノックしたとすれば、それはどんな音なのでしょうか?

ご縁があって、聖路加国際病院勤続75年になる日野原重明先生の105歳の祝賀会に参加していた時のことでした。突然、「♪じゃ・じゃ・じゃ・じゃ〜ん♪」と、何者かが激しくドアを叩くような音色で演奏が始まりました。病院職員で構成された「聖路加フィルハーモニック・オーケストラ」によるベートーヴェン作曲の『運命』が、余興として演奏されたのです。正式には「ベートーヴェン交響曲第5番」というそうです。

　「運命の糸」等と「運命」はしばしば「糸」に例えられます。「運命の女神」は3柱おられて、ギリシア神話では*Klōthō*（クロートー：「紡（つむ）ぐ者」の意）、*Lachesis*（ラケシス：「割り当てる者」）、そして*Atropos*（アトロポス：「不可避なる者」）の3女神です。*Klōthō*は人が生まれたときに最初の「運命の糸」を紡ぎ始め、次に*Lachesis*がその長さを割り当て、最期に*Atropos*がその糸を切断して死をもたらすと考えられていました。

　それにしても2016年の現在、105歳の日野原重明氏の「運命の糸」は、質の良さはもちろんのこと、その長さにおいても別格です。「運命の3女神」の特別なお計らいなのでしょうか。心身両面の「スタミナ」に恵まれた方であります*。

✒ 「運命の糸」→「寿命」→「生命力」

　さて、「スタミナ」の語源についてですが、もとは「縦糸」を意味するラテン語 *"stāmen"*（スターメン）に由来する言葉で、その複数形が *"stāmina"*（スターミナ）です。前に述べたように人の一生は「運命の3女神」が "紡ぎ"、"割り当て"、そして "断ち切る"「糸の長さ」で決定されると考えられていました。*"stāmina"* が、「運命の3女神」が紡ぎ出している「運命の糸」に例えられ、「寿命」→「生

命力」を意味するようになり、さらにそれが現在の"stamina"の意味である「活力」「精力」「持久力」として用いられるようになったのです。

蛇足ですが、ラテン語の"stāmen"（スターメン）は、植物学では花の「雄しべ」「雄蕊」を意味する単語です。英語でも同じスペリングですが、"stamen"（ステイメン）と発音します。「雄しべ」がピンと立った「糸」のように見えることから、その名がつきました。

『運命』から『歓喜の歌』へ

今は秋。食欲の秋！　スポーツの秋！　そして読書の秋！　爽秋の今を大いに利用して、頭を使い、体を鍛え、心を磨きましょう。「運命の女神」を味方につけられるよう、ベートーヴェンの第5番を聴きながら、心身両面の「スタミナ」をつけてまいりましょう。年末に「第9」を気持ちよく聴くためにも。

＊　日野原重明氏は、2017年7月に自宅で永眠されました。

"I have a lot of stamina and I have a lot of resilience"
（「私にはスタミナがたっぷりあるし、レジリエンスもたっぷりある」2016年秋の米国大統領選挙の民主党指名候補、ヒラリー・クリントン［1947～］女史の言葉から）「スタミナ」も「レジリエンス」も共に現代のストレス社会をサバイバルしていくために必須です。

034 「亀の頭」か、「どんぐり」か？

『医事業務』2016年12月15日（No.508）掲載

患者さんのお名前

　困りごとは、必ずしも自分がつくり出すわけではありませんが、自分ではどうにもならないことを、どう受け止めるのかによって、つくり出されることがあります。例えば、自分の名前です。名前は、本人の許可なく親から与えられたものです。

　私がまだ、現役の泌尿器科医だった頃、戸籍上の姓が「亀頭」という患者さんがいました。初診時、診察室にお呼びする際、「亀頭太郎（名前は仮名）さん、お入りください」とカルテにある名前どおりマイクでアナウンスしました。診察室に入るなり、その患者さんは不機嫌そうに「受け付けで、"かめがしら"とか"かめず"って呼んでほしいとお願いしておいたのに…」と。続けて「私の名字を言った後に"お入りください"って付け加えられるのも、ちょっと卑猥な感じがして嫌です」と。それ以降の診察では、「かめずさん」とお呼びするようにしました。

専門用語にも異文化

　同じ形を見ても、それが何に似ているかの解釈は、文化の違いにより大きく異なります。前述の例ではありませんが、解剖用語でペニス（陰茎）の先端部は「亀頭」と命名されており、英語では"glans penis"（グランズ・ピーニス）と言います。この医用英単語はラテン語そのものを英語に直輸入したものです。ラテン語との違いは発音だ

けです。ラテン語では「グランス・ペーニス」といい、その意味は "glans" が「どんぐり」、"pēnis" が「陰茎の」という意味で、合わせて「陰茎のどんぐり」という解釈になります。古代より西洋では陰茎の先端部を「どんぐり」と見ており、漢字文化圏の東洋では「亀の頭」に類似していると見ていたことが分かります。

「どんぐり」または「亀の頭」のどちらがいいとか、正しいとかいう問題ではなく、そこに「物の見方」や「文化」の相違が読み取れるということ、さらに、お堅い専門用語も、もとをただせば日常のありふれた事物との類似性に着目して命名されているということです。

ギリシア語とラテン語の造語力

解剖用語は、現在でもラテン語が世界標準ですし、生物の学名も正式にはすべてラテン語で記載されています。最新の医用英単語も、ギリシア語とラテン語のパーツを用いて造語されています。例えば、2016年のノーベル生理学・医学賞は大隅良典氏が受賞されましたが、その研究テーマは "autophagy（オートファジィ）" でした。「auto-（自分） + -phagy（食べること）」→「自分を食べること」→「自食作用」と理解できます。細胞内で一旦合成した蛋白を適切にその細胞内で分解処理するときの重要な機構です。"autophagy" は、日本では「オートファジィー」と呼び、「自食作用」という和訳は人気がありません。

今さらながらに、ギリシア語とラテン語の持つ造語力には驚かされます。科学の進歩に応じて新たな発見がなされるたびに、それに対する命名が必要になりますが、前述例のようにギリシア語とラテン語に基づいた専門英単語が造語され続けるものと思われます。

恥ずかしい童謡？

　さて、話を「どんぐり」に戻しますが、田舎育ちの私は、子供の頃、秋になると山道に落ちた「どんぐり」を蹴飛ばしながら、童謡『どんぐりころころ』を歌いながら通学していました。その後、医学部に入って解剖学を学び、ラテン語で体の各部位の正式名を覚えていったのですが、「どんぐり」はラテン語で"glans（グランス）"といい、それがペニス先端部の「亀頭」を意味することを知ってからは、「♪どんぐりころころ　ドンブリコ　お池にはまって　さあ大変…♪」の歌詞が妙にエロっぽく響くようになり、子供たちの前では歌えなくなりました。

　さて、文化の違いで同じ事物に関する名称の付け方がかなり違うことを見てきました。また、医用英単語は、ギリシア語やラテン語の基礎の上に造語されることをあらためて学びました。

　読者諸兄姉は、「あまぐり」でもほおばりながら、今回の「どんぐり」の話を楽しんでいただければ幸です。

"Great oaks from little acorns grow."
（英語圏の民間の格言）「大きなカシの木も小さなどんぐりから育つ」：どんぐりのように小さな存在の私たちでも、一人ひとりあるがままに、のびのびと成長していけばよいのです。そこに刻まれる年輪は、かけがえのない命の記録ですから。

035 匍匐して広がる「ヘルペス」の正体とは？

『医事業務』2017年2月15日（№511）掲載

匍匐前進せよ！！

　ほろ酔い気分で東京は銀座をブラブラしている時に、「HERMÈS」の看板を見て「ヘルペス」と読んでしまったことがあります。今回は、ファッション・ブランドのエルメスではなく「ヘルペス」についてのお話です。

　「ヘルペス」といえば、「単純ヘルペス」が最初に頭に浮かんできます。「帯状疱疹」も「ヘルペス」の仲間で、しばしばカルテで目にする病名です。前者のことを英語では "herpes simplex"（ハーピーズ・スィンプレクス）といい、後者を "herpes zoster"（ハーピーズ・ゾスタァ）といいます。"simplex" はラテン語で「単純な」を意味し、"zoster" はギリシア語由来で「ベルト、帯」を意味します。どちらも「ヘルペスウイルス」と呼ばれる一群のウイルス感染によって生じます。"herpes" の和訳は「疱疹」ですから、「単純ヘルペス」は「単純疱疹」ともいいます。

　"herpes" の語源は「蛇のように這って進むもの」「知らぬ間に匍匐して広がるもの」というギリシア語に由来します。「匍匐」とは「這うこと」です。ヒトは地を這って移動する動物である蛇等の爬虫類を嫌う傾向にありますが、"herpes" という言葉自体に、皮膚病変がくねくねと匍匐して進んだ蛇の跡のように広がっていくイメージが込められています。

ヘルペスウイルスとは

　「ヘルペスウイルス」は"herpesvirus"（ハーピーズ ヴァイラス）の和訳です。ヒトに感染する「ヘルペスウイルス」のことを"human herpesvirus"（ヒューマン・ハーピーズヴァイラス）といい、専門家の間では、頭文字をとって"HHV"（エイチ・エイチ・ヴィー）と略称されています。"HHV"としてはHHV-1、HHV-2、HHV-3、HHV-4、HHV-5、HHV-6A、HHV-6B、HHV-7、HHV-8の合計9つが知られています。その内、今回取り上げるのは最初のHHV-1、HHV-2、HHV-3の3つです。

　HHV-1は主として「口唇ヘルペス」を、HHV-2は「性器ヘルペス」を起こします。これら2つをまとめて「単純ヘルペス」といいます。また、「帯状疱疹」と「水痘」は全く同じウイルスHHV-3によって生じます。「水痘ウイルス」と「帯状疱疹ウイルス」は同じものなので、一般的には「水痘帯状疱疹ウイルス」（varicella-zoster virus；ヴァリセラ・ゾスタァ・ヴァイラス、略してVZV）と呼ばれます。このウイルスが初感染して生じるのが「みずぼうそう」すなわち「水痘」です。その後何十年もの間、このウイルスは神経節に潜在し続けますが、免疫が低下した時などに復活して「帯状疱疹」を起こします。

　「みずぼうそう」は、少し俗っぽい言い方で"chickenpox"（チキンポクス）ともいい、語源的には「鶏の皮膚のようにぶつぶつと水疱ができる病気」です。学問的な言い回しとしては"varicella"（ヴァリセラ）といい、語源的には「さまざまな小さな皮疹ができる病気」を意味しています。

古代ギリシア時代から

　話を「ヘルペス」に戻しましょう。難しい医学的な話は全部忘れて
もかまいませんが、次のことだけは覚えておいてください。「ヘルペ
ス」という言葉に出会った時に、その言葉への理解が深まっているこ
とにお気付きになるでしょう。

　「ヘルペス」＝"herpes"とは、「蛇がくねくねと這って進むイメー
ジ」なのです。「帯状疱疹」の皮疹の出現する状況は、すでに2500年
前に古代ギリシア人たちによって、"herpes"と表現されていたよう
です。

　皆さんの多くは、蛇等の爬虫類に対して嫌悪感を抱いておられるか
もしれませんが、今度「ヘルペス」という言葉を耳にした時に、大蛇
ではなく、小さくてかわいい蛇が這ったような疱疹をイメージできた
ら、今回の話がお役に立てたことになります。ではまた、次回をお楽
しみに！

"Latet anguis in herbā."
（「ラテット・アングィス・イン・ヘルバー」：ラテン語の諺、
『牧歌』ウェルギリウス（BC70〜BC19）より）直訳は、「蛇
が草むらの中に隠れている」です。「蛇」は危険を、「草むら」
はありふれた場所を暗示します。危険という「蛇」は身の回り
のどこにでも潜んでいます。古代における「リスクマネジメン
ト」の諺ですね。

Homo sapiens!
（ホモ・サピエンス）

『医事業務』2017年3月15日（№513）掲載

「名前」

「言葉」って不思議です。私たち「人間」は、架空のことも含めてありとあらゆる事物に「名前」を付け、それを「言葉」として使い、お互いのコミュニケーションを図ろうとします。以前にも「ヒト」（57頁）について触れたことがありますが、今回は「人間」という言葉についてもう少し深く掘り下げてみようと思います。

当たり前ですが、あなたも私も「人間」です。今さら何をいう、と感じた読者もおられると思います。なぜ「人間」という漢字が私たちのことを意味しているのか、疑問に思ったことはありませんか？「人」や「人間」という言葉も、それなりの語源を持っているのです。

「人」

白川静（しらかわしずか）（1910〜2006）という漢字の成り立ちに関する「文字学」の泰斗（たいと）*1によれば、「人」という漢字は象形文字で"立っている人を横から見た形"だそうです。同様に"手足を広げて立っている人を正面から見た形"が「大」であり、"妊娠して腹の大きな人を横から見た形"が「身」です。「大」も「身」も「人」が変化した形です。一方、「人間」という漢字を「人、人類」（human being：ヒューマン・ビーイング）の意味に使うのは日本独特であり、中国で「人間」と書けば「世間、人の世」の意味になります。普通、漢文では「人間」を「じ

んかん」と読みます。例えば、「人間万事塞翁が馬」の「人間」は、本来は「人の住む世界、世の中、世間」という意味で「じんかん」と読まれるべきですが、「世間」≒「人というものは」と読み替えても意味するところは同じなので「にんげん」とも読まれるようになったようです。一人では「人間」になれません。

　ちなみに、英語 "human being" の "human" はラテン語で「人、人間」を意味する名詞 *homō*（ホモー）の形容詞 *hūmānus*（フーマーヌス）に由来します。"being" が「存在」の意味なので、"human being" は「人としての存在」→「人間、人類」と理解できます。また、生物学上の「人間」や「人類」は、カタカナで「ヒト」と表記することが慣例で、生物学的な標準和名になります。

✎ 「玩味」

　ところで、「ヒト」の学名は "Homō sapiēns"（ホモー・サピエーンス）です。学名は、斜体字のラテン語を使って二命名法[*2]で記述するのが決まりごとです。1758年にスウェーデンの生物学者カール・フォン・リンネ（1707〜1778）が名付け親です。*homō* は「人間」を意味するラテン語で、語源的には「地上の者」の意です。神々が「天上の方々」であるのに対比した言い方だと思われます。"sapiēns" が「賢い」「分別のある」の意ですから、直訳は「賢く分別のある人」です。

　実は、ラテン語の "sapiēns" には「味が分かる」という別の意味があります。すなわち "Hōmo sapiēns" は「味が分かる人」とも解釈できるのです。私なりに整理し直すと、「ヒト」とは「言葉」を使って考えることで「賢く分別のある人」であり、「調理した食事」を食べて「味の分かる人」なのです。結局、「ヒト」が他の動物と違うの

はこの２点においてですから、"Homō sapiēns"を「（言葉や食事を）玩味（がんみ）する人」と理解してみてはどうでしょうか？

　蛇足ですが、英語で「男」や「人」を意味する"man"の語源も、「精神」に関係する"mental"（メンタル）や"mind"（マインド）と同じ語源で、「考える」とか「知力」に由来するとする説があります。その説にしたがえば、"man"という英単語自体に「知能を持った者」という語源的意味が隠れていることになります。

　今回は「人間」という言葉を深読みしてみました。

＊１　その道で最も権威ある人の意。「大家」
＊２　生物の学名はラテン語で「属名＋種小名」の順に記した二名法による。一般的に欧文の場合、イタリック体（斜字体）で表記される。具体的には、属名を名詞形で定め、その属名に種小辞（種小名）epithetを組み合わせることによって、個々の種を示す。

"Ecce Homō."（エッケ・ホモー）
（ラテン語で「この人を見よ」の意。磔刑（たっけい）を前に、イバラの冠を被せられたイエスを指し、ユダヤの総督ピラトが群集に向かって発した言葉。イエスの受難を象徴する言葉でもあります。新約聖書『ヨハネによる福音書』から）誰の人生行路も苦難とリスクに満ちています。過去や辛さに目を奪われるのではなく、人生を"玩味できる人間"として「これからどうする？」に集中しましょう。

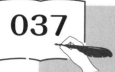

037 「テーブル」が小さくなって「錠剤」に？

『医事業務』2017年4月15日（No.515）掲載

銘々膳からちゃぶ台へ

団塊世代にとってはお馴染みの「ちゃぶ台返し」ですが、本書の読者の中にこれを聞いてピンとくる方はどれほどおられるのでしょうか？

私は昭和30（1955）年生まれで、山陰の田舎育ちです。幼児期には、祖父と父、そして長男の私はちゃぶ台で食事をし、祖母と母は銘々膳（一人ひとりの膳）でした。今では、銘々膳を目にすることはなくなりましたが、旅館の宴席などにその形態を残しています。

その後、祖父母が亡くなってからは、家族でちゃぶ台で食事をするようになりました。私が中学2年の頃、台所が土間から床張りのキッチンにリフォームされ、それ以降はいす式テーブルで食事をするようになりました。

英語の授業で、「Is there an apple on the table？」などという英文を習っていた当時、「テーブル」という言葉には、まだハイカラな響きがありました。テーブルになってからは、食事中に楽しく会話してもいいことになりました。それまでは食事中に無駄口を叩いてはいけなかったのです。

前述のように、古くから日本人の食卓の主流は「銘々膳」でしたが、「ちゃぶ台」を経て「テーブル」へと食卓形式が変遷してきました。私自身、その変化を肌で感じてきました。

確かにどのような形式の食卓で食事をしてきたかは、家族関係や人間関係と密接に関係するものですが、今回はそれには触れず、"table"（テイブル）という言葉と"tablet"（タブレット）＝「錠剤」の関係を語源的に探っていきたいと思います。

✒ 小さなテーブル

さて、薬剤の進歩においては、その効能・効果といった薬理学的観点だけが注目されがちですが、臨床現場では「剤形」の改良も重要なポイントになります。保管のしやすさ、誤投与の防止、飲みやすさや服薬アドヒアランス＊の向上などに配慮した「剤形」の工夫が求められています。

現在、内服薬の「剤形」の主流は「錠剤」と「カプセル」です。前者を英語で"tablet"といい、後者を"capsule"（キャプスル or キャプシュール）といいます。

語源的には、"tablet"は「小さな"table"」のことです。冒頭で引き合いに出した"table"の語源は、ラテン語の「厚板」「書字板」「石板」を意味する"tabula"（タブラ）に由来します。"table"とは「平たい板」だったのです。したがって、"tablet"は「table（平板）＋ –let（小さなもの）」→「板の小片」のイメージから、医薬の「錠剤」も意味するようになりました。

一方、"capsule"はラテン語の「箱」「筒」を意味する"capsa"（カプサ）に「小さい」を意味する指小辞"–ula"を付けた"capsula"（カプスラ）に由来する英単語です。"capsula"は「小箱」「小筒」を意味します。苦い薬を「小筒」に入れて飲みやすくしたものが"capsule"なのです。日本語の「カプセル」は、ドイツ語の"Kapsel"（カプセル）の発音に由来します。

錠剤から薄型コンピュータまで

「良薬、口に苦し」という格言があります。確かに40〜50年前、薬はまだ苦いものでした。私自身、薬包紙に包まれた粉薬が苦くて飲めなかった記憶があります。しかし、最近では「薬が苦い」という苦情を聞いたことがありません。思えば、日本で「テーブル」での食事が当たり前になってきた1980年代以降、苦味を感じないですむ「錠剤」や「カプセル」といった剤形が普及してきたように思われます。

"tablet"を漢字に直訳すると「小平板」ですが、「錠剤」以外にもたくさんの意味があり、私が愛用しているiPadも"tablet"の一種です。

今回は、"table"をどんどん小さくしたら"tablet"になった、というオチがついたところでお開きといたします。

* アドヒアランスとは、患者の理解、意志決定、治療協力に基づく内服遵守であり、治療は医師の指示に従うという考えから、患者との相互理解のもとに行っていくものであるという考え。

comment

"良薬口に苦し"
（中国の孔子［551 B.C.〜479 B.C.］の言葉、『孔子家語』（こうしけご）より）「良く効く薬は飲み難いように、ためになる忠言も聞きづらい」の意味です。現代ではもう薬は苦くありませんが、他人の忠告を素直に受け入れるのは「苦い」ままです。より善く生きるのに役立つのなら、他者からの「苦い」言葉を"tablet"に加工して服用しましょう。

038 「チキュウ」は青かった!?

『医事業務』2017年5月15日（No.517）掲載

✒「青春」……！

　あなたにも私にも「青春」がありました。この2文字の中に、各人各様の人生劇場の一幕があったはずです。古代より、中国では青は春の色とされてきました。「青春」とは、夢や活力に満ちあふれる若い時代を「人生の春」に例えた言葉です。「青春」を英訳すると、"young"（ヤング）の名詞形で「若さ」を意味する"youth"（ユース）が妥当だと思われます。医学的には「思春期」という言葉を使います。英語では"puberty"（ピューバティ）または"adolescence"（アドレスンス）といいます。

　ところで、今回のテーマである「思春期」とも結果的には関連するのですが、「チキュウ」という言葉を耳にしたとき、あなたはどんな漢字をイメージしますか？　私の場合は「……」、種明かしは後ほどにいたしましょう。

✒「思春期」のシンボル？

　「思春期」を医学的に定義すると「第二次性徴の発現の始まりから成長の終わりまで」となります。栄養状態や運動量の個体差が大きいために、発育時期を何歳から何歳までと具体的な数字で指し示すことはできません。

　英語で「思春期」を意味する"puberty"の語源は「陰毛が生え始める時期」あるいは「成熟してきた状態」に由来しています。ラテン

語で"pūbēs"（プーベース）は「陰毛」のことです。さらに「陰毛」が生えている部位の直下に存在する骨が「恥骨」で、それはラテン語で"pūbis"（プービス）といいます。英語でも同じスペリングですが、発音が"pubis"（ピュービス）となります。

　さて、「思春期」になると陰毛（pūbēs）が生えてきますが、特に女性の場合、陰裂上部の緩やかな盛り上がり部分のことをラテン語で"mons pūbis"（モンス・プービス）といいます。英語でもスペリングは同じですが、"mons pubis"（モンズ・ピュービス）と発音します。"mons"は「山、丘」という意味で"pūbis"は「陰毛の、成熟の」を意味します。日本語では「恥丘（ちきゅう）」と訳されています。「ヴィーナスの丘」と呼ばれることもあります。「思春期」になると、陰毛が生えてくるとともに、「恥丘」の皮下脂肪が多くなり膨隆してきてセクシーな感じになります。一方、女性が閉経して女性ホルモンであるエストロゲンが低下してくると、「恥丘」の盛り上がりが減ってきて、そこからふくよかさが失われていきます。

　話をもとに戻しますが、「思春期」を意味する英単語には"puberty"と"adolescence"の２つがあります。強いて両者のニュアンスの違いを述べるとすれば、前者の"puberty"は「思春期」の「開始時期」に注目した用語であり、後者の"adolescence"は「期間」を意識した言い方であると言えます。ちなみに"adolescence"の語源は「成長しつつある状態」です。同系列のラテン語に"adultus"（アドゥルトゥス）＝「成長した、成熟した」がありますが、これから「成人、大人」を意味する英語"adult"（アダルトゥ）が派生してきました。"adult"とは「（十分に）成長した人」「成熟した人」のことです。つまり、時間軸でこの３つの単語を比較すると、"puberty"≦"adolescence"＜"adult"の関係が成り立つとイメー

ジすると分かりやすいと思います。

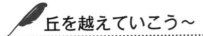 丘を越えていこう～

　ということで、冒頭の「チキュウ」という言葉の連想に対する私の返答は、「地球」のような大それたものではなく、思春期にセクシーに成長（性徴？）してくる「恥丘」でした。愛と美の女神「ヴィーナス」の名にあやかって「ヴィーナスの丘」とも称されてきたことがうなづけます。

　男女ともに陰毛は思春期に生えてきますが、"mons pubis" が発達するのは女性だけです。「恥丘」は女性における「青春の丘」であると文学的に意訳することもできます。この「丘」を越えて、少女は女へと成長していくのでありましょう。

"Boys, be ambitious."
（「少年よ大志を抱け」：クラーク博士（1826～1886）米国の教育者。札幌農学校（北海道大学の前身）に勤務歴あり）
BoysをGirlsに置き換えてみてください。大きな夢や野心を抱くことが容易にできるのが若者の特権です。ただ、自分の人生の主人公は、他ならぬ自分自身であることを自覚するのも青春時代です。

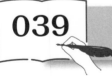

039 危篤時は「命の印」が赤信号！

『医事業務』2017年6月15日（№519）掲載

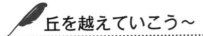 「命の印」

　病院や診療所で働いていると、「来院時のバイタルは？」とか「術

後のバイタルを教えてください」などの会話を耳にします。

　「バイタル」とは「バイタルサイン」のことで、英語の "vital sign"（ヴァイタル・サイン）をカタカナ表記したものです。「バイタルサイン」とは、呼吸数／分、脈拍数／分、血圧、体温の４つの徴候のことであり、英語でも "vital signs"（ヴァイタル・サインズ）と複数形で用いるのが一般的なので、日本でも正確に表すには「バイタルサインズ」と言うべきです。単数と複数の区別をする習慣に乏しい日本語では「バイタルサイン」で通用しています。その直訳は「命の印」ですが、正式な和訳は「生命徴候」です。

　ちなみに "vital" は「vita（生きること、生命、生活）＋ -al（〜に関する）」→「生命・生活に関する」と語源分析できます。"vital" は「命に関する、生きるのに重要な」を意味する形容詞です。"vital" を使った表現で "vital capacity"（ヴァイタル・キャパスィティ）があります。"capacity" は「容量、収容能力」を意味し、"vital" が「生命の」なので、"vital capacity" の直訳は「命の容量」となります。いったい、これは何でしょうか？

　実は "vital capacity" とは「肺活量」のことです。確かに、肺機能が優れているほど生命力は強いような感じがします。また、"vitality"（ヴァイタリティ）という単語は「生命力」「活力」と訳されています。

✒ 「命のアミン」

　"vital" と同様に「生命に関する」を語源とする形容詞に "vivid"（ヴィヴィッド）があります。"vital" が生体における「活発で生命力に満ちた」状態を表現している一方で、"vivid" は、生体機能そのものよりも、色彩、描写、記憶などにおいて、それが「鮮明で、生き生きした」状態であることを表現するのに用いられます。"vivid" の方

は人間の感性的な「生命力」に注目していると見ることができます。

　「生命」や「生体」に関連した英単語をもう少しご紹介します。その語源を意識しながら意味を探ってみましょう。まず "vitamin"（ヴァイタミン）はどうでしょうか？

　語源分析すると、"vitamin" →「*vital*（生命に関する）＋ *amine*（アミンと呼ばれる窒素化合物）」→「命のアミン」→「アミンを含有する生命活動に不可欠の物質」となります。「ビタミン」のスペリングは当初 "vitamine" でしたが、その中に "amine"（アミン）が含有されていなかったものが多く、後に "vitamin" と綴るようになりました。いずれにしても「ビタミン」は体内では合成できず、栄養素として外界から摂取しなければなりません。

✒「命の水」

　次にラテン語表現の "*in vīvō*"（イン・ウィーウォー）ですが、通常は英語式発音で「イン・ヴィーヴォウ」と言います。日本語では「イン・ビボ」と言うことが多いです。直訳すると「生き物の中で」あるいは「生体内で」となります。ちなみに反対語はラテン語 "*in vitrō*"（イン・ウィトロー）です。英語式発音は「イン・ヴィートロゥ」で、日本語では「イン・ビトロ」です。"*vitrō*" が「ガラス」を意味するので "*in vitrō*" は「ガラス容器内で」「試験管内で」を意味します。

　今回は、「命の印」＝ "vital signs" を皮切りに、「命」を意味するラテン語 "*vīta*"（ウィータ）に注目して、それに由来する医用英単語をいくつか取り上げてみました。

　筆を置く前に、もう一つだけ "*aqua vītae*"（アクア・ウィータエ）をご紹介しましょう。文字どおり "*aqua*" はラテン語で「水」、

"*vītae*" は「命の」です。"*aqua vītae*" は「命の水」＝「お酒」のことです。確かに適量のアルコールは生命予後を良くすることが分かっています。

　どうか皆さんも「命の水」はほどほどにお召し上がりください。

"*Vīve hodiē*."
［ウィーウェ・ホディエー：ローマ時代の詩人マルティアーリス（40〜104年頃）の『寸鉄詩』から］このラテン語の直訳は、「今日を生きよ」です。昨日の思い出に生きるのでもなく、明日への期待に生きるのでもなく、"今日、「今、ここ」という時と場所で、生きなさい！"ということ。これこそが日々を幸福に生きる極意です。

040 「センテナリアン」になりたいですか？

『医事業務』2017年7月15日（No.521）掲載

百寿者とは？

　「百寿者」という文字を新聞・雑誌で目にする機会が増えています。見ただけでは、まだ、ピンとこない言葉かもしれませんが、どんな人のことを言うのでしょうか？

　漢字の字面から想像できるように、年齢が百歳以上の人のことを「百寿者」といいます。英語では "centenarian"（センテネイリアン）といいます。私のフィーリングからすると、現時点では英語読み由来の「センテナリアン」と表記する方が、日本語としても「百寿者」よりポピュラーではないかと思います。実際に手元にある数冊の一般向

け長寿関連の雑誌では「センテナリアン」が主に使われていて、「百寿者」は少数派でした。

　昔から「鶴は千年、亀は万年」と申しまして、「鶴亀」は長寿を象徴する縁起物とされてきました。しかし、実際には鶴の寿命は、好条件下でもせいぜい50年程度だそうです。亀の方は、種類によっては200歳位まで生きるものがいるそうです。いずれにしても、「鶴は千年、亀は万年」は誇張のしすぎです。

　ところで、日本では、60歳のことを「還暦」といい、魔除けの「赤い頭巾とちゃんちゃんこ」を着て祝ったりします。その倍の120歳のことは「大還暦」といいます。また、半分の30歳を「半還暦」ということがあります。確実な証拠があるという条件のもとでは、人類史上「大還暦」を経験した人は世界で一人しかいません。フランス人女性のジャンヌ・カルマン氏（1875〜1997）がその人です。122歳で亡くなりました。現在までのところ、彼女が人類で最も長生きした人ということになります。

🖋 長寿界のスーパーマン＆スーパーウーマン

　話を「百寿者」＝ "centenarian" ＝「センテナリアン」に戻しますが、この英単語はラテン語で「100から成るもの」を意味する "centēnārium"（ケンテーナーリウム）から派生してきました。英語の語尾が "-ian" で終わる場合「〜にかかわる人」を意味します。例えば "technician"（テクニシャン）は「technic（テクニック、技術）＋ -ian（〜にかかわる人）」→「技術にかかわる人」→「技術者」のように理解できます。"centenarian" では、「centenar(ium)（100から成るもの）＋ -ian（〜にかかわる人）」→「100から成るものにかかわる人」と理解できます。この場合の「100から成るもの」とは

「百歳」と解釈できますから、"centenarian" は「百歳にかかわる人」→「百寿者」という意味になることが了解できます。

さらに110歳以上の人のことを "supercentenarian"（スーパーセンティネイリアン）と言います。"centenarian" に「超えた」を意味する接頭辞 "super-" を付けて造語したもので、日本語でも「スーパーセンテナリアン」と言っています。ちなみに、"superman" は「人」を意味する "man" に "super-" を付けて造語した英単語で、「超人」という意味になります。統計学的には「スーパーセンテナリアン」になれるのは、「センテナリアン」1,000人に１人だそうです。つまり、100歳になった人が110歳まで生きる確率は0.1％です。まさに「スーパーセンテナリアン」は長寿界の "superman" ＆ "superwoman" なのですね。

✒ 「幸せ感」を高く！

今回のテーマにかかわるトリビアですが、わが国では満百歳を迎えると厚生労働省より「銀杯」が贈られます。1963年から始まったこのプレゼントは、当初は「純銀製」でしたが、近年の該当者増加に伴い、2016年度から「銀メッキ」になったそうです。

また近年、面白い研究結果が出ていて、「センテナリアン」には性格的に共通する特徴があることが分かってきました。その共通点とは「幸福感が高いこと」です。

「センテナリアン」を目指しているあなたも、しょせん「人生は短い」と長寿に無関心なあなたも、共に目指しているのは「幸せ」ではないでしょうか？

お互い「幸せ感」を高く持って、楽しく今日一日を生き抜きましょう。

"*Gaudeāmus igitur.*"
(ラテン語で「ガウデアームス・イギトゥル」と読みます。
ヨーロッパ中世の学生歌「人生の短さについて」の歌詞冒頭)
「だから楽しもう」という意味です。「人生は短く、青春を過ぎると、後は老年と死だ。だから（今を）楽しもうではないか」と呼びかける歌詞です。
人生行路の長短にかかわらず、日々「幸せ感」を持って生きましょう。

041 カラスより上手に「ケア」ができますか？

『医事業務』2017年9月15日（No.524）掲載

 ♪カラスなぜ鳴くの…♪

　今回は"care"（ケア）という言葉についてお話ししたいと思います。

　さて、皆さんはカラスの鳴き声を注意深く聞いたことがありますか？　「ケア、ケア」と聞こえることがあります。

　私の家は横浜近郊の住宅地にあり、すぐそばに昔の武蔵野の面影を残した小さな森があります。ときどき、そこへカラスの群れがやって来て「カア、カア」とうるさくします。ときには喧嘩しているのでしょうか、「ガル、ガル」とけたたましく鳴きます。そうなると、もはや騒音です。

　一方、私の故郷である山陰の片田舎では、カラスは「カーァ、カーァ」とのんびり鳴きます。田舎には「カラス鳴き」が悪いと人が

死ぬという言い伝えがありました。私が6歳のときに祖父が、7歳のときに祖母が亡くなりましたが、どちらのときもカラスの鳴き声は、「ケア、ケア」と悲しく泣いているように聞こえました。また、祖父母がよく歌ってくれたのが、童謡『七つの子』でした。「♪からすなぜ鳴くの…♪」という歌です。大人になってもお酒を飲んだ帰り道、一人ぼっちで歩きながら、それを口ずさんでいることがしばしばあります。このような幼年期からの個人的体験の影響かもしれませんが、「ケア」という音を聞くと何となく悲しく、切なくなる感じが今でもします。しかし、歌の中のカラスは、「♪かわい、かわいと鳴くんだよ♪」です。

　このカラスの鳴き声エピソードは、後に私が医学生となり英単語 "care"（ケア）の語源を調べていたとき、驚きのアハ体験をすることにつながっていきます。と言うのは、幼年期の私に悲しさを喚起させた「ケア、ケア」というカラスの鳴き声と英語の "care" の発音が同じように聞こえ、さらにその語源的な意味が「悲しみ」であったことに驚いたのでした。

「ケア」とは

　私が医学生だった1970年代後半には、「ケア」というカタカナ語が医学部の授業中でもよく聞かれるようになり、大きな病院のナースたちも使い始めていました。現在では、「ケア」という言葉がないと医療や介護の世界では仕事ができないほどに "care" ＝「ケア」という言葉は重要不可欠な用語となっています。「介護」や「看護」よりも「ケア」という言葉を使うことのほうが圧倒的に多くなっています。

　"care" の直接の語源は、「心配」や「悲しみ」を意味する古英語の "caru"（カル）や "cearu"（ケアル）です。それはさらに英語のご先

祖様であるゲルマン祖語で「悲しむ」を意味する*karō-（カロー）に由来しています。もっと遡ると印欧祖語で「泣き、叫ぶ」を意味する*gar-（ガル）まで辿りつけます。

　語源的には、現代語の"care"＝「ケア」は「泣き叫ぶ」→「悲しみ」→「心配」「気遣い」「注意」→「ケア」のような意味の変遷を経てきたのです。私個人はカラスの鳴き声と"care"の発音と語源的な意味の変遷をダブらせて、自分なりの「物語」をつくって納得したのでした。

✒ 悲しみの「ケア」

　今回取り上げた英語の"care"について整理しておきましょう。現代語としての主たる意味とその和訳は「心配」「注意」、そして「ケア」の３つです。特に医療や介護・看護の世界では「ケア」は多用されています。看護、介護や介助、医療処置なども含めた広い意味合いで「ケア」という言葉が使われています。"care"の語源は、最も古くは親しい人との死別における感情表現である、「泣き、叫ぶ」（*gar-：ガル）から、「悲しみ」（caru：カル、cearu：ケアル）という意味を経ながら、精神状態における「不安」「気がかり」「心配」「注意」という意味に変容してきました。語源の「悲しみ」の意味は今では完全に消失してしまったのですが、それは"care"が現代的な「ケア」の意味を獲得する過程で自らの出自である「悲しみ」をセルフケアしてきた結果なのかもしれません。

　次回は、"care"と対をなす"cure"（キュア）について取り上げます。

"To cure sometimes, to relieve often, to comfort always."
(「ときどきは治癒をもたらし、しばしば苦しみを和らげたり、常に前向きに勇気付けること」の意)。医療の真髄でもありますが、言い出しっぺは不詳。医療の歴史が始まって以来、医療者が実感してきたことです。"to comfort always" を "care" が担っています。

042 「キュア」は時折、「ケア」は常しえ！

『医事業務』2017年10月15日（No.526）掲載

 ケアに対するキュア

「ケア」＝ "care" という言葉は、ゲルマン祖語（英語直系の祖先）に由来する単語です。最も古くは「泣き叫ぶ声」（*gar-：ガル）にルーツを持ち、その後、「嘆き悲しむ」→「悲しみ」（caru：カル、cearu：ケアル）という意味を経て、10世紀頃までに「不安」「気がかり」「心配」「注意」という意味を持つようになりました。15世紀頃から「世話」「保護」という意味でも使われ始め、ついには「看護、介護、介助」などの現在私たちが日常使っている「ケア」の意味にまで進化してきたのです。詳しくは、前回（114頁）を参照していただければと思います。

今回はこの "care" と対をなす "cure"（キュア）という言葉を取り上げます。

キュアとケアの分かれ道

　"cure" という英単語は普通「治療」や「治癒」と和訳されますが、医療業界ではしばしば「キュア」とカタカナ表記で用いられます。ただし、「ケア」がすでに一般市民も使う日常語として完全に日本語化しているのに比して、「キュア」というカタカナ表現は、現時点ではまだ日本語としての市民権を得ていないように思われます。

　また、「ケア」という言葉は、かなり広い概念をカバーしているため、「ケアとは何か？」という問いに、簡潔明瞭に返答するのは困難です。それに対して「キュア」という語の意味範囲は狭く、「病気やけがを治すための医学的処置」とシンプルに定義できます。

　ところで、「キュア」＝ "cure" の語源は2000年以上前のラテン語 "cūra"（クーラ）であることが分かっています。面白いことにラテン語の "cūra" の意味するところは、現代英語の "care" が意味するところとほぼ同じで、「心配」「注意」「気遣い」「世話」です。ラテン語 "cūra" が中世になってキリスト教の影響を受けて「気遣い」「世話」→「魂の救済」という意味で使われるようになり、シェークスピアの時代（17世紀）では、ラテン語 "cūra" の派生語である英語 "cure" が「治療法」という意味でも使われるようになりました。

　ラテン語 "cūra" と英語 "care" ＝「ケア」はスペリングも似ているし、意味も同じなので "care" の語源はラテン語 "cūra" だと勘違いする人もいますが、ラテン語 "cūra" と英語 "care" は語源的には全く関係ありません。しかし、現実的には英語 "cure" の語源であるラテン語 "cūra" が元々持っていた「心配」「注意」「気遣い」「世話」という意味は、英語の "care" に吸い上げられてしまい、現代英語の "cure" には「治療」という意味しか残らなかったように思われ

ます。「治療」がうまくいって、時折「治癒」がもたらされます。

　"cure"が「治療」という「病気」や「症状」にどう対処するかという意味に限定して用いられる一方で、"care"は「心配、注意、気遣い、配慮」などの「病や障害を持つ人間」への情緒的・内面的な気持ちを広く包括した単語として使われています。このような内面的な姿勢が「看護、介護、介助」などの行為に具体化されるのです。この一連のプロセスと行為を「ケア」と呼びたいと思います。

看護と介護、そして介助の違い…

　ところで、日本語の「看護」と「介護」の違いは何でしょうか？

　どちらも「ケア」を提供することでは同じです。「看護」は看護師が行うもの、「介護」は介護福祉士などの介護専門職や家族が行うもの、と言ってしまえばそれまでですが、実際のところ「看護」は主として病人への専門的ケアに守備範囲があり、「介護」は生活するうえでの入浴ケアなどの生活ケアに重きがあります。

　では、「介護」と「介助」はどう違うのでしょうか？
自らの判断で手助けを頼める人へのケアが「介助」で、認知症患者さんへのケアのように見守りや保護的ケアが強くなる場合は「介護」と呼ぶのが一般的です。

◇

　さて、読者の皆さん、"care"と"cure"の違いについて、ガッテンしていただけましたでしょうか？

043 「栄養士」の語源はオッパイあげる人？

『医事業務』2017年11月15日（No.528）掲載

世界共通語！

「栄養士」を意味する英単語は2つあります。"nutritionist"（ニュートゥリショニスト）と"dietitian"（ダイエティシャン）です。前者の語源は「オッパイをあげる人」で、後者は「1日の食事や規定食の専門家」です。

ところで、「哺乳類」のことを英語では"mammal"（ミャマル）といいます。哺乳類の共通点は、母乳で赤ちゃんを育てることです。ヒトも哺乳類の仲間です。ラテン語で「乳房」のことを"mamma"（マンマ）といい、その形容詞が"mammālis"（マンマーリス）で「乳房の」を意味します。それに由来して「哺乳類」の学名（ラテン語）は"Mammālia"（マンマーリア）といい、英語の発音は"Mammalia"（マメイリア）となります。

面白いことに、世界中のほとんどの言語において、母親のことを幼児語で、「マンマ」や「ママ」と発音します。ラテン語で「乳房」あ

るいはオッパイを意味する "mamma" と同じ発音です。「乳房」から出る乳は、乳児にとって唯一の「食物」です。日本語でも「今日も、おまんま（飯）が食えて、ありがたい」などと、表現されることがあります。

　どうやら、"mā-"（マー）という発音は、あらゆる言語において「乳房」や「母」を意味する共通発音のように思われます。つまり、「母」→「母乳」→「オッパイ」という連想は、人類共通のイメージと理解できます。

🖋 2つの英単語

　オッパイの話題がでたところで、英語の "nurse"（ナース）の語源を復習することにしましょう（第2話3頁）。"nurse" は、ラテン語で「授乳する」を意味する "nūtrīre"（ヌートゥリーレ）に由来しています。"nurse" の語源は「授乳する人」「乳母」なのです。乳児にとっては「授乳」が唯一の栄養源であり、まさに生きる糧です。「授乳する」→「保育する」→「お世話する」→「ケアする」となり、近代英語で "nurse" と言えば「看護師」の意味で使われています。

　話を戻します。英単語では "nutritionist" と "dietitian" の2つが「栄養士」を意味します。"nutritionist" は、「nutrition（ニュートゥリション）のスペシャリスト」ですが、そもそも "nutrition" は "nurse" と同じ語源で、「オッパイを与えること」「授乳して栄養を与えること」に由来しており、語源的には "nutritionist" は「オッパイを与えるスペシャリスト」と理解することが可能ですが、ここでは「栄養のスペシャリスト」と理解するのが妥当でしょう。

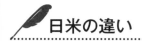
日米の違い

　さて、"dietitian" は「"diet"（ダイエット）の専門家」です。"diet" についても復習しながら "dietician" の語源を理解しましょう（第30話82頁）。"diet" はギリシア語で「生活習慣」や「生き方」を意味する "δίαιτα"（diaita：ディアイタ）に由来する英単語です。ラテン語、そしてフランス語を経由する間に「生活習慣」の中でもとりわけ重要な「食事」の意味に限定して使われるようになり、現代英語では治療用の「規定食」や「食事療法」の意味で用いられています。したがって、"dietitian" は「食事療法の専門家」→「栄養士」と語源的に理解できます。

　日本では、「栄養士」と言えば "dietitian" と英訳して、"nutritionist" とは英訳しないのがルールです。米国では「栄養の専門家」を表すのに先の両単語が使われていますが、"dietitian" になるためにはしかるべき高等教育が必要ですが、"nutritionist" は短期間の講習を受けるだけでなれるようです。どうやら "dietitian" の方が "nutritionist" よりも社会的地位が高く、責任が重いようです。

　今回、"nurse" と "nutritionist" の語源は同じで「オッパイを与える人」であることを確認しました。しかし、日本の「栄養士」は "dietitian" と英訳されるので、今回のタイトルのような発想は成立しないのかもしれません（？）。

"Don't dig your grave with your own knife and fork."
（直訳：「自分の墓穴を自分のナイフとフォークで掘ってはならない」の意。英国の諺）食は恵みであり、生きる糧です。自分自身の食習慣で生命の長さやQOL（quality of life）が決まるのです。

「劣性」より「潜性」と言われるほうがいい！？

『医事業務』2017年12月15日（No530）掲載

バイオテクノロジーの進歩

　科学の進歩は止まりません。特に、バイオの領域では目覚ましいものがあります。遺伝情報の本体が、DNA（deoxyribonucleic acid：デオキシライボゥニュークレイック・アスィッド：デオキシリボ核酸）という物質であることが分かり、その分子構造が「二重らせん」であることが、1953年にジェームズ・ワトソンとフランシス・クリックによって解明されて以来、遺伝学分野での飛躍的な発展が「神の領域」をますます狭くしてきました。今や、ゲノム（genome：ジーノウム）や遺伝子（gene：ジーン）を扱うバイオテクノロジーが学際的な広がりを見せ、多様な分野に多大な影響を与えています。DNAという言葉は、今や市井の人にとっても既知のものです。その一方で、遺伝関連の専門分野間における用語の使い方や理解にズレ、誤解、混乱が生じてきたのも事実です。

遺伝学用語の変更

　このような事情を背景に、2017年秋に遺伝学用語が大改訂されました。このニュースは、専門家が予想していた以上に新聞やテレビで広く報道されました。朝日新聞の2017年９月19日付の『天声人語』にも取り上げられました。遺伝学にかかわる約100の用語が変わりました。それらを分かりやすく解説した『遺伝単』（日本遺伝学会監修・編、

エヌ・ティー・エス刊）が、2017年9月に出版されました。

　その中でも注目に値するのは、「優性」「劣性」という単語が、それ
ぞれ「顕性」「潜性」へと用語変更されたことです。「遺伝用語の変更
なんて専門家に任せておけばいい。一般人には関係ない…」とは言い
きれません。私たちは、すでに「自分自身の遺伝子配列が分かる時
代」「ゲノム時代」のまっただ中を生きているのですから。

目立つのか、目立たないのか

　さて、「メンデルの遺伝法則」の学術用語として英語の
"dominant"（ドミナント）は「優性」、"recessive"（リセッスィヴ）
は「劣性」と訳され、これまでずっと教科書用語としても用いられて
きました。ちなみに中国語では、「顕性」「隠性」と訳されて使用され
ています。

　まずは、"dominant"と"recessive"の語源をひも解いてみましょ
う。"dominant"は形容詞で「有力な、支配的な、目立つ」を意味し
ます。その語源はラテン語で「家長」や「主人」を意味する
"dominus"（ドミヌス）に由来します。ラテン語で「家」のことを
"domus"（ドムス：東京ドームなどの「ドーム」の語源）と言いまし
た。「家」を守り発展させるのが「一家の主」＝"dominus"の役割
で、何かあったときには表に出てくる「目立つ」存在でした。英語の
"dominant"は語源的にも「外に目立って表われる」ことなので、そ
れを「顕性」とするのは良訳と思われます。

　一方、"recessive"は語源分析して、「re-（後ろへ）＋ -cess（行
くこと）＋ -ive（〜に関する）」→「後ろに行くことに関する」→
「後退の、凹むことの、引っ込むことの」→「目立たないことの」と
理解できます。中国語訳の「隠性」よりも「潜性」のほうがより中立

的な語感であることから、今回の改訂では"recessive"の訳として「潜性」が選択されました。

言葉も発展し続ける

　日本の遺伝学においては、100年以上にわたり、遺伝子の２つの型、すなわち、表現型の特徴が現れやすい遺伝子を「優性」、現れにくい遺伝子を「劣性」と呼んできました。今後は「優性」を「顕性」、「劣性」を「潜性」とすることに変更されたのです。「優性」「劣性」という表現は、あたかも遺伝子に優劣があるかのように受け取られがちだったので、その誤解を避ける必要があったからでしょう。

　古い言い方に馴染んでしまった私たちも、未来を背負う若者たちと一緒に、今回改訂された新たな用語で遺伝学を学び続けることにしましょう。

　日本遺伝学会は、関連学会とともに、教科書の記述も今回の改訂に準じた用語変更をするよう、文部科学省に要望書を提出するそうです。

comment

「不立文字」
（「ふりゅうもんじ」、禅語）禅の基本理念で、平たく言うと「文字や言葉に頼るな！」という教えです。言葉に囚われ過ぎると害になることがあります。「呪い」になることもあります。とはいえ、言葉は大事ですよね！

045 風や空気が「スピリチュアリティ」をつくった!?

『医事業務』2018年2月15日（No.533）掲載

✒ 「風」は生命の源

　英語で「風」は"wind"といい、「空気」は"air"ですね。洋の東西を問わず古代においては、「風」や「空気」が「生命の源」であると考えられていました。古代ギリシアでは女性は「風」によって妊娠するという迷信があったほどです。そう言えば、宮崎駿氏のアニメ『風の谷のナウシカ』（スタジオジブリ、1984年作品）に出てくる「風の谷」では、多様な生き物が生まれ、うごめいており、それは「生命の谷」でもありました。

　実は「気」という漢字の起源も、「雲の流れる形で、生命の源泉」とされています。まさに「元気」や「病気」の「気」のことです。古代より「気」は活力の源とされてきました。日常よく使う「気」の付く漢字には、勇気、本気、正気、天気、大気、陽気などありますが、皆さんは他にいくつ思い出せますか？

✒ 「空気」から「息」、そして「魂」へ

　英単語の中で人間や動物の「魂」や「生命」にかかわる言葉には、「空気」という原義を持つものがあります。例えば、"spirit"（スピリット）や"animal"（アニマル：動物）の"anima"、psychology（サイコロジィ：心理学）の"psych/o"の原義はいずれも"wind"または"air"です。

英和辞典で"spirit"を引くと「精神、魂、気性、霊、気力」や「蒸留酒」などの和訳が並んでいます。"spirit"の語源はラテン語で「息」「呼吸」「空気」などを意味する"spīritus"（スピーリトゥス）でした。"spirit"は、もともと「息」＝「空気を呼吸すること」だったのです。「息をすること」は「生きていること」ですから、現代英語の"spirit"も人間として生きていくうえで、欠くことのできない「魂」の意味でも使われています。

　"animal"もラテン語で「風」「息」を意味する"anima"（アニマ）を語源としていて、「息するもの」→「生き物」→「動物」と理解できます。また、「精神」や「心理」を意味する"psych/o"は、ギリシア語で「息」「生命」「霊魂」「精神」を意味する"ψυχή"（psychē，プシューケー）を語源としています。したがって、"psychology"→「psych/o（精神）＋ -logy（学問）」→「心理学」と理解できます。

　「息」＝「呼吸」は生きていることの最も確かな徴です。「息」に関連する語源から「生命」や、見えないけれども人間が生きていくうえで必須と思われる「魂」などの意味が派生してきたことは、納得できることです。漢字の「気」とも通じるイメージです。

　もう1つギリシア語で「風」「息」を意味する"πνεῦμα"（pneuma，プネウマ）があり、これは英単語"pneumonia"（ニュモウニア）の「pneumon/o（呼吸器としての肺）＋ -ia（状態）」→「肺炎」の中にも見い出せます。「肺炎」にかかって「息を引き取る」高齢患者も少なくありません。

和訳の限界…！？

　ところで、今回のテーマは"spirituality"（スピリチュアリティ）

です。これは"spirit"の形容詞"spiritual"（スピリチュアル）から作られた名詞ですが、いまだに定訳が確定していません。しいて和訳するとすれば「霊性（れいせい）」となりますが、カタカナで「スピリチュアリティ」と表記するのが最も一般的です。形容詞"spiritual"も「霊的」と和訳されることはありますが、医療分野での定訳とはなっておらず、「スピリチュアル」とカタカナ表記されることが多いと思います。

　復習ですが、英語の"spirit"の原義は「息」でした。"spirituality"は「スピリチュアリティ」としか訳しようがないのが現状です。

　余談になりますが、"spirit"には「蒸留酒」の意味もあります。冠婚葬祭という人生の"spiritual"な儀式において、必ず振る舞われるのが「お酒（≒spirit）」です。また、酒から"spirit"が抜けることを「気が抜ける」と申します。全部抜けたら困りますが、ほどほどに「気」を抜くことも大事です。

Spirited Away
（スピリティド・アウェイ：宮崎駿監督、スタジオジブリ 2001年作品『千と千尋の神隠し』英語タイトル）直訳すると「精霊によって連れ去られた」→「神隠しにあった」という意味になります。日本の"spirituality"を世界的にも通用する形で学ぶのに最良のアニメ教材です。未視聴の方はぜひ一度『もののけ姫』（同1997年作品）と一緒にご覧ください。

046 カルテの中の“do”と“#”は何て読むの？

『医事業務』2018年3月15日（No.535）掲載

診療録のトリビア

「トリビア」を国語辞典で引くと「くだらないこと」と説明してあります。今回は、カルテ（診療録）の中でしばしばお目にかかる記号のトリビアを紹介します。「do」と「#」の2つを取り上げます。

例えば、処方せんの内容が前回と同様であることを示す場合に「do」と記載されていることがあります。看護師や薬剤師だけでなく、それを書いている医師本人も前と同じ処方をするときに、「“do”（ドゥー）処方でいこう」などと言っているのを聞いたことがあります。しかし、この読み方は正しくありません。

日本語で「同じこと」を示す場合、「同じく記号」とか「ノノ字点」と呼ばれる「〃」を用いることがありますが、誤解や曖昧さを回避する目的で、これをカルテ記載で使うことはほとんどありません。

また、複数の診断名や臨床上の問題点を整理する際には、「#1……、#2……」と書くことが一般的ですが、それを「シャープ・ワン……、シャープ・トゥー……」と読む看護師や医療スタッフが少なからずいますが、これも正しくありません。では、「do」や「#」は、いったいどう読んだらよいのでしょうか？

「do」とは

まず、「do」についてですが、これはイタリア語“ditto”（ディッ

トー）の略です。「すでに述べられた」「前述の」という意味です。さらに古くはラテン語の「（すでに）言われた」を意味する "*dictus*"（ディクトゥス）に由来しています。つまり、カルテなどで「do」と書いてあったら「ディットー」と読んでください。「前と同じ内容を繰り返せ」というような意味で使われているのです。

　ところで、ラテン語では各単語の機能を語尾変化で示します。例えば、「数」のことは英語で "number"（ナンバー）といい、その語源はラテン語 "*numerus*"（ヌメルス）です。「数において」を英語で言えば "in number"（イン・ナンバー）と前置詞inを使って2語で表現しますが、ラテン語では、"*numerus*" の語尾を変化させて "*numerō*"（ヌメロー）とするだけで「数において」の意味になります。実は、英語の "No. 1" ＝「数において1」と書くときの "No." は「ナンバー」と読みますが、前述の語尾変化した "*numerō*" の省略語なのです。ラテン語では語尾変化が大事なので "*numerō*" から略語をつくる際に、語頭と末尾の文字を使い、"No." としたわけです。イタリア語はラテン語から直接派生してきた言語ですから、イタリア語でも単語の語尾が重要な意味を示しているので、"*ditto*" の場合も最初と最後の文字をとって "do" という略語ができたのでしょう。

✒ 「#」とは

　さて、次に「#」についてですが、もし「#1……、#2……」と書かれていたら、「ナンバー・ワン……、ナンバー・トゥー……」のように「#」を「ナンバー」と読むのが由緒正しい言い方です。前に述べましたが、ラテン語由来の略語 "No." も「ナンバー」と読みますし、"#" も「ナンバー」と読めばよいのです。

　ところで、「#」という記号は、英語では "hash mark"（ハッシュ・

マーク）と言うのが一般的です。日本語では「井桁_{いげた}」と呼ぶのが伝統的ですが、漢字の「井」の字に形が似ていることに由来します。しばしば、音楽記号のシャープ"♯"と間違われますが、よく見ると全く別の文字であることが分かります。医療現場のカルテ記録などでは、「#」については「ナンバー」と読むべきだと私は思います。しかし、日本ではすでに「#」の読み方としては、便宜上の誤用とは言え、「シャープ」のほうが一般的になりつつあり、この誤用は定着するのかもしれません。

　以上、カルテの中でしばしば見かける、「do」と「#」の読み方について解説しました。今回は「トリビア」にお付き合いいただき、ありがとうございました。

Trivia of the day
（トゥリヴィア・オヴ・ザ・デイ：「その日のトリビア」が直訳）「日々の豆知識」と意訳できる英語表現です。"trivia" を語源分析すると「tri-（3つ）＋via（ラテン語で道の意）」→「3つの道が交わるところ」→「三叉路」→「人や物が集まる街路」→「どこにでもあるもの」→「ありふれたもの」となります。1日に1つでも2つでも、"Aha！"（アハ）＝「なるほど！」と頷_{うなず}ける豆知識に接し続けたいものです。

047 イメージは「茸」「イカ」 それとも「イソギンチャク」？

『医事業務』2018年4月15日（No.537）掲載

日常会話に出てくる医療用語

　ここは、近くに大きな総合病院のある駅の待合室。母娘と思われる30代と60代の女性の会話です。

娘：私、「鼻茸（はなたけ）」って言われちゃった。

母：鼻茸？

娘：鼻の奥にできる"ポリープ"の一種だって。

母：ポリープならお父さんも先日、"S状結腸ポリープ"って言われたわよ。

娘：入院せずに、内視鏡で取ってもらったのよねぇ？

母：お尻からの内視鏡で取ってもらって、病理検査でも良性だって。

娘：悪性のがんでなくてよかったね…。

　日常会話の中でも「ポリープ」という医学用語がしばしば登場するようになりました。もともとは、ドイツ語の"Polyp"（ポリュープ）から日本語に導入されたようです。ドイツ語読みだと「ポリュープ」で、英語でもスペリングは同じ"polyp"ですが、「ポリプ」と短く発音します。日本語の「ポリープ」という呼び方は、ドイツ語読みの「ポリュープ」をベースにしながらも、英語読みの「ポリプ」の影響も受けて「ポリープ」になったと思われます。

　この母娘の会話にも出てきましたが、鼻の穴の奥にできた「ポリープ」のことを「鼻茸」と言います。「鼻ポリープ」と呼ぶこともあり

ますが、「鼻（の奥）にできた茸（きのこ）状の隆起性腫瘤」のことです。今回は「ポリープ」についてその語源から理解してみようと思います。

茸の王様

　読者の皆さんは「ポリープ」という言葉からどんなイメージや形を連想されますか？　「茸」のようなイメージで捉えている人が多いようです。近年増えている大腸ポリープなどもイメージ的には粘膜から「茸」のように突出したできものです。しかし、鼻以外の場所の「ポリープ」を「鼻茸」のように「茸」を付けて呼ぶことはせずに、部位名に「ポリープ」をそのまま付けます。すなわち、大腸や胃にできた「ポリープ」は、それぞれ「大腸ポリープ」「胃ポリープ」と言います。

　ところで、茸の王様といったら「まつたけ」です。漢字では「松茸」と書きます。椎茸やえのき茸と違って人工栽培ができないため、いまだに希少価値があります。一方、西洋での茸の王様といったら「トリュフ」でしょう。高級フランス食材ですが、味わったことはありますか？　極薄のスライスにして供されるのが普通ですが、なかなかの珍味です。

　実は、私が小学生の頃、茸の王様でイメージしていたのは、食べて美味しい「茸」ではなく、広島、長崎に投下された原爆によってできた、巨大な「キノコ雲」でした。とんでもない「毒キノコ」だと思っていました。

多数の足

　さて、話を戻しますが、英語の"polyp"はギリシア語由来の単語です。語源分析してみると、「poly-（多数の）＋pous（足）」→「多数の足」と理解でき、古代ギリシアでは「タコ」や「イカ」のことを

意味していました。語源に準じて「鼻茸」や「大腸ポリープ」を解釈すると、タコやイカの足のようなものが何本も鼻の奥や大腸粘膜から突出するイメージになります。ちょっと滑稽な感じもしますが、「茸」よりも「イカ」や「タコ」のイメージで理解する方がぬるぬるして生々しい感じがしますね。

　同じ英単語"polyp"（ポリプ）が、動物学の分野で用いられると、医学用語とは異なり、イソギンチャクやヒドラなどの、固着して触手を広げる動物のことを意味します。この場合は、日本語でも「ポリプ」と短く訳します。確かにたくさんの触手を持ったイソギンチャクの姿のほうが、"polyp"の語源「多数の足」にピッタリのイメージのように思われます。

　「ポリープ（polyp）」の語源が「多数の足」であることを知っているからかもしれませんが、医師として各種「ポリープ」を実際に内視鏡等で観察してきた私は、「茸」よりも「イソギンチャク」のほうを連想してしまいます。

Never give in. Never, never, never, never.
（「決して屈服してはならない！　決して、決して、決して、決して」。ウィンストン・チャーチル（1874-1965）元英国首相の言葉。"give in"は「屈する」という熟語です。私は自分自身の人生を生きている限り、その苦難に屈したくありません。納豆の如く、ネバー、ネバー、ネバー、ネバー！

048 その「生きづらさ」は「アディクション」かも？

『医事業務』2018年5月15日（№539）掲載

患者さんから学ぶ

　私たちの多くは、何らかの「生きづらさ」を抱えながら生きています。私は、その「生きづらさ」との付き合い方を医学書からではなく、目の前の患者さんたちから教えてもらってきたように感じます。

　精神の病で社会から疎外されている患者さんたちやアルコール依存症、薬物依存症に悩む人たちや「治らないけどすぐには死なない病気」＝「糖尿病や腎臓病などの慢性の病気」と向き合っている患者さんたちから教わってきたように思います。

　そこでのキーワードが「アディクション」でした。私が気づいたのは不惑を過ぎてからでしたが、生きづらさの根っこに「アディクション」が隠れていることを知りました。

分かっちゃいるけどやめられない

　私が、25年間勤務した精神科病棟を持つ総合病院に赴任したのが1990年でした。当時、精神科病棟にはかなりの数の「アル中」患者さんが入院していました。「アル中」とは「慢性アルコール中毒」の通称で、現在の正式病名では「アルコール依存症」です。英語では"alcoholism"（アルコホリズム）といいます。"alcoholism"は語源分析すれば、「*alcohol*（アルコール）＋ *-ism*（病的状態）」→「アルコールによる病的状態」→「慢性アルコール中毒」→「アルコール依存

症」と理解できます。

　入院治療で体調が良くなり退院しても、断酒を継続できずに入退院を繰り返していた患者さんの多くが50〜60代で亡くなりました。薬物依存症の患者さんの中には、犯罪に巻き込まれた人もいました。私は泌尿器科と腎臓内科が専門でしたから、主治医になったことはありませんが、彼らの身体的合併症を診る併診医の立場ではずっとかかわってきました。

　赴任当初、ときおり耳にしたのが、「アディクション」という言葉でした。依存症の患者さんたちが抱えている病的な状態を一言で指し示す英単語が"addiction"（アディクション）でした。和訳すると「嗜癖」です。臨床現場ではカタカナ語の「アディクション」をよく使っていました。その代表例がアルコール依存症ですが、「やめようとしてもやめられず"ハマったまま"」で「分かっちゃいるけどやめられない」状態が持続することです。"dependence"（ディペンデンス）＝「依存」という単語も同様の病的状態を指すのに用いますが、"dependence"がより狭く限定的に用いられるのに対して、「アディクション」はもっと広い概念で用いられているように思います。面白いことに、"addiction"の和訳は「嗜癖」で、"dependence"は「依存」ですが、日本語の「依存症」を英訳する場合には、"addiction"とするのが一般的です。ちなみに、"dependence"は「de-（下に）＋ -pendence（ぶら下がること）」→「下にぶら下がること」→「依存」と理解できます。

ワーカホーリック

　今回は"addiction"を取り上げました。例によって語源分析すると、「ad-（〜にくっついて、〜の方向に）＋ diction（言われたこと）」

→「〜に向かっていくよう言われたこと」→「お告げによる人身御供（ひとみごくう）のようになること」→「ある習慣に喜んで隷属すること」→「嗜癖」のように理解することができます。

　実は、私は「仕事依存症」でした。いくら仕事で業績を上げても、いくら他者から評価されても、常に「生きづらさ」がつきまとっていました。対人関係にも問題を生じていました。それが、「ワーカホーリック」のためだと認めざるを得なくなったのは、私が実臨床の場で"addiction"という言葉に出会ってから、丸10年がたった40代半ばでした。「アディクション」は他人事ではなかったのです。「紺屋の白袴」でした。

　人は、「ケア」や「世話」にも「アディクション」してしまうのです。

Recovery is discovery.
（「回復は発見である」イタリア、トリエステの精神科医ロベルト・メッツィーナ［1953-現在］の言葉）。「生きづらさ」や「アディクション」からの回復は、「発見」であると言っています。表面にはない背後にあるものを見つけること。自分が、"今・ここ"で生きていることの価値や目的は「発見」しないと分かりません。「生きていること」は、自明なことではないのです。

049 「雲」をあやつる魔術師が「ネブライザ」？

『医事業務』2018年6月15日（No.541）掲載

喘ぎ呼吸

　「喘息」のことを英語で"asthma"（アズマ）と言います。英語の場合、スペリングと発音との間に大きなズレを生じることがあります。"asthma"を文字どおりに読めば「アストゥマ」ですが、この英語発音は「アズマ」です。人名の「東」さんや「吾妻」さんの読みと同じです。英単語"asthma"は「アズマ」と発音するものだと素直に覚えてください。

　実は英語の"asthma"の語源は、二千数百年前の古いギリシア語に由来しており、その意味は「喘ぐこと、喘ぎ呼吸」のことでした。発音もスペリングどおりの「アストゥマ」に近かったと思われます。日本語の「喘ぐ」の意味は「苦しそうに息をする」ことですから、「喘息」は文字どおり「喘ぎながらの息」＝「喘ぎ呼吸」のことです。

　「喘息」の原因は、何らかの気管支過敏状態の亢進にあります。解剖学的には「気管」が2分岐して「気管支」になりますが、計23回分岐しながら気管支は徐々に細くなり、ついには「肺胞」というところにいたります。この気管支という枝分かれしたチューブが急に収縮して狭くなると、そこでの空気の出入りが障害され、息が苦しくなったり、咳が止まらなくなったり、「喘ぐこと」になります。

喘息治療に噴霧器

　ところで、「喘息」の発作時に病院を受診すると、最初に提示される治療法は、「まず、吸入しましょう」です。その時に使うのが薬液を充填した「ネブライザー」です。「ネブライザー」は「喘息」発作の治療だけでなく、口腔や鼻腔など空気の通り道である気道に薬液を噴霧するのにも使われます。

　「ネブライザー」は正式には「噴霧器」と和訳されていますが、「ネブライザー」とカタカナ語で表記するのが一般的です。もっと広く捉えて「吸入器」と和訳することも可能ですが、あくまで「ネブライザー」は各種ある「吸入器」のうちで「噴霧するタイプ」のものと理解してください。

　人工呼吸器や「ネブライザー」などの医療機器の整備・点検・管理は、臨床工学技士が担当しますが、彼らは「ネブライザー」ではなく、「ネブライザ」と音引きを付けないことを正式な表記法としています。「コンピューター」を「コンピュータ」と表記したり、「モニター」を「モニタ」と表記したりするのと同じことです。一般的にはどちらの表記法を用いてもOKですが、ここでは、臨床工学技士になったつもりで、彼ら医療機器管理のスペシャリストが使う「ネブライザ」という表記法を採用することにしましょう。

魔法使い？

　さて、「ネブライザ」は英語 "nebulizer"（ネビュライザァ）の音訳ですが、その語源を知ると「ネブライザ」という言葉にもっと愛着が湧いてくると思います。"nebulizer" を語源分析すると「*nebul* (*a*)（雲）＋ *-ize*（〜にする）＋ *-er*（〜する者、物)」→「雲をつくり出

すもの」→「噴霧器」と理解できます。"*nebula*" はラテン語で「雲」という意味です。天体に興味のある人なら「星雲」のことを英語で "*nebula*"（ネビュラ）ということをご存知かもしれませんが、これはラテン語をそのまま英単語として借用した例です。「雲」の原義から少し特別な意味を付加して「星雲」という意味で使われています。

　"*nebulizer*" は、液体の薬剤を霧状にして噴霧する医療機器のことですが、もう少しメルヘンチックに語源解釈し直してみると、「雲をつくる魔法使い」や「雲をあやつる魔術師」と理解することもできます。「喘息」を癒す力を持つ特殊な「雲」をつくってくれる魔法使いが「ネブライザ」というわけです。無味乾燥な医療用語の覚え方ではなく、自分なりのフレーバーで味付けして覚えると記憶にも定着しやすいと思います。

　もし、皆さんの心が乾いて、荒れているのなら、「命の水」（第39話、110頁）で満たした「ネブライザ」のつくる「雲」で癒してあげてください。

Every cloud has a silver lining.
（「どんな雲にも銀の裏張りがついている」：英語の諺）lining は「服の裏地」のことです。どんなつらいことが目の前を覆っていても、その後ろには必ず希望の太陽が輝いています。つらい時に思い出したい言葉です。さらに深めて、「禍福は糾える縄の如し」ということわざもあります。

050 これを読めば、「コンチネンス」が漏れなく当たる!?

『医事業務』2018年7月15日（No.543）掲載

動物の基本的欲求

　私は天職として医者をしています。身体にとって何が大事なのか、いつも考えています。最近の私の口癖は、「食う」「寝る」「動く」「出す」を4分の4拍子で唱えることです。最初の「食う」を少し強めに発語して"♩♩♩♩"（タン・タン・タン・タン）のリズムで、「食う」「寝る」「動く」「出す」をお経のように何度も繰り返し、唱えるのです。命ある動物の「基本的欲求」でもあります。これら四拍子そろった生活ができていれば、身体にとっては最良の状態が続いていることになります。

　今回は、「食う」「寝る」「動く」「出す」の「出す」にスポットライトを当てて、それに関連する医療用語を取り上げることにします。

「気持ちよく排泄できる社会」を目指す

　皆さんは「コンチネンス」という言葉を耳にしたことがありますか?

　「コンチネンス」といえば、日本におけるこの言葉の言い出しっぺの「NPO法人　日本コンチネンス協会」（2009年4月設立、会長：西村かおる氏*）が有名ですが、どんなことをしている団体か連想できますか?　それは、医療・介護・福祉における各種ケアの中で、「排泄ケア」を最重要ケアと位置付けて、誰もが「気持ちよく排泄できる

社会」を目指して活動を続けている団体です。1989年の「失禁勉強会」に端を発した、日本初の排泄ケアの実践・教育・研究・啓蒙機関です。

　さて「コンチネンス」は、英語"continence"（コンティネンス）のカタカナ語です。前述のコンチネンス協会の活動によって「コンチネンス」という言葉が広まってきたとはいえ、まだまだ一般的には耳慣れない言葉かもしれません。その一方で、「失禁」という言葉はどなたでもご存じと思います。「失禁」とは、尿や便が漏れることです。「失禁」を英語で言うと、"incontinence"（インコンティネンス）です。カタカナ語にすれば「インコンチネンス」になります。接頭辞"in-"はこの場合、否定の意味を付加します。つまり、"incontinence"は「"コンチネンス"ではない状態」という意味です。逆算すると、"continence"とは「"失禁"ではない状態」のこと、すなわち「正常な排泄状態」のことだと理解できます。

✎ 「禁制」対「失禁」

　ところで、"continence"の正式和訳は「禁制」と書き、「きんせい」と読みます。「女人禁制」の「禁制」と同じ漢字です。しかし、残念なことに医療や介護の専門職の間でも「禁制」という言葉を知っている人は少ないのが現状です。字面のイメージが良くないからかもしれませんが、同じ意味なら「コンチネンス」を用いるのが妥当だと思います。

　語源的には、"continence"はラテン語で「（一緒に）結び付ける」「引き留める」を意味する"contineō"（コンティネオー）に由来しています。語源分析すると"continence"＝「con-（一緒に）＋tinence（ラテン語tenēre）つなぐこと、保持」→「何かを保持する状態」と

理解できます。「何か」のところに「尿」や「便」を代入してください。すると排尿や排便が正常に保持されている状態となり、「排泄のコントロールがついている状態」のことを"continence"＝「コンチネンス」と表現しているのです。

　では、それぞれの用語を混同しないように、整理しておきましょう。「コンチネンス」vs.「インコンチネンス」を漢字で書けば、「禁制」vs.「失禁」となります。

　最後に英単語のトリビアを1つご紹介します。「続ける」を意味する英単語は"continue"（コンティニュー）といいますが、その語源は「コンチネンス」と全く同じです！　"continue"を語源分析して、「*con-*（一緒に）＋*tinue*（ラテン語*tenēre*）つなぐ、保持する」→「一緒につなぐ」→「続ける、継続する」のように理解できます。

　皆さんの「出す」行為が「コンチネンス」な状態で継続しますように。今回は、ここまでとします。

To be continued.

＊　会長は、2020年4月から山西哲郎氏へバトンタッチ。

"排泄に良い生活"はすべてにつながる
NPO法人日本コンチネンス協会初代会長西村かおる氏の言葉。西村氏のミッションは、「すべての人が気持ちよく排泄できる社会づくり」です。あえて「"出す"ことへのケア」＝「排泄ケア」を活動の軸に据え、医療・介護・福祉における全人的ケアの実践を目指しておられます。応援しています。We can make it！

「health」を「養生」ではなく「健康」と和訳した訳

『医事業務』2018年9月15日（No.546）掲載

養生から健康へ

　やさしい英単語クイズから始めましょう。「病気」は英語で何といいますか？ "disease"（ディズィーズ）ですね（第4話9頁）。では、「健康」は？　正解は "health"（ヘルス）です。現在では「ヘルス」というカタカナ語としても、普通に使われています。

　ところで、江戸時代には「健康」という言葉はありませんでした。その代わりに「養生」が用いられていました。「健康」という日本語は、英語 "health" の和訳として、幕末（1862年ごろ）になって新たに造語されたものです。しかし明治期においては、「養生」や長与専斎（1838～1902）が『荘子』から引用した「衛生」のほうが、「健康」という言葉よりも、より一般的に使用されていたようです。

　「養生」が、「何かを避けることによって、災厄から免れ、心身を良好に維持する」という考えに基づくのに対し、「健康」という言葉には「努力してそうなる」といったポジティブな意味合いが見て取れます。ちなみに、漢字の「健」の意味は「伸びやかに立つ人」で、「康」は「実りが多くて安楽な様」を意味し、これらを結びつけて「健康」という日本語がつくられました。

完全無欠の健康体

　"healing music"（ヒーリング・ミューズィック）は、そのまま

「ヒーリング・ミュージック」とカタカナ訳で日常的に使われています。"heal"（ヒール）は「癒す、治す」という動詞です。関連する名詞が"health"で、その形容詞形は"healthy"（ヘルスィ）で「健康な」という意味です。実は、「全体の」を意味する"whole"（ホウル）や「神聖な」を意味する"holy"（ホウリィ）も"healthy"と同根であり、古英語の"hāl"（ハール）に由来します。

"hāl"は「無傷な」の意味で、そこから「完全無欠の、全体の」＝"whole"の意味が出てきて、「心身の健全さ」において"health"が、「スピリチュアルな健全さ」において"holy"という単語が派生したのです。「健康」と和訳された英単語"health"には、語源的に「無傷な全体性」の意味が込められているのです。

✒ 健康を紐解く

現在、「健康」の定義として最も有名なものは、WHO（世界保健機関：World Health Organization）が1946年に公表したものです。医療や介護に携わる者なら誰もが一度は目を通すべき一文でもあり、ここに原文で引用しておきます。

"Health is a state of complete physical, mental and social well-being and not merely the absence of disease or infirmity."

（健康とは、肉体的、精神的および社会的に完全に良好な状態であり、単に疾病または病弱の存在しないことではない：訳は厚生労働白書より引用）

「健康」という言葉自体、国内で頻繁に耳目に触れるようになったのは、第二次世界大戦以後のことです。現在では、「健康」という言葉に接しない日はないと言っても過言ではありません。

ところで、「元気」も"health"と英訳することがありますが、「健

康」との違いは何だと思いますか？「元気」も「健康」も共に「心身の良好な状態」を意味しますが、ニュアンス的には前者が「こころ」に、後者は「身体・肉体」に重点を置いているように思われます。

　この際、江戸の昔から使われている「養生」、"health" の和訳として幕末に造語された「健康」ならびに "hygiene"（ハイジーン）の訳としての「衛生」、さらに「元気」という言葉も加えて、それぞれの日本語のニュアンスの違いについて復習しておくのもいいかもしれません。

Cheers!（チアーズ）あるいはTo our health!（トゥー・アワ・ヘルス；英語）、Santé!（サンテ；仏語）、Salute!（サルーテ；伊語）、Prosit!（プローズィット；独語）
たまには「乾杯！」を外国語で言ってみるのもカッコいいです。面白いことにヨーロッパの言語では、「乾杯！」は「健康」と直結する単語を用いています。仏語 "santé" も伊語 "salute" も「健康」という意味です。独語 "prosit" は元来ラテン語で「（これが）役に立ちますように」の意。「どうか、このコラムが皆さんに役立ちますように！」、独語の "Prosit!"（乾杯！）で中締め。

052 「パラサイト」は「食卓への招待客」だった！

『医事業務』2018年10月15日（No.548）掲載

✒ 「パラサイト・シングル」

　この言葉に私が初めて出会ったのは、2000年の正月に読んだ『パラサイト・シングルの時代』（山田昌弘著、1999年、ちくま新書刊）と

いう本の中でした。完全な和製英語ですが、「パラサイト・シングル」は国語辞典にも掲載されるようになりました。その解説には、「親と同居する独身者。住居や家事を親に依存する」（大辞林）とあります。今回は「パラサイト」を取り上げてみましょう。

✒ 3つのパラサイト

「パラサイト」は、英語"parasite"（パラサイト）のカタカナ訳です。動植物を含めて「寄生生物」を意味する生物学用語ですが、転じて社会的には他者に依存して生きている人を意味し、「居候」や「食客」と和訳することもあります。ちなみに、「食客」「論客」「刺客」は、古代中国の諸侯がかかえていた「パラサイト」たちだったともいえます。

医学の世界では、"parasite"はヒトに寄生して病を生じる病原体として「寄生虫」と呼んでいます。「原虫」「蠕虫」「外部寄生虫」の３つが、主要な"parasite"です。体表面に寄生するのが「外部寄生虫」で、ノミ、シラミ、ダニなどです。一方、体内に寄生する「内部寄生虫」には、単細胞の「原虫」と多細胞の「蠕虫」があり、それぞれを英語で"protozoa"（プロウトゾウア）、"helminth"（ヘルミンス）といいます。

"protozoa"を語源分析すると、「*proto-*（原初の）＋ *-zoa*（動物、生物）」→「（単細胞から成る）原始的な動物」→「原生動物」と理解できます。「原生動物」のうち、寄生して病気を起こすものを特に「原虫」と呼んでいます。例えば、トリコモナスやマラリア原虫などです。

また、"helminth"はギリシア語起源の英単語で、「紐のように細長い（ミミズのような）虫」のことを指し、具体的には「回虫」や「サナダムシ」などの腸への寄生虫のイメージです。日本語では、「体を

くねらせて動く虫」→「蠕動し、うごめく細長い虫」ということで、
「蠕虫」と呼ばれています。

「食卓への招待客」

　ところで、“parasite”が生きていくためには寄生する相手が必要
ですが、それを「宿主」と書き、「しゅくしゅ」と読みます。英語で
は“host”（ホウスト）といいます。

　英語では、パーティーなどで「招く側」を“host”=「ホスト」と
いい、「招待客」のことを“guest”=「ゲスト」といいます。
“guest”の語源はゲルマン祖語で「見知らぬ人、よそ者、訪問者」の
意味でした。見知らぬ「訪問者」は、ときに「敵」だったり、「客」
だったりしました。現在の“guest”に「敵」の意味はなく、「来客」
を意味します。一方、“host”の語源はラテン語の*hospes*（ホスペ
ス）で、①客、②主人役、③見知らぬ人（異邦人）を意味していまし
た。同語源から、英語の“hospitality（ホスピタリティ）”=「おも
てなしの心」や“hostility”（ホスティリティ）=「敵意」、そして
“host”=「客をもてなす主人役」が派生しました（第3話6頁）。
“guest”も“host”もその大元の語源は「見知らぬ訪問者」だったの
です。

　さて、本日のテーマである“parasite”を語源分析すると、「*para-*（傍
らで）＋*sitos*（食べ物）」→「傍らで食べる者」→「食卓への招待客」
となり、“parasite”は大元のギリシア語源では、「客人」扱いでポジ
ティブな意味がありました。しかし、時代が下るとともに「依存する
だけの存在」→「パラサイト」とネガティブな意味だけになりました。

　この際、人間の相互関係を表す3つの英単語“guest”、“host”、
“parasite”通になっていただければ幸です。

comment

「人間どもこそ地球を蝕む寄生虫！ いや…寄生獣か！」
（漫画『寄生獣』（岩明均著、1988年、講談社刊）第9巻
p119、広川剛志の台詞から）。『寄生獣』を知らずして日本の
漫画文化を語ることはできないでしょう。それほどの名著だと
思います。自己と他者、そして"parasite"という言葉の意
味を深めてみましょう。

053 「オナニー」知っていますか？してますか？

『医事業務』2018年11月15日（No.550）掲載

「それ」

　親に隠れて、幼い頃から私は「それ」をしていました。「それ」を何と呼ぶのか中学生になるまで知りませんでした。時は1960年代後半、小学校卒業間近のある日、「それ」をしていたら白い液体がペニスの先端から出てきてパンツを濡らしました。初めての経験でした。不安になりましたが、誰にも相談できず、好奇心も手伝って家の百科事典で調べ、中学に入ってからは学校図書館の性に関する書籍を漁（あさ）りました。その結果、「それ」を「自慰」「手淫（しゅいん）」「オナニー」「マスターベーション」と呼ぶことが分かり、白い液体が「精液」、それが出ることを「射精」といい、初めての射精を「精通（せいつう）」ということを学びました。「精通」以前でも「自慰」により快感は得ていました。

「手淫」＝手で自分を汚すこと？

　それから7〜8年後に医学生になり、先に述べた用語を横文字では

何というのか熱心に調べ始めました。インターネットもスマホもなく、パソコンすらない時代、図書館だけが頼りでした。「射精」は"ejaculation"（イジャキュレイション）、「自慰」はドイツ語で"Onanie"（オナニー）、英語では"onanism"（オナニズム）や"masturbation"（マスタベイション）、「精液」はドイツ語で"Samen"（ザーメン）、英語で"semen"（スィーメン：語源は「種子」）など、「精通」経験時に日本語で調べ上げた用語に横文字を当てはめることが、医学生として私が成し遂げた最初の課題でした。

　ちなみに"ejaculation"を語源分析すると「*e-*（＝*ex-*, 外へ）＋*jacul/o*（放り出す）＋*-ation*（〜すること）」→「（精液を）外へ放り出すこと」→「射精」と理解できます。"masturbation"の語源は不明とされていますが、一説に「ラテン語*manū*（手によって）＋*stuprāre*（自分を汚すこと）」→「手で自分を汚すこと」→「手淫」とするものがあります。

　女性が初めて体験する月経のことを「初潮」や「初経」といいます。英語では"menarche"（メナーキー）です。語源分析すると「*men/o*（毎月の、月経）＋*-arche*（最初、始まり）」→「月経の始まり」→「初潮」となります。一方、「精通」は"spermarche"（スパーマーキー）といい、「*sperma*（種子、精液、精子）＋*-arche*（最初、始まり）」→「精液を出すこと（射精）の始まり」→「精通」と理解できます。

🖋 「オナニー」の語源

　高校時代に森鷗外の短編『ヰタ・セクスアリス』をその表題に惹かれて何度か読みました。「ヰ」はもともと「ウィ」と読むことを、そのとき初めて知りました。作中にはラテン語や英語、ドイツ語、フラ

ンス語などの横文字があちこちにちりばめられていて理解に苦しみました。医学生になって読み返して少し分かった気になり、還暦を過ぎた今読んでやっと理解できるようになった感じです。「性生活」を意味するラテン語 *vīta sexuālis*（ウィータ・セクスアーリス）のカタカナ訳『ヰタ・セクスアリス』を題名にしたそうです。

　ところで、"Onanie" の語源は、『旧約聖書』の「創世記」に出てくる「オナン（Onan）」という男の名に由来します。彼の兄が早死にしたため、法に則り兄の家系の子孫を残すべく兄嫁と結婚させられました。しかし、「オナン」は兄の家系に子を残すことを嫌い、腟外射精をしていました。この故事が転じて「生殖を目的としない射精行為」としてドイツ語 "Onanie"、英語 "onanism"（語源は「オナンの状態」）が造語され、現代では男女を問わず「自慰」の意味で用いられるようになりました。

　「精通する」には「あることについてより詳しく知る」という意味もあります。「オナニー」していても「オナニー」という言葉の縁起については知らなかったという読者もいるかもしれません。今回の話題を通して "Onanie" に精通していただければ幸いです。

"Cherchez la femme."
（シェルシェ・ラ・ファム：仏語で「女を探せ」の意。アレクサンドル・デュマ［1802-1870］の推理小説『パリのモヒカン族』の中で繰り返される言葉）「犯罪の陰に女あり。その女を探せ」の意味です。転じて「根源にある問題を探せ」の含意で英語圏でも慣用的に使われます。ではご一緒に "Cherchez la femme!"

054 「トワレ」て名乗るもおこがましいが…「トイレ」のお話

『医事業務』2018年12月15日（No.552）掲載

いろいろな名で呼ばれて…

『吾輩は「便所」である。「厠（かわや）」「はばかり」「手水（ちょうず）」「雪隠（せっちん）」などと、多数の名前で呼ばれるが、今は「トイレ」に落ち着いた。いつどこで生まれたか、とんと見当がつかぬが、ヒトの歴史とともに吾輩の祖先はあった。かつては臭い関係にあったが、今では水洗・脱臭の清い関係にある。これからも吾輩の子孫がヒトの未来と股間部に寄り添うことになろう。……』

ということで、今回は「トイレ」という言葉について考察しましょう。「化粧室」や「お手洗い」なども「便所」の婉曲表現として用いられます。

その昔、学校のトイレ表示は「WC」でした。ちなみに "WC"（ダブリュ・スィー）は "water closet"（ウォーター・クロズィット）の頭字語です。"closet" は「小部屋」のことで "water closet" で「水洗便所」の意味です。かつては "WC" と表示してあっても水洗ではなく、ボットン便所のこともありました。さまざまな呼称のうち、現在最も頻用されているのが「トイレ」です。

「トイレ」の語源

では、「トイレ」の語源は何でしょうか？　英語の "toilet"（トイレット）が直接の語源ですが、発音どおりの「トイレット」とせず語

尾を略した「トイレ」という和製英語がわが国で使われるようになりました。

　米国で "toilet" というと「便器」そのものを意味することがあり、"Where is the toilet？" というと「便器はどこにある？」と取られて嫌な顔をされることがあります。一方、英国ではわが国のように「トイレ」の意味で通用します。まぁ、「トイレはどこですか？」と英語でいう場合、"Where is the bathroom？" か "Where is the restroom？" というのが下品にならない尋ね方です。覚えておいて損はありません。

　ところで、英語の "toilet" 自身、仏語で「化粧、身仕度、洗面」を意味する "toilette"（トワレット）から借用された英単語です。複数形の "toilettes"（発音は単数形と同じ「トワレット」）はフランスでも「トイレ」の意味で使われています。「トワレット」の語尾を略して「トワレ」というのが日本語式です。つまり、「トイレ」＝「トワレ」なのですが、わが国では「トイレ」は「便所」、「トワレ」は「化粧、身仕度」の意味で使い分けされています。

　ちなみに "eau de toilette"（オー・ドゥ・トワレット）はマイルドな香水のことですが、直訳は「身仕度の水」あるいは「化粧水」です。日本語では「オードトワレ」と呼んでいますね。

　そもそも仏語 "toilette" の語源は「小さな布」です。図式化すると "toilet（英語：便器、トイレ、化粧室）" ＜ "toilette（仏語：化粧、洗面）" ＜「toile（トワル：布）＋ -ette（小さいことを示す語尾）」＝「小さな布」となります。

✒ 「小さな布」から「トイレ」へ

　では、なぜ「小さな布」が「トイレ」の意味になったのでしょうか？　その昔、フランスでは化粧台の上に小さな布を敷いて、そこに

化粧品や化粧用具を置いて使っていました。その後、「小さな布」の意味だった "toilette" が徐々に「化粧台」そのものを意味するようになりました。さらに仏語の "toilette" が英語に入ってスペルが "toilet" となり、それが「化粧台」のある部屋、すなわち「化粧室」を意味するようになりました。

　欧米の個人住宅では便器・浴槽・洗面台の3点セットは、同じ部屋に設置されることが多く、"toilet" は「便器や浴槽のある化粧室」を意味するようになりました。それは別名 "bathroom"（バスルーム）＝「浴室」のことでもあります。さらに英語の "toilet" が日本語に入って「トイレ」と略称されるようになり現在に至っているというわけです。

　冒頭の発言者に改めて「お名前は？」と尋ねると…『トワレて名乗るもおこがましいが、フランス生まれのアメリカ育ち、人呼んで「トイレ」！』とのこと。

Balneum Scīpiōnis.
ラテン語：バルネウム・スキーピオーニス（セネカ［1 B.C.〜65A.D.］『倫理書簡集』より）
「スキーピオーの風呂」の意。小さく質素なお風呂です。繁栄する以前のローマでは入浴は8日に一度。繁栄したローマでは皆がテルマエ（大浴場）を愛好しました。セネカは言います、「清潔な風呂ができてから、今のローマ人は心が汚くなった」と。はたして現代の我々はどうでしょうか？

055 「生食」って「ノーマルな塩水」のこと!?

『医事業務』2019年2月15日（No.555）掲載

「せいしょく」といえば?

「せいしょく」という発音を臨床現場で耳にしたとき、最も高い確率で遭遇する二字熟語と言ったら何でしょうか? 「生殖」でしょうか? それとも「聖職」でしょうか?……正解は「生食」です。

「生食」は「生理食塩液」の略称です。現代医療において「生食」は必須アイテムで、それがないと医療自体が成立しないと言っても過言ではありません。点滴静注に用いたり、抗生物質などの溶解液として使用したりします。また、手術部位や気道内の洗浄、腹腔や胸腔など体内を洗浄するのにも「生食」を使います。小さな創は水道水で洗うだけで十分ですが、深く大きな外傷部や創傷面は「生食」で洗って清潔にするのが正当な医療行為です。

英語で「生食」のことは "normal saline" と書き、発音は「ノーマル・セイリーン」または「ノーマル・セイライン」です。直訳すれば「正常な塩水」ですね。しばしば、頭文字をとってNSとかN/Sと略記されます。カルテや指示簿の中にNSあるいはN/Sを見かけたら、それは「生食」のことです。

「生食」＝標準となる食塩水

"normal" は「正常な」とか「標準の」を意味する形容詞です。語源的には、ラテン語で「定規、大工の曲尺_{かねじゃく}、規範」を意味する

"*norma*"（ノルマ）に由来しています。したがって "normal" には、何かを行ったりする際の「基準」や「標準」、あるいは「規範」が含意されており、normal→「*norm*（定規、曲尺、規範）＋ -*al*（〜に関する）」→「(物事を判断する) 規範や標準に則^{のっと}っている」→「標準の、正常な」と語源分析できます。

一方の "saline" はラテン語で「塩、食塩」を意味する "*sāl*"（サール）に由来しており、saline→「*sal*（塩）＋ -*ine*（化学薬品名の語尾、ここでは溶液の意)」→「食塩水」と語源分析できます。

合わせて "normal saline" は語源的には「標準となる食塩水」と理解されます。まさに「生食」＝ "normal saline" こそが、医療における「標準となるべき食塩水」だと理解されます。

🖋 生理食塩水と生理食塩液

英語の "physiological saline"（フィズィオロジカル・セイリーン）の直訳が「生理的食塩水」あるいは「生理食塩水」です。これは化学的には0.9％の食塩溶液のことです。この0.9％食塩水の何が "physiological"＝「生理的」かと言うと、それが血液の浸透圧と同一で、等張になっているということです。

ところで、「生理食塩液」という名称についてですが、実は、この「生理食塩液」というのは、厚生労働大臣が定めた医薬品の規格基準書である「日本薬局方^{にほんやっきょくほう}」に収載されているれっきとした薬品名なのです。化学的には先に述べた「0.9％食塩水」あるいは「生理食塩水」と全く同一のものです。どちらも「生食」と呼べるのですが、我々が臨床現場で治療や処置に日々使っている「生食」というのは、その有効性や安全性等について検証されている医薬品としての「生理食塩液」だということです。

少しややこしくなってしまったので、ここで整理しておきましょう。まず、体液の代表である血液と浸透圧が等しい0.9％食塩水のことを英語で"physiological saline"といい、その和訳が「生理食塩水」です。「生食」と略称されますが、医療現場で「生食」という場合には、日本薬局方に収載された「生理食塩液」という薬品名を意味しています。医療で使う「生食」のことを英語で"normal saline"と言っています。

　ちなみに、血液と浸透圧が等しい溶液として「生食」の他に臨床現場で時々利用されているのが「５％ブドウ糖液」です。日本薬局方では「５％ブドウ糖注射液」として収載されています。ドイツ語で「糖」のことをZucker（ツッカー）と言うので、年配の看護師には「５プロ・ツッカー」としてなじまれてきました。

　今回は、「生食」のことを英語で"normal saline"と言うことを知っていただいただけでもうれしく思います。では、また。ご機嫌よろしゅう！

"Sāl Terrae"
（サール・テッラエ：ラテン語で「地の塩」の意。新約聖書ウルガータの『マタイの福音書』第５章13節からの引用）イエスは弟子たちを「あなたがたは地の塩である」と例えています。塩には防腐作用があり、比喩的には社会の腐敗を防ぐという意味も込められています。何事も過剰は困りますが、ほどほどの「塩」は良いものです。生体にも社会にも、そして何より料理に欠かせません。

あなたの「アキレス腱」は何ですか？

『医事業務』2019年3月15日（No.557）掲載

アキレス腱＝弱点

　非の打ち所がないように見える人にも「弱み」や「急所」は存在します。どんな人にも弱点や欠点はあるものです。日本では「弁慶の泣きどころ」といったり、西洋では「アキレス腱」という例えで表現したりすることがあります。どちらも屈強な男性の名に由来する表現ですし、どちらも人体の足に関係した表現である点が共通していて面白いと思います。今回は、「アキレス腱」という名称について知見を深めていきましょう。

人体最大の腱

　英語で「アキレス腱」は"Achilles tendon"（アキリーズ・テンドン）といいます。正式な解剖名は「踵骨腱」ですが、「アキレス腱」も解剖学用語として認められています。解剖学的に「アキレス腱」は、踵の直ぐ上に位置する人体で最大の腱です。ふくらはぎにある腓腹筋とヒラメ筋の共通腱として踵のところで踵骨に停止しています。瞬間的に大きな負荷がかかると、さしものアキレス腱も断裂を起こすことがあります。特に普段あまり運動しない人が、ストレッチなど十分な準備運動もせずに急に負荷をかけるのは危険です。

　実は近年、このアキレス腱の障害が増えていると実感しています。おそらく、人口高齢化による老年人口の増加と、健康ブームで運動す

る人が増えてきたことがその理由だと思われます。ジャンプを伴うようなスポーツや階段などでの転倒が原因でアキレス腱断裂が生じることはまれではありません。また、慢性疲労やニューキノロン系薬剤の副作用としてアキレス腱炎を生じることがあり、足首の痛みや歩行障害を起こし、ひどくなると腱断裂を生じることもあります。

✒ 英雄アキレスの神話

　そもそも「アキレス」（Achilles：アキリーズ）というのは、ギリシャ神話のスーパースター的な英雄の名前です。ホメロスが歌ったトロイ戦争の顛末を扱った叙事詩『イーリアス』の主人公です。「アキレス」は海の女神テティスと人間ペレウスの間にできた子です。母親テティスは赤子のアキレスを不死身にしようと、冥界にあるステュクス川の水に浸しました。その際、手でつかんでいた踵の部分だけ水に触れなかったのです。ステュクス川の水には不思議な力があり、その水に浸されたアキレスの足首以外の部位は不死身となりました。ただ、左右どちら側だったのかは不明ですが、母親に握られていた足首だけは水に濡れず生身のままでした。

　アキレスは成人して無敵の勇将となり、「トロイの木馬」で有名なトロイ戦争においてギリシャ軍側に加勢して活躍しました。しかし、トロイの王子パリスが放った矢によって唯一の弱点である踵が射貫かれたため、アキレスは落命したと伝えられています。

　このギリシャ神話の故事から、踵にある腱を“Achilles tendon”＝「アキレス腱」と呼ぶようになりました。“tendon”の語源はラテン語“tendō”（テンドー）ですが、「強く引っ張ること」が原義です。「緊張、張力」を意味する“tension”（テンション）も同語源です。また、「引き伸ばす」を意味する英単語は“stretch”（ストレッチ）

ですが、運動前に十分な "stretching"（ストレッチング）を行うことでアキレス腱障害を予防することが可能です。

　ちなみに、足首には「アキレス腱」の他に「くるぶし」という部分があります。英語で "ankle"（アンクル）といい、足首の関節を "ankle joint"（アンクル・ジョイント）といいます。"ankle" の語源は「曲がったもの」です。確かに、足首のところで下腿と足がL字型に曲がってくっついていますね。

　今回のまとめですが、"Achilles tendon" という名称はギリシャ神話の英雄「アキレス」の名に由来し、人の致命的な弱点・急所の比喩としても使われています。なお、英語には "Achilles' heel" という表現もあります。

　医学用語を理解する際、ちょっとしたギリシャ神話の知識が手助けになることがあります。

"Achilles' heel"
（アキリーズ・ヒール：直訳は「アキレスの踵（かかと）」ですが、「アキレス腱」とも訳されます）今回解説したような故事から「唯一の弱点・急所」の意味で用いられます。神々は不死ですが、人間は生まれたら必ず死にます。どんな英雄であろうと大金持ちであろうと、天才であろうと、人間には必ず弱点があります。自分のAchilles' heelを知ることが、成長・成熟につながると、私は信じています。

「マスク」を信じますか？

『医事業務』2019年4月15日（No.559）掲載

日本人はマスク好き

　日本の冬、それは「マスク」の花開く季節。風邪やインフルエンザが流行する時期だからでしょう。日本の春、この時期も「マスク」の花盛り。それはスギ花粉の飛び交う季節だからでしょう。

　日本人のマスク好きは、外国人の目には異様な光景として映っているようです。欧米の日常生活では、マスクを着用することはほとんどありません。来日して3年目の英国人の友人に「なぜ日本人は、"サージカル・マスク"をいつも着けているのか？」と質問されたことがあります。「風邪やインフルエンザ、それに花粉や粉塵などから身を守るためだろう」と返答すると、「それだけか？」との反応。彼によれば、欧米とは異なる文化・社会・心理学的な背景も関与しているはずだ、とのことです。「秘すれば花」の日本人らしさとマスク…一理あるとは思いました。

「マスク」の語源

　ところで、「マスク」という言葉を聞いてあなたが最初にイメージするのは何ですか？　手術中の外科医の「マスク」姿ですか？　ハロウィーンのときにかぶる「マスク」ですか？　それとも覆面レスラーのかぶる「マスク」ですか？

　おそらく一番お馴染みなのは、風邪やインフルエンザにかかったときに着ける「マスク」ではないでしょうか。現在、流通している「マ

スク」のほとんどが不織布製の使い捨て「マスク」です。「不織布」とは聞き慣れない言葉かもしれませんが、ガーゼなどとは異なり、繊維を織らずに絡み合わせたシート状のものです。また、この種の「マスク」は「お面・仮面」の意味と区別するために、英語では"surgical mask"（サージカル・マスク）と呼ばれています。"surgical"は「外科的な」を意味する形容詞です。外科処置などの医療目的で使用されるというニュアンスの名残でしょう。日本では、わざわざ「サージカル・マスク」とは呼ばず、単に「マスク」と言っています。

　日本語の「マスク」は、英語の"mask"（マスク）がそのままカタカナ語になったものですが、その語源を探っていくと面白いことが分かります。中世ラテン語で「幽霊、亡霊」を意味する"masca"（マスカ）からフランス語の方言で「魔法使い」を意味する"masco"（マスコ）を経ながら、何か「不思議な力」を醸し出すものという原義を共有しながら、そこから"mask"、"mascara"（マスカラ）、"mascot"（マスコット）など私たちに馴染み深い英単語が派生してきました。

　当初の「魔法使い」のイメージからか「黒」という色が想起されたようで、"mascara"はまつげをより黒く魅力的に見せる化粧品の「マスカラ」になりました。また"mask"＝「仮面」は変身願望を叶えてくれる不思議な力を秘めていると感じられます。さらに、「幸運をもたらすもの」としての"mascot"も同語源です。

✎「マスクをすれば大丈夫」？

　医療上、「マスク着用」には大きく2つの目的があります。その1つは「感染症が周囲に広がるのを予防する目的」です。インフルエン

ザなど、いわゆる「飛沫感染」については、くしゃみや咳などによって菌やウイルスを含んだ飛沫が周囲に拡散されないように、感染患者本人が「マスク」を着用することで対処しようとする試みです。この場合の「マスク着用」は有用であることが分かっています。

　もう1つは、「菌やウイルスが気道（鼻〜気管支や肺など）を通して体内に侵入するのを予防する目的」です。元気な人が、インフルエンザや風邪などが自分にうつらないように「マスク」を予防的に利用しているイメージです。正しい「手洗い」と正しい「マスク着用」の併用によって感染伝播防止効果があることは報告されていますが、残念ながらマスク着用単独での有効性のエビデンスはありません。

　いずれにしても、「マスクを着用さえすれば大丈夫」は危険です。「マスク」の力を過信するのではなく、医学的にも文化的にも上手に「マスク」を使っていきましょう。

"La Mascotte"（ラ・マスコット）
1880年にフランスのパリで上演された幸運をもたらす乙女にまつわる喜劇オペレッタのタイトル（仏語）です。それ以来、「マスコット」という言葉がヨーロッパ中に広まり、英語でも"mascot"として取り入れられました。語源的には"mask"のルーツと同根。「幽霊、魔女」→「不思議な力を持つもの、お守り」→「幸運をもたらす人・もの・動物」→現在の「マスコット」の意味へ。あなたの「マスコット」は何ですか？……ひょっとして「マスク」？

"polypharmacy" の和訳……「多剤併用」では不十分？!

『医事業務』2019年5月15日（No.561）掲載

「ポリファーマシー」問題の背景

　「ポリファーマシー」という言葉、最近よく耳にするようになりました。今回は、「ポリファーマシー」という言葉が、なぜ今の医療現場で必要なのか、語源も含めて考察していきます。

　現在、わが国の高齢化率（65歳以上人口が総人口に占める割合）は28%*です。目下、日本が世界で最も高齢化率の高い国です。ただ単に65歳以上の人口が増えたというのであれば何の問題もありません。五木寛之氏は自著『白秋期　地図のない明日への旅立ち』の中で「50代、60代、70代こそ、人生の黄金時代。個人がもっとも自分らしく生きることのできる、人生のハーベスト・タイム」と言い切っているほどです。問題は、「老い」と「病」がセットで訪れるという現実です。「生老病死」の如く「死」に至る前には「病」が必然的に介在してくるのです。老化現象と地続きとも言えるような複数の慢性的「病」が一人ひとりの心身にまとわりついてくるのです。

　幸い私たちは、先進国の1つに数えられる日本という国に住んでおり、国民皆保険の下、日進月歩の現代医療の恩恵に浴せる環境下で生活しています。各種疾病に対してそれぞれにふさわしい処方薬が投与されることになりますが、「高齢→多疾病の併存→多剤の併用」という流れが必然的に生じており、そこから「ポリファーマシー」という問題も派生してくるのです。

単なる「多剤併用」ではない

　ところで、「ポリファーマシー」は英語の "polypharmacy"（ポリファーマスィ）のカタカナ読みが和訳に定着したものです。"pharmacy"（ファーマスィ）には「薬屋さん」「薬局」という意味のほかに「調剤」「薬学」という意味があります。"polypharmacy" という英単語の中で用いられている "pharmacy" は「調剤」の意味だろうと推測されるので、「*poly-*（多い）＋*pharmacy*（調剤）」→「多くの調剤」と理解されます。

　しかし、先に見たように "pharmacy" には医師の書いた処方箋に準じた調剤を施すだけでなく、服用後の患者状況をも含めた薬学的な含意もあり、"polypharmacy" のニュアンスは単純ではありません。強いて和訳するとすれば「多剤併用」が妥当と思われますが、「多剤併用」と "polypharmacy" との間にはイメージにずれが存在していると私には感じられます。ましてや「多剤併用」という響きがあまりカッコ良くないせいか、現場では人気がありません。もっぱら医療関係者間では「ポリファーマシー」とカタカナ語を使うのが普通になっています。つまり「ポリファーマシー」という表現を使うのが医療現場では常態化しているのです。

　高齢患者の多くが平均5～6種類の投薬を受けているという報告もあり、薬剤の種類や数の上では、高齢患者の多くが「ポリファーマシー」の問題を抱えていると考えられます。実際には、薬の数は多くてもそれが多疾患を抱えた各患者にドンピシャの処方内容であれば、「ポリファーマシー」とは捉えません。最近では「ポリファーマシーとは、単に薬剤数が多いことではなく、必要以上に多剤併用の状態にあり、不適切な薬剤使用のリスクが高まった状態」と理解されるよう

になりました。

"pharmacy"の語源からみる「ポリファーマシー」

　筆を置く前に、"pharmacy"の語源について触れておきたいと思います。"pharmacy"は「薬」「毒」「呪い」を意味する古代ギリシャ語の"φάρμακον"（*pharmakon*：ファルマコン）から派生したことが分かっています。その現代的な意味は病を治す「治療薬」に関連したポジティブなものですが、語源をひもとくと「毒」や「呪い」の意味もあったのです。ちょっと強引ですが、語源にまで遡って"polypharmacy"を再解釈すると「多くの毒」「多くの呪い」とも理解できます。

　語源を知ることで"polypharmacy"いう語の持つネガティブ・イメージがハッキリ見えてきます。"polypharmacy"を単に「多剤併用」と和訳するだけでは不十分だと感じるゆえんでもあります。これは多職種連携で対応すべき課題です。

*　2023年現在では29％。

"Less is more."（レス・イズ・モア）
英語の格言です。直訳は「より少ないことは、より豊かなことである」ですが、「余計なものはないほうがよい」の意味です。逆から見れば、「過ぎたるは及ばざるがごとし」の意。"polypharmacy"を考えるときの合い言葉にしたいです。

059 なぜ医者は "white coat"（白衣）を着るのか？

『医事業務』2019年6月15日（No.563）掲載

「ユニフォーム」の意味

「ユニフォーム」という言葉を聞いて真っ先に思い浮かぶイメージは何ですか？　スポーツ選手ですか？　フライトアテンダント？　それとも軍隊？　ひょっとして医師や看護師ですか？

「ユニフォーム」は英語 "uniform"（ユニフォーム）に由来するカタカナ語です。"uniform" =「*uni-*（１つの）＋ *-form*（型・形）」→「１つだけの形」→「統一された服装」→「（スポーツチームなどの）ユニフォーム」のように語源分析することで、意味が根っこから理解できます。

医師のユニフォーム

ところで、医師の「ユニフォーム」は「白衣」です。私自身、医師であり日常的に「白衣」を着用していますが、個人的には必ずしも医師が「白衣」を着用する必要はないと思っています。上下水道や汚染物処理などのインフラも整備されており、現代の医療環境下では、清潔さや衛生状態が極めて良好に保持されています。したがって予防衣としての「白衣」は必要ないはずです。

とはいえ、医師のシンボルでもあり「ユニフォーム」としての「白衣」の役割は、現在においても決して色あせてはいません。慣習的にも、機能的にも、また心理的にも、医師が「白衣」を着ていることに

はメリットがあるのです。

「白衣」のことを英語では"white coat"（ホワイト・コウト）といいますが、今回は、医師のトレードマークでもある「白衣」について一考してみます。

まず、"white coat"の"white"は「白い」を意味する形容詞です。その語源はアングロサクソン語で「明るい、輝かしい」を意味する"hwit"（フウィット）に由来します。同系統の派生語として「小麦」を意味する"wheat"（ウィート）があります。確かに、小麦粉は白いです。"white"という単語自体に、語源的にもポジティブなニュアンスが含意されており、医師という職業イメージにはぴったりともいえます。

一方、"black"（ブラック）は「闇」や「死」を連想させる色ですが、冠婚葬祭の礼服の色でもあります。"black"の語源は「燃える」に由来しており、燃えて「炭になる」ことから「黒」を意味するようになりました。「黒」にもある種の力を感じます。「白衣」着用以前の西洋の医師たちは、「黒い」ガウンを着ていました。

さて、"white coat"の"coat"は「外套」のことで、衣服の一番外側に着るもので、日本語でも「コート」は日常語として使われています。

医師が白衣を着る理由

ところで、なぜお医者さんは「白衣」＝"white coat"を着るようになったのでしょうか？

実は、医師が"white coat"を着るようになってから、まだ100年少々の歴史しかありません。世界的に見ても、"white coat"が広く医師のシンボルとして着用されるようになるのは20世紀になってから

です。

　他分野のサイエンスの発達に促される形で、医療を支える軸が19世紀後半になって、主観的な「医術」からサイエンスとしての「医学」へと変化していきました。新しい「医学」というワインを入れる風袋（ふうたい）として「白衣」という新しい革袋（かわぶくろ）が必要だったのです（吹き出し参照）。「白衣」を着用することで、医師としての社会的イメージアップを狙ったとも考えられます。

　わが国で"white coat"を医師が着用し始めたのは、明治時代以降のことで、西洋医学が輸入されるとともにその習慣が広まっていきました。

　最近では多くの医学部で"White Coat Ceremony"という儀式が実施されるようになりました。「白衣授与式」と訳されますが、病院実習が始まる前に実施されます。"white coat"が医師のシンボルであることを医学生の時代から自覚してもらおうとの試みです。

　純白な「白衣」は、医師が「医学」との結婚を誓うために着用するウエディングドレスのようなものかもしれません。

"New Wine into Old Wineskins"
（新約聖書マタイ福音書9.17より：新しいワインを古い革袋の中へ）：「新しいワインを古い革袋に入れると、ワインも革袋も両方がダメになってしまう！」という教訓です。そうしないように、古い「医術」から「医学」へと刷新される際、医師には、「白衣」という新しい革袋が必要だったのです。つまり、"New Wine into New Wineskins!"なのです。

060

「飛行機」と「エアロビクス」の共通点は？

『医事業務』2019年7月15日（No.565）掲載

「エアロビクス」の語源

「エアロビクス」という言葉は、米国空軍の軍医だったケネス・クーパー博士が1968年に出版した『aerobics』（エァロウビクス）という本のタイトルに由来します。有酸素運動が健康回復・増進に活用できること、特に心肺機能の改善に役立つことに着目して開発された運動プログラムです。それを彼が"aerobics"と造語したのです。そのカタカナ訳が「エアロビクス」です。

現在では「有酸素運動」＝"aerobic exercise"（エァロウビック・エクササイズ）のことを「エアロビクス」と言うこともあります。スポーツ・ジムなどで「エアロビ」として知られている「エアロビクス」は、ダンス形式の有酸素運動のことです。

初めて見たエアロビクスの衝撃

私が"aerobics"＝「エアロビクス」という言葉に直に触れ、それを体感したのは、1985年、米国オハイオ州のクリーブランド・クリニックに留学していたときでした。その病院では院内に職員専用のスポーツ・ジムがあり、各種ウエイトトレーニング設備も整っていました。ヘラクレスのような筋骨隆々、ムキムキの外科医がスクラブを着たままでトレーニングしているのを見て驚きました。

ちなみに、「スクラブ」（英語では通常scrubs（スクラブズ）と複数

形）というのは、主に手術室で働く外科医やナースが着用する半袖の衣類のことです。手術前に「ブラシでごしごし手洗いをする」ときに着ることから、「ごしごし洗う」という意味の単語 "scrub"（スクラブ）が語源となっています。当初、色はブルーかグリーンで手術室だけでの着用でしたが、現在では色もさまざまで、手術室以外の病院内でも着用されるようになりました（なお、医師のユニフォーム「白衣」については前回（167頁）参照）。

　同じフロアに「エアロビクス」用のエリアがありましたが、レオタードに身を包んだ臨月近くの妊婦ナースが「エアロビクス」に興じている姿を見て、目が点になったことを憶えています。そこでは、女優ジェーン・フォンダのエクササイズ・ビデオが流されていました。

　ちなみに、「レオタード」というのは19世紀のフランスの曲芸師 "Léotard"（レオタール：1830-1870）が着用していた、肌にフィットしたワンピース型のスポーツウェアのことで、彼の名にちなんで英語で "leotard"（リーオタード）と呼ばれるようになりました。

「飛行機」と「エアロビクス」に共通するもの

　ところで、話はがらりと変わりますが、「飛行機」と「エアロビクス」の共通点は何でしょうか？　そのヒントは英単語中の語源にあります。

　まず、"aerobics" を語源分析すると「*aer/o*（空気、大気）＋*bi/o*（生命、生物）＋ *-ics*（学問、技術）」→「空気（特に酸素）と共に生きていく技術」→「有気（有酸素）運動法」→「エアロビクス」となります。

　一方、「飛行機」は "airplane"（エアプレイン）ですが、これは主に米国流の言い方です。英国では今でも "aeroplane"（エァロプレイ

ン）が一般的です。語源分析してみると「*aer/o*（空気）＝air（空気
→大気、大空のニュアンス）＋ *-plane*（平板状の主翼）」→「大空を
平板状の翼で飛ぶもの」→「飛行機」と理解できます。ということ
で、"airplane" と "aerobics" は共に「空気」に関係した単語だった
のです。

　最近では、スポーツ・ジムへ通って、レオタードは着なくてもエア
ロビクス運動に汗を流す高齢者も多くなりました。有酸素運動を積極
的に健康増進に役立てようとした「エアロビクスの父」＝ケネス・
クーパー博士も、現在のわが国での「エアロビ」の隆盛を喜んでいる
に違いありません。

　今度、「エアロビクス」という言葉を耳にしたら、その語源が「空
気と共に生きていく技術」なのだということを思い出してください。

"Fire, Air, Water, Earth"
（火、空気、水、地）：古代ギリシャ（約2500年前）では、上
記の4つが万物の根源であると考えられていました。順にギリ
シャ語で書くと、"πῦρ（ピュール：火）、ἀήρ（アエール：空気）、
ὕδωρ（ヒュドール：水）、γῆ（ゲー：地）"になります。ギリ
シャ語で「空気」を意味する "ἀήρ" ＝ "aēr"（アエール）
が今回取り上げた "air" や "aer/o" の語源です。空気や大
気のありがたさをあらためて感じ直す機会にしてください。

061

「エコー」と新幹線「こだま」の切なさ

『医事業務』2019年9月15日（No.568）掲載

各駅停車の「こだま」

山登りをしながら山や谷に向かって「ヤッホー」と叫ぶと、向こうからも「ヤッホー」と返ってくることがあります。この現象を「こだま」とか「やまびこ」と呼びます。英語では"echo"（エコウ）と言います。

「こだま」は「樹木の精霊」のことで、古くは「こたま」とも呼ばれ、漢字では「木霊」と書きます。「木霊」という現象は、文字どおり木の霊が人間の呼びかけに音声で応えることだと考えられていたのです。一方、「やまびこ」は「山の神」を意味する「山彦」と漢字で書きます。山の神が人間の呼びかけに音で応えていると考えられ、その名がつきました。

ところで、「こだま」といえば新幹線。東海道新幹線（東京−新大阪間）は、第18回オリンピック東京大会の開催に合わせて、1964年10月1日より運行が開始されました。

当時、「ひかり」と「こだま」の2系統があり、「ひかり」は最速で東京−新大阪間を結んでいました。一方、「こだま」は各駅停車でした。「ひかり」と「こだま」という愛称はそれぞれ、「光」と「音」のスピード感の違いを巧みに利用した命名ですが、私自身は「ひかり」に対して日陰的存在の「こだま」に今でもより愛着を感じます。

「エコー」の由来

　さて、話を「エコー」に戻しますが、英語 "echo" の語源はギリシャ神話に依拠しています。「樹木の精霊」とはちょっと異なりますが、「森のニンフ」がかかわっています。「ニンフ」とは「妖精」のことです。

　「エコー検査」などの表現で「エコー」という言葉は、すでに日本語として広く人口に膾炙しており、現代医療に欠かせぬ画像診断法の１つになっています。今回は "echo" という言葉のルーツに触れながら、それをより面白くかつ深く味わってみたいと思います。

　英単語の "echo" には「木霊」や「山彦」以外に、「反響、共鳴、模倣者」などの意味があります。中国語訳では「回声」という漢字を当てているそうです。わが国の医療現場で「エコー」と言えば「超音波検査」のことを指します。蛇足ですが、米国のクリニックで単に "echo" と言うと「心エコー検査」の意味に限定して使われています。「こころの響き」を調べる検査ということでしょうか（笑）。

　もう少し詳しく英和辞典に当たってみると、頭文字が大文字の "Echo" という見出しが見つかり、ギリシャ神話に出てくる「森のニンフの名前」であることが記されています。実は古代ギリシャ語で「こだま、反響」を意味する「エーコー（"ηχώ" = "ēchō"）」という単語が、この「森のニンフの名前」だったのです。次のような悲恋物語の下味が十分に染み込んで現在の英単語 "echo" の意味が形成されました。ギリシャ語では「エーコー」という発音でしたが、以下、現代的な呼び方の「エコー」で述べることにします。

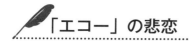
「エコー」の悲恋

　「エコー」はおしゃべりなニンフでした。余計なことをしゃべり過ぎることもしばしばありました。それが災いして女神ヘラを怒らせてしまい、罰として「相手の言葉尻を繰り返すことしかできない」という呪いをかけられてしまいました。

　その後、「エコー」はナルキッソスという美少年に恋をしたのですが、話しかけようとしても彼の言葉尻をオウム返しに真似することしかできず、ナルキッソスからは冷酷にあしらわれて失恋。この悲恋で「エコー」の身体は痩せ衰え、ついには姿・形を完全に失い声だけが残った、というお話です。

　以上、「エコー」と新幹線「こだま」の切なさ、分かっていただけたでしょうか？　いつか「エコー検査」を受ける機会があなたに訪れたとき、「エコー」という言葉がギリシャ神話の森の妖精「エコー」の名に由来することや新幹線の「こだま」のこと、ちょっとでも思い出してもらえればうれしいです。

"As the call, so the echo."
（ことわざ：直訳「呼びかけがあるから、その結果として反響がある」）さまざまな解釈が可能です。一般的には「自分でまいた種は、自分で刈り取る」「因果応報」「自業自得」などと解されますが、「打てば響く」「呼べば応える」とも取れます。まずは、自分の言葉を発してみましょう。どんな "echo" が返ってくるか楽しみ！

062　脱腸は「鼠(ねずみ)」が通った場所に起こりやすい！

『医事業務』2019年10月15日（No.570）掲載

脱腸が男性に多い理由

　「脱腸」という言葉を聞いたことがありますか？　脚(あし)の付け根の鼠(そ)径部という所が膨らんでくる病気で、その膨らみの内容物は小腸であることが多いため、俗に「脱腸」と呼ばれています。正式な診断名は「鼠径ヘルニア」です。

　鼠径部は左右にありますから、左右どちらかあるいは両側に発生してくる可能性があります。興味深いことに、この病気にかかるのは90％以上が男性です。男性の生涯罹患率は27.2％（10人中約3人）との統計結果も報告されています。また、この病気が自然に治ることはなく、治すには手術が必要です。

　今回は、「脱腸」＝「鼠径ヘルニア」という病名について語源をひも解きながら、なぜ圧倒的に男性に多いのかについても考察します。

鼠径ヘルニアの語源

　「鼠径ヘルニア」のことを英語では "inguinal hernia"（イングィナル・ハーニア）と言います。"inguinal"（イングィナル）は「鼠径の」を意味する形容詞です。

　英語の "hernia"（ハーニア）は「破裂」を意味するラテン語 *hernia*（ヘルニア）に直接由来する単語です。古代ローマ人は、鼠径部が「破裂」したかのように「飛び出し、出っ張った状態」を「ヘ

ルニア」と呼んだのだと想像されます。ラテン語では「ヘ」にアクセントを置いて発音していたはずですが、日本語の「ヘルニア」は文字通りローマ字読みでラテン語発音に似せたものです。2000年以上前のローマの医者と同じ単語を同じ意味で、しかもほぼ同じ発音で今ここ日本でも使っているのです！　何とも不思議な気持ちです。

　現代医学英語の"hernia"は単に「ヘルニア」と和訳されますが、具体的には「正常な位置から、異常に突出あるいは脱出した状態」を意味します。

　そもそも「鼠径」の「鼠」は「ねずみ」とも読みます。「径」は「小道」を意味する漢字です。「鼠径」とは「鼠が通った小道」が原意です。解剖学的にも鼠径管（inguinal canal：イングィナル・カナール）と呼ばれる部位があります。"canal"は「運河」の意味ですが、語源は「葦、管」です。

　男性では胎児期に精巣が腎臓近くの腹部から下降してきて、この鼠径管を通過し、生まれ出るときには陰嚢の中に収まっているのです。実は「鼠径」の「鼠」とは精巣の比喩だったのです。精巣が小さな「ねずみ」のように通ってくるトンネルが「鼠径管」と呼ばれるようになり、そこを含む大腿部と腹部の付け根を「鼠径部」と呼ぶようになりました。

　精巣がそこを通過したという影響で、男性は「鼠径部」の腹壁が女性に比べて弱いという先天的リスクを抱えているのです。小児期に問題にならなくても加齢によって、周囲の結合組織や筋肉・腱が弱ってくると「鼠径ヘルニア」が発症しやすくなります。これが、熟年から高齢の男性において「脱腸」が圧倒的に多いという合理的な説明です。

　女性の場合、「ねずみ」に例えられる精巣は存在しませんので、元来「精巣が通過した小道」を意味する和名の「鼠径」という語が女性

の解剖用語にも用いられているのは面白い現象です。

✒ 「鼠径」と「グリグリ」

　ところで、英語の "inguinal" はギリシャ語由来の「グリグリしたもの（実はリンパ節）が触れる場所」という意味のラテン語 "inguen"（イングェン；語根は inguin-：イングィン）を語源にしています。

　ここで興味深いのは、日本語では「鼠径」という精巣が通過した場所を連想させる漢字を用いていますが、英語では「リンパ節がグリグリよく触れる部位」という言葉をその解剖名に当てていることです。確かに股の付け根は皮膚に近いところにリンパ節が多数存在し、感染症やがんの転移等でそれらのリンパ節が腫大してグリグリと触れることはしばしば経験するところです。

　同じ部位の解剖学用語でも、西洋的発想と和式の発想とでは、その語源に大きな違いが見られることがあります。「鼠径部」はその典型例の1つです。

"コマネチ！"
コメディアンで映画監督のビートたけし氏（1947～現在）が、がに股の股間の前で両手を使ってV字を切りながら発する1980年代のギャグです。見たことのない読者はぜひ一度、YouTubeでご覧ください。「鼠径ヘルニア」という言葉を耳にする度に、なぜか不思議にこのギャグが私の脳裏をかすめるのです。

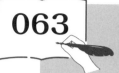

タモリさんは
自称「高所恐怖症」

『医事業務』2019年11月15日（No.572）掲載

タモリさんは高い所が嫌い

　「高所恐怖症」という言葉を耳にしたことはありますか？　先日、NHKの人気番組『ブラタモリ』を観ていたら、タモリさん自身が「高所恐怖症だ」と告白されていました。多少は番組を盛り上げる演出もあるのでしょうが、少なくとも、むき出しの「高い所」にいることは嫌いらしいと態度と表情から読み取れました。

高所恐怖症の語源

　「高所恐怖症」のことを英語では"acrophobia"（アクロフォウビア）といいます。ギリシャ語に由来する英単語です。語源分析して"acrophobia" →「acro-（頂上、高所、末端） + -phobia（恐ろしいと感じる状態）」→「頂上のような高所を恐ろしいと感じる状態」→「高所恐怖症」のように理解できます。"-phobia"はギリシャ語で「恐怖」を意味する"φόβος"（＝phobos：フォボス）に由来する接尾辞で「恐怖症」を意味します。

　ところで、ギリシャのアテネには「アクロポリス」という有名な場所があります。英語では"acropolis"と書きます。"acro-"が「頂上」の意味で"polis"（ポリス）が古代ギリシャの「都市国家」のことですから、"acropolis"は「都市国家の丘や山の頂上にあるもの」と理解することが可能です。

古代ギリシャでは、各ポリスが"acropolis"を有しており、そこに城砦や守護神を祀る神殿が建っていました。アテネの場合、その地名の由来でもあるアテナ女神を祀る「パルテノン神殿」が"acropolis"に建っています。ギリシャ語の"παρθένος（parthenos：パルテノス）"は「処女」を意味し、"παρθενών（parthenōn：パルテノーン）"は「処女の部屋」を意味します。アテナ女神が処女であったことに由来するネーミングです。

恐怖症は意外なところにも

　「〜恐怖症」という日本語表現で、他によく知られているのが、「閉所恐怖症」です。英語では"claustrophobia"（クローストロフォウビア）といいます。"claustrophobia"→「*claustr/o*（囲い、閉鎖空間）＋ *-phobia*（恐ろしいと感じる状態）」→「閉じた空間を恐ろしいと感じる状態」→「閉所恐怖症」と語源分析できます。日常診療中でもときどき登場する言葉です。というのも、MRI検査をする際、「閉所恐怖症」あるいは狭いところが苦手という理由で、その検査ができないことがあるからです。

　MRIはmagnetic resonance imaging（マグネティック・レゾナンス・イミジング）の略で「核磁気共鳴画像診断」と和訳されます。MRIは強力な磁場と電波を使って体内の断面像を縦横無尽に得る方法です。金属や金属含有物質が体内や体表に存在する場合、実施できないことがあります。また、CT（コンピュータ断層撮影法）が数十秒から長くても数分で終わるのに対し、MRIでは検査時間が15分〜数十分と長くかかります。

　以前勤務していた病院で次のようなエピソードを経験しました。一例をご紹介します。

外来診療中に電話が鳴りました。MRI室の技師からです。

技師：「先生の患者さんがMRI検査中にじっとしていられなくなって
　　　　続行できません」

　私 ：「何か患者さんの状態に変化がありましたか？」

技師：「検査開始後10分して、中止してほしいとの合図がありました。
　　　　閉所恐怖症があるようです」

　私 ：「事前の問診では、閉所恐怖症はないと自己申告されていたは
　　　　ず…」

技師：「本人はもともと狭いところは苦手だけれど、閉所恐怖症とは
　　　　思っていなかったようです」……

　今回は、"acrophobia" と "claustrophobia" について取り上げ、そ
れにまつわる語源に注目してみました。一言付け加えるならば、
"phobia" ＝「恐れること」は必ずしも悪いことばかりではない、と
いうことです。恐怖があるからこそ、「勇気」の真価が明らかになる
のですから。

"Fear is a reaction. Courage is a decision."
（英国の政治家ウィストン・チャーチル［1874－1965］の言
葉）和訳すると「恐怖は反応である。勇気は決意である。」と
なります。人間なら誰しも恐怖に支配されそうになります。必
要なのは人生を幸せに生きる「勇気」を持つこと！　そう決
意し続けること！

064 「トリアージ」って、3つに分けること？

『医事業務』2019年12月15日（No.574）掲載

"3"へのこだわり

"3"というのは不思議な数字です。「三種の神器」や「三位一体」の「三」の例を引くまでもなく、古今東西、人は"3"という数字に特別な魅力を感じてきたようです。一説によれば、古代人たちにとって数を数えるとは、「1、2、3」と、3までは実感として捉えても、それ以上はその他「大勢」「多数」とカウントしていたらしいのです。英語で表現してみると"one, two, three, and many"ということです。

現代でも同じような発想が残っており、オリンピックでの金・銀・銅メダルではありませんが、1位、2位、3位までは表彰台で讃えられますが、それ以下はあまり評価されません。

「宇宙は数で成り立っている」と説いた古代ギリシアの数学者ピタゴラスも"3"という数字は重要であり、縁起の良い数と見なしていました。わが国でも古くから「上・中・下」や「松・竹・梅」など3つに分けて評価する発想があり、世界中で時空を超えての数字"3"へのこだわりが感じ取れます。

医療における"3"

医療の世界では、病態を理解するのには「3つの徴候」が大事であるとされてきました。例えば、「死の三徴候」とは①呼吸停止、②心拍停止、③瞳孔散大・対光反射消失の3つを指します。このような

「３つの徴候」の組み合わせを特別に「トリアス」＝「３大徴候」と呼んできました。ラテン語で"３"を意味する"*trias*"（トゥリアス）が直接の語源です。英語では"triad"（トゥライアッド）といいます。

　さて皆さん、「トリアス」は聞いたことがなくても、「トリアージ」なら何度か耳にしたことがあると思います。大きな鉄道事故や東日本大震災（2011年）等において、事故現場や被災地の拠点病院では、想定を超える多数の負傷者、被災者に対処しなければなりませんでした。それも限られた医療資源の下で。

　災害時などで同時多発的に負傷者が生じる事態において、最重要なことが３つあり、わが国ではしばしば"３T"と略称されます。すなわち、「トリアージ」（Triage）、治療（Treatment：トゥリートメント）、搬送（Transport：トゥリャンスポート）の３つです。実際には適切な"triage"がなされてから、それにしたがって"treatment"や"transport"が実施されます。

　今回は、"triage"という言葉について語源にも触れながら分かりやすく解説したいと思います。

🖋 トリアージの語源

　"triage"は「トリアージ」と和訳しますが、フランス語で「選別」を意味する"triage"からの借用です。発音は「トゥリアージュ」ですが、英語では「トゥリアージ」と発音し、わが国では英語式の「トリアージ」と記述することになっています。

　"triage"は「〜（より良いもの）を選り分ける、選別する」という意味のフランス語"trier"（トゥリエ）に由来しています。おおもとの語源については不明な点もありますが、ヨーロッパの言語で

"tri-"は"3"を意味することから、"triage"の語源を「3つに分けること」に関係があるのかもと覚えるのは有用だと思います。

　ちなみに、"triage"が医学的な意味で最初に使われたのは1809年のナポレオン率いるフランス軍の戦闘においてだったと言われています。当時のフランス軍軍医が戦場での負傷者を重症度順に①重傷群、②中等傷群、③軽傷群の3群に分けて対処し、救命率の向上を試みたのが始まりです。

　救急医療や災害医療での実践には「トリアージタグ」（吹き出し参照）という色付の札（ふだ）が使われます。現代の「トリアージ」では、赤・黄・緑の生存可能な3群に分けることと、もう1群の死亡あるいは救命不可能とされる黒タグ群があり、結果的には4群に分けています。

　最後に今一度、"3"という数字の魅力について考えてみましょう……結局のところ、我々が物事を3つくらいまでしか実用的には覚えていられないからかもしれません。

"Triage Tags : Red, Yellow, Green and Black."
（トリアージタグ：赤・黄・緑、そして黒）優先順位は、赤色→黄色→緑色の順です。「赤：最優先治療群」「黄：非緊急治療群」「緑：軽処置群」の3つに、そしてもう1つ「黒：不処置群」に分類。黒タグは「死亡者か救命不可能者」のことです。この色分けが、災害・救急医療の厳しさを物語ります。

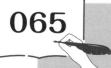

「ヘリコプター」と「ピロリ菌」

『医事業務』2020年2月15日（No.577）掲載

✎ ヘリコプターの語源

　広域救命救急センターや災害拠点病院の多くは、病院ビルの屋上や敷地内に「ヘリポート」を完備しています。「ヘリポート」とはヘリコプター専用の離着陸場のことで、英語 "heliport"（ヘリポート）をカタカナ表記したものです。語源は「*heli-*（ここではhelicopterの略：ヘリコプター）＋ *-port*（港）」→「ヘリコプターの港」→「ヘリコプターが離着陸するところ」と理解できます。

　ついでに "helicopter"（ヘリコプター）の語源は「*helic/o*（螺旋〈らせん〉、旋回〈せんかい〉）＋ *-pter*（翼）」→「旋回する翼」→「翼を旋回させて飛ぶもの」→「ヘリコプター」と理解できます。病院専用の「ヘリポート」を最大限に活用するのが「ドクターヘリ」です。その有用性は、重傷患者の搬送時間短縮に寄与するだけでなく、救急専門医と看護師を救急現場に直接派遣することにあります。「ドクターヘリ」は、いち早く初期治療を開始し、救命効果を上げることに貢献しています。

✎ ピロリ菌の語源

　話は「ヘリコプター」から胃に住む病原菌である「ピロリ菌」の話題へとがらりと変わります。「ピロリ菌」の正式な学名はラテン語で "*Helicobacter pylōri*"（ヘリコバクテル・ピュローリー）ですが、英語式発音なら「ヘリコバクター・パイローリー」です。日本語では

「ヘリコバクター・ピロリ」と記述することになっています。

　学名の "Helicobacter" は属名ですが、「ヘリコプター」のスペリングと似たところがありますね。"Helicobacter" を語源分析すると「helic/o（螺旋、旋回）＋ -bacter（杖、棒）」→「旋回しながら動く杖」と理解できます。形と動きに注目した命名なので、この菌が小さな棒状で螺旋状にねじれた形で旋回しながら動く様子がこのスペリングを見ただけで容易に想像できます。

　なお、一般に「細菌」のことを英語で "bacteria"（バクティーリア）と言いますが、これも "Helicobacter" の "-bacter" の部分と同じくギリシャ語の「杖、棒」に由来する単語です。また、菌種名の "pylōrī" はラテン語で胃の「幽門（ゆうもん）」を指す "pylōrus"（ピュロールス）が語源です。胃の幽門部で最初にこの菌が発見されたことにちなんだネーミングです。「ピロリ菌」は「幽門の菌」という意味です。

　そもそも胃の内部は胃酸によって強酸性になっており、細菌は住めないと考えられていました。ところが、1979年、オーストラリアのロビン・ウォレンとバリー・マーシャルによって胃に定住する細菌「ピロリ菌」が発見されました。その後、それが胃潰瘍の原因であったり、慢性胃炎を介して胃がん発生の危険因子になっていることも判明しました。

　胃潰瘍が感染症だなんて誰もが思ってもみなかった時代に、彼らは「ピロリ菌」が胃を侵す病原体であることを証明したのです。彼ら以前にも多くの病理学者たちが、胃粘膜内に桿菌（かんきん）を見つけてはいたのですが、誰もその重要性に気付けなかったのです。彼らは2005年ノーベル生理学・医学賞を受賞しています。

人生の道は「螺旋」を描く

　今回は、「螺旋」という形にフォーカスを絞ってみました。「螺旋」のことを英語では "helix"（ヒーリクス）といい、その連結形が "helic/o" です。"helicopter" と "Helicobacter" の共通点として "helic/o" ＝「螺旋」「旋回」という形や動きがあることに注目してみました。

　もし仕事や人生の目標を山に例えるならば、私たちはその高みを目指して日々前進しようとします。それも頂上に一気に駆け上がりたいと望みます。しかし実際、頂上への道のりはしばしば螺旋形を描くのです。「急がば回れ」（第4話吹き出しコメント：11頁参照）の格言もあります。直線的な価値観だけでなく、螺旋的な人生観＝「ヘリコビオス」（私の造語）があってもよいと思います。

The Double Helix
（ザ・ダボォ・ヒーリクス）
1953年にDNAの二重螺旋構造を発見した米国人ジェームス・ワトソン（1928～現在）の回想録のタイトルです。邦題『二重らせん』（講談社文庫）として翻訳あり。DNAは生体内で最小かつ最長の螺旋構造体にして最大の分子生物学的意味を持つ！

066 「サバイバル」、語源的には「超生」のはずが…

『医事業務』2020年3月15日（No.579）掲載

✒ 生存率と死亡率

　今回学ぶ医用英単語は"survival rate"（サヴァイヴァル・レイトゥ）と"mortality rate"（モータリティ・レイトゥ）です。前者は「生存率」で、「診断から一定期間後に生存している確率」のことです。後者は「死亡率」で「ある集団に属する人のうち、一定期間中に死亡した人の割合」のことです。

　"survival"を語源分析すると「*sur-*（＝*super-*：超えて）＋*viv-*（生きる）＋*-al*（名詞または形容詞語尾）」→「（試練や苦難を）超えて生きること」となるので漢字の「超生」がふさわしいはずですが、"survival"は「生存」と訳すことになっています。その理由については後ほど解説します。

　一方、"mortality"は「*mort-*（死）＋*-al*（形容詞語尾）＋*-ity*（名詞語尾）」→「死に関すること」→「死亡」と語源分析できます。なお、"rate"は「為替レート」などでも使われますが、「計算されて定まったもの」という語源から「率」の意味で用いられます。

✒ 誰にでも訪れるのに未知なる「死」

　ところで、誰もが物心ついた頃から気づいており、頭では理解できるのに、その事実を避けたり考えないようにしたりしている"統計"があります。それは何？……保育園に通う孫の大ちゃんと月ちゃんの

対話から……

大ちゃん：「クーイズ・クイズ」

月ちゃん：「なーんのクイズ？」

大ちゃん：「神さまと人間の違いって、なーに？」

月ちゃん：「えーと、神さまは死なないけど、人間は死んじゃう」

大ちゃん：「正解！　じゃあ、次、クーイズ・クイズ」

月ちゃん：「なーんのクイズ？」

大ちゃん：「人間の死亡率は何パーセント？」

月ちゃん：「えーと、100パーセント！」

大ちゃん：「正解！　じゃあ、もひとつおまけに、クーイズ・クイズ」

月ちゃん：「なーんのクイズ？」

大ちゃん：「今生きている人で、死んだことのある人は何パーセントだ？」

月ちゃん：「えーと、えーと、0パーセント」

　……こんな会話をする幼児は実際にはいないかもしれませんが、「人間の死亡率は100％」という"統計"が事実であることには何の疑いもありません。また、「今生きている人の中で死んだことのある人は0％」も事実です。

　「死」は「眠り」と異なり、すべての人が1回は経験しますが、二度と体験できず、各人にとっては人生で1回きりの文字どおり「最期のイベント」です。つまり、「死」は自分の体験としては語ることのできない「未知なるもの」であり続けるのです。「死」を扱うのに「物語」や「宗教」が必要になってくる所以（ゆえん）でもあります。

✒ サバイバル＝生存

　話は変わりますが、シェークスピア（1564－1616）の4大悲劇の1

つに『ハムレット』があります。その中でハムレットが語る有名な台詞があります。"To be or not to be, that is the question."がそれです。いろいろな人の和訳が出ていますが、「生か、死か、それが疑問だ」（新潮文庫、福田恆存(つねあり)訳）をここでは引用しておきます。いずれにしても自らのサバイバルに関することであり、"To be or not to be"と言っているところに含蓄というか味わいがあります。

　ちなみに"survival"は語源的には「超えて生きること」ですから、それに則って単純に漢字表記すれば「超生」ですが、「超生」という漢字には「子どもを超過して産む」の意味があり、特に中国の「一人っ子政策」（1979〜2015年まで実施）で産児制限に違反して2人以上の子どもを産むことと理解されてきた経緯があります。また、「超生」は「輪廻(りんね)する」「人間に生まれ変わる」ことを意味することもあり、"survival"の適訳は日本でも中国でも「生存」となっています。

　まずは、「今・ここ」をサバイバルして、お互い死ぬまで精いっぱいサバイバルしましょう！

Survival of the Fittest
（サヴァイヴァル・オヴ・ザ・フィテストゥ）
「適者生存」と和訳されています。ダーウィン（1809-1882）の"Natural Selection"（自然選択）に影響され、英国の社会進化論者ハーバート・スペンサー（1820-1903）が掲げた造語です。「サバイバル」という言葉についてあらためて再考してみましょう（第19話（53頁）吹き出し参照）。

067 「コロナウイルス」って「王冠を かぶった毒」のこと!?

『医事業務』2020年4月15日（No.581）掲載

コロナウイルスって何？

　「コロナウイルス」という名前は、医師以外の人には耳慣れないウイルス名だったと思いますが、普通の「風邪」の10～20％はコロナウイルスによって起こされていると考えられています。日常的にヒトに感染する4種類のコロナウイルスが知られています。

　それらとは別に、SARS^{＊1}やMERS^{＊2}を起こすコロナウイルスが知られています。前者のSARSは2002年に中国広東省でコウモリのコロナウイルスがヒトに感染して発生、後者のMERSは2012年にサウジアラビアでヒトコブラクダのコロナウイルスが原因で発生しています。致命率はそれぞれ9.6％、34.4％であったと報告されています。

　2020年2月末現在、「コロナウイルス」を知らない人はいないといっても過言ではない状況です。新型コロナウイルス^{＊3}による新型肺炎が中国では「エピデミック」となり「アウトブレイク」の状況になっています。今後の状況次第では世界的な流行である「パンデミック」になる可能性もあります^{＊4}。WHO（世界保健機関）は、この新型コロナウイルス感染症のことを"COVID-19"（コヴィッド・ナインティーン）と名付けました。Corona virus disease 2019の略です。

　先日、6歳の孫から次のような質問を受けました。

孫：「ねぇ、お医者のグランパ眞ちゃん！　コロナウイルって何？」

私：「人の体に入って病気を起こす悪いやつで、王冠の形をしてるんだ」

孫：「その王冠の形をした悪いやつの写真、テレビで見たよ」

私：「"コロナ" っていうのは "王冠" とか "花輪" っていう意味なんだ」

孫：「皆既日食（かいきにっしょく）の時に太陽のまわりに見えるのも "コロナ" って言うでしょ！」

私：「6歳なのに、よく知ってるねぇ。付け加えておくけど、"ウイルス" ってのはラテン語で "毒" っていう意味だよ」

孫：「じゃあ、"コロナウイルス" って "王冠をかぶった毒やろう" っていう意味なんだね」……

パンデミックの語源

　ところで、「パンデミック」は英語 "pandemic"（パンデミック）のカタカナ表記で、もともとは形容詞でしたが、現在では英語でも「全世界的な伝染病や流行病」を意味する名詞として使われています。正式な和訳は「汎発性流行病」ですが、日本語でも「パンデミック」というのが普通になっています。

　"pandemic" を語源分析すると「*pan-*（すべての、汎（はん）） + *dem/o*（人々、民衆） + *-ic*（〜に関する）」→「（病気が）すべての人々に降りかかってくること」→「（特に伝染病などが）すべての人々に感染を起こしつつある状況」→「世界的な流行」→「パンデミック」と理解できます。

　この際、「エピデミック」= "epidemic"（エピデミック）という医療用語も覚えましょう。それを語源分析すると「*epi-*（〜の上に） + *dem/o*（人々、民衆） + *-ic*（〜に関する）」→「人々の上に降りかかっている状態」→「（感染症などの急速な）流行」となります。「エピデミック」の過激なものを "outbreak"（アウトブレイク）=「アウトブレイク（爆発的流行）」と言います。そして、地域や国を超え、世

界規模で広がるのが「パンデミック」です＊5。この際、復習しておきましょう。

✒ 王冠の形の悪いやつ

　電子顕微鏡で観察すると「コロナウイルス」は直径約100nm（ナノメートル）の球形で、表面には突起が見られ、形態が王冠 "crown"（クラウン）に似ており、ラテン語で王冠を意味する "corōna"（コローナ）にちなんで "coronavirus" と命名されました。蛇足ですが、ラテン語の "corolla"（コロッラ）は「小さな王冠」のことで、英語読みだと「カローラ」になります。トヨタの車種「クラウン」「コロナ」「カローラ」は「王冠三兄弟」ということになります。

　孫との会話は次のような私への要望で締めくくられました。……
孫：「お医者なら、"コロナウイルス" から王冠をはずしてやっつけてよ！」

＊１　severe acute respiratory syndrome（重症急性呼吸器症候群）
＊２　Middle East respiratory syndrome（中東呼吸器症候群）
＊３　正式名はSARS-CoV-2。
＊４　2020年３月11日、WHOが「パンデミック」と認定。
＊５　第12話（33頁）参照。

Fīnis corōnat opus.
（フィーニス・コローナット・オプス：ラテン語の格言）
英訳は "The end crowns the work." で、直訳は「結末が仕事を花冠で飾る」です。意訳すれば「何であれ終わりが肝心」あるいは「人生も最後まで生きてみなければその幸・不幸は分からない」とも読めます。まぁ、「終わり良ければすべて良し」と理解しておきましょう。

068 動脈は「広すぎ」も「狭すぎ」も良くない！

『医事業務』2020年5月15日（No.583）掲載

生まれた時から始まる動脈硬化

　「動脈硬化」を進行させる最大の要因は何だと思いますか？　それは"ageing"（エイジング）、すなわち「老化」あるいは「加齢」です。ここではあえて「老化」という言葉を使います。禅問答ではありませんが、「老化」を防ぐ方法が1つだけあります。それは「生まれないこと」です。生まれれば誰もが日一日と老いてしまいます。成人を迎えるまでは「成長」とも呼べますし、青年期を過ぎ熟年期を迎え、さらに長らえれば誰もが老人と呼ばれるようになります。長寿であればあるほど、老いも深まるのです。

　「動脈硬化」を英語では"arteriosclerosis"（アーティリオスクレロウスィス）といいます。語源分析すると「*arteri/o*（動脈）＋ *-scler/o*（硬い）＋ *-osis*（状態）」→「動脈が硬い状態」→「動脈硬化」と理解できます。

　実は、"arteriosclerosis"という現象は生まれた時からすでに始まっているのです。「動脈硬化」自体は痛くも痒くもありませんが、それが「狭心症」や「心筋梗塞」、「脳梗塞」などの病気として中高年、特に60代以降になってから生命を脅かすのです。これらの脳・心血管病は「動脈硬化」が原因でそれぞれの動脈の内腔が狭くなり、最終的にそれが詰まって発症します。

　「人生100年時代」といわれる昨今、我々は「動脈硬化」にどう対処

したらよいのでしょうか？　それは、介入可能な危険因子を見つけてそれらを改善していくことに尽きます。

　「動脈硬化」を増悪〈ぞうあく〉させる５大危険因子が分かっています。①高血圧、②喫煙、③脂質異常症、④肥満、⑤糖尿病の５つです。さらに近年では「慢性腎臓病」＝ “CKD”（chronic kidney disease：クロニック・キドゥニィ・ディズィーズ*）も危険因子として介入対象になっています。それぞれのリスクに対して減塩、禁煙、適切な運動習慣等の生活習慣改善を行い、薬物療法を併用するのです。

動脈が狭くなりすぎると…

　「動脈硬化」が進行すると、「動脈狭窄」という状態になります。英語では “arterial stenosis”（アーティーリアル・ステノウスィス）といいます。語源分析すると “arterial” は「arteri/o（動脈）＋ -al（〜に関する）」→「動脈に関する」→「動脈の」と理解でき、“stenosis” は「sten/o（狭い）＋ -osis（状態）」→「狭い状態」→「狭窄」ですから、“arterial stenosis” は「動脈狭窄」と理解できます。

　血流低下が生命の危機につながる２つの重要臓器が「心臓」と「脳」です。心臓を栄養する冠動脈〈かんどうみゃく〉が狭窄すれば「狭心症」を起こし、それが詰まれば「心筋梗塞」になります。また、脳を栄養する動脈が詰まると「脳梗塞」になります。

動脈が広がりすぎても…

　「動脈硬化」は一般的には動脈の内腔を狭くして “arterial stenosis” を引き起こします。しかし、時には動脈内腔を広げてしまうことがあります。一見矛盾するように思えますが、「動脈硬化」は「動脈瘤」という動脈の「広がりすぎ状態」をも惹起することがあるのです。

「動脈瘤」を英語では"aneurysm"（アニュリズム）といいます。語源分析すると「*an-＝ana-*（上に離れて）＋*eurysm*（広げること）」→「（動脈などが）外側に広がること」→「動脈瘤」と理解できます。

　「動脈硬化」は動脈壁内で起こるかなり複雑な病態で、多くの場合は内腔を狭くして「動脈狭窄」を来すのですが、何らかの原因で脆い部分ができてしまうと、そこが血圧で拡張してしまい「動脈瘤」を形成します。血圧が異常に高くなった時に破裂して大事に至ることがあります。特に「脳動脈瘤」の破裂で「くも膜下出血」を起こしたり、「腹部大動脈瘤」が破裂し大出血が起これば、突然死を来すことがあります。

　動脈は「広すぎ」ても「狭すぎ」ても良くないのです。

＊　第４話（９頁）参照

Μεσότης
(*Mesotēs*：メソテース：ギリシア語で「（両極端でなく）ほどよい中間」のこと：「中庸」とも言う）
　アリストテレスの言葉。洋の東西を問わず、「ほどよさ」が一番大切だとする考え方。日々のおしゃべりの中にも「ほどほど」「まあまあ」や「ハーモニー」「バランス」あるいは「調和」「均整」「平衡」などの言葉が使われます。何ごとも、急がず、無理せず、ほどほどに！

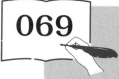

069 「チーム医療」や「コラボ」、そして「IPW」&「IPE」へ

『医事業務』2020年6月1/15日（No.584）掲載

IPEって何？

　何年ぶりかで母校のキャンパスを再訪しました。大学病院はモダンなデザインで建て替わっていました。新病院の壮大さに気を取られながらも、隣接した場所に建つ巨大な立方体の形をした教育棟に引きつけられました。そちらへ顔を向けるやいなや、壁面の大きな横文字が私の目に飛び込んで来ました。そこには"Ｉ Ｐ Ｅ"（アイ・ビー・イー）という3文字が、CHANELやLUIS VUITTON（シャネル）（ルイ ヴィトン）のブランド・ロゴのように大きく提示してありました。"IPE"って、いったい何だろう？

「チーム医療」と「コラボ」

　私が「チーム医療」という言葉を初めて耳にしたのは1970年代の半ばです。その頃、私は医学生でした。腎センターというところで、当時は最先端医療だった人工血液透析について学生実習で学んでいた時のことでした。アメリカ帰りの講師の医師が、「この医療は"チーム医療"である！　透析医療がわが国の"チーム医療"のモデルになるはずだ！」と熱く語られたのを思い出します。

　ところで、「チーム医療」は英語で"team medicine"（ティーム・メディスン）と言います。"team"の語源は「（重い荷車などを）共同して引くこと」です。"medicine"は「医学」や「医療」の意味です。

　その後、1980〜90年代にかけて、わが国では医療の臓器別専門分化

が急速に進みました。そのおかげで、以前には不可能だった手術や治療が医療技術の進歩とも相まって可能になりました。それが素晴らしいことである反面、自分の狭い領域しか診ない「専門医」が続出してきたのです。高度化した医療を担うために、細分化された各領域で、レベルの高い一定数の専門医が必要なことは確かです。しかし、専門医を何人集めても、それだけでは患者さんを全身的かつ全人的にケアする医療にはならいことも明らかになってきました。その間しばらく「チーム医療」という言葉は鳴りを潜めていました。

　ところが、2000年を過ぎたあたりからはマスメディアの番組製作において、音楽や絵画などの芸術分野においてアーティストらの「コラボ」が盛んになってきた時期に、医療分野でも専門が異なる医師同士、さらに多職種の医療スタッフ同士の連携を促進しようという動きが加速してきました。高度な医療技術を実践する際、多職種の「コラボ」がないと最適な結果が得られないことが分かってきたのです。

　「コラボ」とは英語 "collaboration"（コラボレイション）を略して言うときの和製カタカナ語です。語源分析すると「*col- = con-*、*com-*（いっしょに）＋ *labor*（労働、苦労）＋ *-ation*（～すること）」→「いっしょに働き、苦労すること」→「協働」と理解できます。

　とはいえ、21世紀になってから種々の分野で使われるようになった「コラボ」という言葉は、医療現場には似合わないのか、あまり用いられず、その代わりに「チーム医療」という言葉が復活して頻用されるようになりました。

✒ チーム医療からIPWへ

　さらに近年、「チーム医療」をより広くかつ掘り下げた形の "ＩＰＷ"（Interprofessional Work：インタープロフェショナル・ワーク）すな

わち「多職種連携協働」という概念が欧米から持ち込まれました。その定義は「2つ以上の異なる専門職が患者・クライエントとその家族と共にチームとして、彼らのニーズやゴールに向かって協働すること」です。今や、この"IPW"は、保健（行政）・医療・福祉などにおけるキーワードになっています。

　冒頭で私が母校の教育棟の壁面に見た"IPE"という文字は"Interprofessional Education"の略称で「多職種連携教育」と和訳されます。"IPW"を実践するための教育が"IPE"ということになり、両者は車の両輪のような関係にあります。

　接頭辞"inter-"は「2者間における相互的関係性と交流」をイメージさせます。したがって"interprofessional"は「専門職種間の相互交流」の意味を内包しています。"education"は「教育」のことです。

　"IPW"や"IPE"のごとく、医療の世界では横文字の略称が急増中です。めげずに、いっしょに学んでまいりましょう。

Alone we can do so little. Together we can do so much.
（「一人では僅（わず）かなことしかできない。一緒なら沢山（たくさん）のことができる」盲（もう）・聾（ろう）・啞（あ）のヘレン・ケラー女史［1880〜1968］の言葉）この世界の片隅で「コラボ」を叫びましょう！　ご一緒に、「Collaboration！」

070 「ゴールド」と「ゴールデン」、どっちがより輝いている？

『医事業務』2020年7月1/15日（No.585）掲載

「金」といえば…

「金」という漢字を見て、最初に思い浮かべるのは何ですか？　通貨としての「お金」やゴールドの意味での「金」、あるいはオリンピックでの「金メダル」などでしょうか。以下、「金」は「きん」と読んでください。

英語で"gold"（ゴウルドゥ：語源は「黄色」）と呼ばれ、原子番号79、元素記号Auと表記される物質が「金」です。日本語で「黄金」と書いて「こがね」または「おうごん」と読みますが、「金」のことです。ラテン語で「金」は"aurum"（アウルム）と言うので、その最初の2文字auから元素記号Auが決められました。

反応性が低く化合物を形成しにくいため、自然界でも「金」は単体として産出されることが多く精錬の必要がありませんでした。また、軟らかくて扱いやすく、末永く金色の輝きを失わないため、人類が装飾品として利用してきた最古の貴金属でもあります。21世紀の今日に至るまで、"gold"は"gold"のまま、その希少性と価値を保持し続けています。

普通の金属を高貴な"gold"に変えようとする「錬金術」が、西洋の中世において盛んでした。「錬金術」のことを英語で"alchemy"（アルケミィ）と言いますが、その語源はアラビア語「al-kīmiyā（アル・キーミヤー）」です。語源分析すると"alchemy"→「al-（定冠

詞）＋*kīmiyā*＝*chemy*（金属の性質を変える術)」→「錬金術」と理解できます。

　現在「化学」と呼んでいる学問は英語で"chemistry"（ケミストゥリィ）ですが、「錬金術」の"alchemy"から"al-"が取れて派生した英単語で、おおもとの意味は「金属の性質を変える術」だったのです。

✒ 医療における「ゴールド・スタンダード」

　ところで、現代の医療現場ではしばしば、「ゴールド・スタンダード」という言葉が使われています。英語の"gold standard"（ゴウルドゥ・スタンダードゥ)＊をそのままカタカナ語にしただけですが、これも適訳がないのが現実です。種々の分野で使われますが、治療法に関してなら、「標準治療」とでも言うべきものです。

　ところが、患者さんのほうは、「標準」的ではなくより効果的な「特別な治療」をしてほしいと思うかもしれません。しかし、我々医師の言う「標準治療」とは、「ごく普通の」あるいは「ごく一般的」な治療という意味ではありません。医療界では、「科学的根拠（エビデンス)」に基づき、効果と安全性が確認されている現在利用できる最良の治療法のことを「標準治療」と言っているのです。難病であれがん疾患であれ、それぞれの患者さんに実施することが「推奨されている治療法」のことを「標準治療」と呼んでいるのです。これを英語で"gold standard"、日本語でも「ゴールド・スタンダード」と呼んでいるのです。"gold"を付けることで「最良」というニュアンスが伝わってきます。もし、新しい治療法が現在の"gold standard"よりも優れていることが科学的に証明されれば、その新しい治療法が次の"gold standard"になります。

✒ 「ゴールド」と「ゴールデン」

　実は我々日本人医師の中には "gold standard" と言うべきところを、「ゴールデンウィーク」のごとく "golden standard"（ゴウルデン・スタンダードゥ）と言ってしまう仲間もいます。英語の "gold" は「金」を表し、"golden" は「金色の」や「金メッキした」という意味で使われます。例えば、"gold ring" は本物の「金の指輪」ですが、"golden ring" と言うと「金色の指輪」→「金メッキした指輪」と言ったニュアンスになります。

　"gold standard" を "golden standard" と言い間違えると「根拠に基づいた標準治療」のはずが「根拠を粧(よそお)った標準治療」などと誤解されかねませんので注意が必要です。ちなみに、「ゴールデンウィーク」は日本独自の表現ですし、NHKのアナウンサーはこの表現を使いません。

＊　本来の "gold standard" は金融の言葉で「金本位制」のこと。

Ignis aurum probat.
（イグニス・アウルム・プロバット）
（「火は黄金を試す」古代ローマ、ストア派の思想家セネカ［前4頃〜後65］の言葉）本物の黄金は火や炎をもってしても変化しない、という意味です。これには後半があり、「苦難は勇者を証明する」と続きます。本物の黄金のように勇気ある人間はどんな悲惨さにも耐えることができる！　と考えるのです。

071 "social distancing" と "social distance" は 似て非なるもの！

『医事業務』2020年9月15日（No.588）掲載

3密を避けるsocial distancing

2020年夏、首都東京では世界中からトップ・アスリートが参集し、日々熱戦が繰り広げられているはずでした。しかし、新型コロナウイルス＊（SARS-CoV-2）による感染症であるCOVID-19のパンデミックのために、東京オリンピック開催が1年延期となりました。特効薬がなく、ワクチン開発も急ピッチで進んでいるとはいえ、すぐ使える状況にはありません。1年後の延期開催すら危ぶまれています。

新型コロナウイルスは、飛沫や接触によって口や鼻（まれに目）を通して、人から人へうつります。感染予防には、手洗いや消毒による「手指衛生」とマスク着用による「咳エチケット」、そして"social distancing"（ソウシャル・ディスタンスィング）の実践が有効です。わが国では「3密」を避けることが広報されてきました。すなわち、①換気の悪い「密閉空間」を避け、②多数が集まる「密集場所」を避け、③間近で会話や発声をする「密接場面」を避けることの3つです。

social distancing＝物理的・空間的な距離を取ること

まず、英語の"social distancing"についてですが、これは伝染病の拡大予防に特化して用いられる言葉で、他の分野で用いられることはまずありません。

直訳すれば「社会的な距離を取ること」ですが、その意味は「感染拡大を防ぐために物理的・空間的な距離を取ること」と定義されています。「社会的距離の確保」など各種の和訳が試みられていますが、今ひとつピンとこないものばかりです。「社会的距離」と訳してしまうと、次に述べる学術上の概念が大きく異なる "social distance"（ソウシャル・ディスタンス）と同一和訳となってしまいます。このような経緯もあり、"social distancing" の和訳はカタカナ語で「ソーシャル・ディスタンシング」が好んで用いられている現状があります。

　ちなみに "social" を語源分析すると「*soci-*（仲間）＋ *-al*（〜に関する；形容詞語尾）→「仲間に関する」→「社会的」と理解されます。同様に "distancing" は「*dis-*（離れた）＋*stance*（立つ）＋*-ing*（〜すること）」→「離れて立つこと」→「距離を取ること」と理解されます。つまり、語源的には "social distancing" は「仲間と離れて立つこと」です。

🖋 social distance＝心理的な距離

　一方、"social distance" のほうは「社会的距離」と和訳されますが、その意味は、人種差や学歴差、貧富の差などによるグループ間で生じる心理的な距離を示す言葉として社会学分野で使われてきた言葉で、感染予防の用語ではありませんでした。それが、今回のCOVID-19のパンデミックの最中、わが国だけではなく、世界中で "social distance" が "social distancing" と同じ意味として、混同使用され始めました。

　世界保健機関（WHO）は、このような言葉上の混乱を整理するために、感染予防に寄与するのはあくまでも「物理的な距離」なのだから、"social distancing" よりも "physical distancing"（フィズィカル・

ディスタンスィング）＝「物理的な距離の確保」を用いたほうがよいとの見解を表明しています。

　"social distancing" と "social distance" の２つは似て非なるものなので、その区別をはっきりと知ってしまった今、我々としては、感染予防を目的とする場合には "social distancing" あるいは "physical distancing" という言葉を用いたいものです。

＊　人間に感染する７番目のコロナウイルスでSARS-CoV-2（和訳：サーズコロナウイルス-2）と命名。詳しくは第67話（191頁）参照。

Man is a social animal.
（「人は社会的な動物である。」：2300年前にアリストテレスが記述したことに始まる表現です）
　人間はひとりでは生きていけません。人は集い、協力しあってサバイバルしてきました。"social distancing" も集団の知恵の１つです。

072 　"psychotherapy" の語源は 「魂の世話」＝「哲学」！？

（サイコセラピー）

『医事業務』2020年10月15日（No.590）掲載

我々は「こころの世紀」に生きている

　20世紀は「科学技術の時代」でした。21世紀は「こころの世紀」と言われています。「こころ」と言われても、それは「感情」や「情緒」とどう違うのか、「魂」や「精神」は「こころ」と同じなのかという疑問が出てきます。それぞれに、くっきりとした境界線を引くのは困

難です。本稿で「こころ」という場合は、「魂」「精神」など似通った概念の総称と考えることにしましょう。

どんな時代であれ、生きている限り、我々はストレスと共にあります。「ストレス」という概念は世界中で日常的に使われており、日本語でも「ストレス」とカタカナ表記で使います*。

そもそも "stress" とは何なのでしょうか？　ある種の「こころのひずみ・歪み」のことですが、それを医学的な舞台に登場させたのが「ストレスの父」こと、ハンス・セリエ博士です。彼が、1936年に "stress"（ストレス）という言葉を初めて医学・生理学的な意味で用い始めたのです。「生体に何らかの刺激が加えられた際、それによって生じる生体内の傷害とそれに対する生体防御的な適応反応とを合わせたもの」を "stress" と呼ぼうとセリエ博士は提唱したのです。

"stress" とは本来、生物が外的または内的刺激に適応していく過程そのものを概念化したものですから、どんなに努力してもゼロにはなりません。冒頭でも述べたように21世紀は「こころの世紀」とも言われますが、同時に「不確実性の時代」とも、変化の速い激動の時代とも言われています。ストレスとの向き合い方がますます重要になっています。

「精神療法」の語源

今回は、日本語で「精神療法」、英語では "psychotherapy"（サイコセラピィ）と呼ばれている言葉に着目します。まず、"psychotherapy" を語源分析してみましょう。

"psychotherapy" は「*psych/o*（魂、精神、こころ）+ *therapy*（寄り添うこと、世話すること）」→「魂の世話をすること」→「精神を療養する方法」→「精神療法」と読み解くことができます。

実は、この言葉を深く理解するためには、一度、約2500年前の古代ギリシャのアテナイ（現在のアテネ）で活躍した元祖哲学者であるソクラテスの言葉に耳を傾ける必要があります。『ソクラテスの弁明』（プラトン著）の中で彼は、「魂をできるだけ優れたものにすることにも気を使わず心配もしないで、恥ずかしくはないのか」と訴えています。彼は「魂の世話」の重要性を指摘しているのですが、それをギリシャ語では "τῆς ψυχῆς θεραπεία" と言い、ローマ字式に書き直すと "tēs psychēs therapeiā"（テース・プシューケース・テラペイアー）です。ほぼそのまま現代の医学用語 "psychotherapy" になっています。

　また、ソクラテスは「知を愛する営み」（＝哲学）のことを「魂の世話」とも言っています。ちなみに、「哲学」は英語で "philosophy"（フィロソフィー）ですが、「*phil/o*（愛する）＋*sophy*（知ること）」→「知を愛すること」が語源です。

こころの世紀における「魂の世話」

　21世紀を生きる我々の多くは身体の世話は当然のように行い、健康維持に努力しています。仮に病気になっても、医者にかかり、薬をもらったり手術を受けたりして、医学の力で治してもらおうとします。その一方で、自分の「魂の世話」を実践している人は少ないと思います。こころの病も薬で治してもらえるはず、と思っている人が多いのです。

　「精神療法」と訳されている "psychotherapy" という語は、ソクラテスの言う「魂の世話」に端を発しており、それは同時に「知を愛すること」すなわち "philosophy"（哲学）とも重なっていたのです。どちらも対話することでより善いものになっていきます。お互い「こ

ころのケア」に留意していきましょう。

＊　ストレスに関しては第19話（52頁）も参照のこと。

Stress is the salt of life.
（「ストレスは人生の塩である」カナダの生理学者ハンス・セリエ博士［1907－1982］の言葉）
　ストレスこそが、人生にほどよい味付けをしてくれているのかもしれません。料理における塩と同じ。うまく付き合いましょう。多すぎず、少なすぎず！　強すぎず、弱すぎず！　ほどよく張られたバイオリンの弦が、すばらしい音色をかもし出すように。

073 　“pet loss” は和製英語だけど、英語として通じる！
ペット　ロス

『医事業務』2020年11月15日（No.592）掲載

 ## 「ペットロス」との出会い

　2020年末におけるわが国の人口は１億2,500万人と推計されています。一方、わが国で飼育されている犬と猫はそれぞれ約900万匹ずついて、その総数は1,800万匹と推定されています。15歳未満人口が1,500万人ですから、中学生以下の人口よりも犬猫の数の方が多いことになります。

　ところで、「ペットロス」という言葉を聞いたことがありますか？これは和製英語の “pet loss”（ペット・ロス）をカタカナ表記したものです。

私が初めてこの言葉に出会ったのは世紀末の2000年頃で、愛犬家の知人たちとたまたま談話していた時のことでした。その時、"pet loss"の存在を知りました。

　実は、それ以前の1990年代後半だけに限っても、今から思えば"pet loss"で苦しんでいた患者さんたちに出会っていたのですが、当時の私はその重要性に気づいていませんでした。

「悲しみ」に与えられた言葉

　私が主治医をしていた50〜60代の腎臓病の女性患者さん3人が、時期は異なりますが、相次いで「うつ状態」になられました。食欲低下や引きこもり傾向になられ、それまで安定していた血圧や血糖値が不安定となったり、服薬アドヒアランスもうまくいかなくなったりすることを経験していました。このご婦人たちの心身の不安定さの原因が当初は分からず、投薬していた薬剤の副作用かもしれないと思ったり、何かと気にはなっていました。

　1つだけ三者に共通の出来事がありました。それは、うつ状態の発症1〜2カ月前に愛犬が死んでしまったということです。

　「ペットが死んでしまったのですね。悲しいでしょう」と声をかける程度には共感できていたと思いますが、それが、心身に多大な悪影響を与えるほどのストレスであったことには思い至りませんでした。そのことの重要性に気づいたのは、「ペットロス」という言葉を自分の耳で直に聞き、それについて愛犬家の知人らから教えてもらってからのことでした。

　何かしらの現象に対して「言葉を与える」ということが、理解や共感を深めるという実体験でした。「ペットロス」という言葉が自分の脳裏になかった時には、同じ現象を観察していても、その「意味」に

十分に気づけなかったという経験でした。

🖋 医療における「喪失の悲しみ」とケア

　ちなみに、"loss" は「喪失」のことで、"pet" は「愛玩動物」や「ペット」と和訳されます。"pet" の語源はフランス語で「小さい」を意味する "petit"（プティ）の短縮形だとする説があります。

　少し心理学的な話になりますが、喪失対象が人ではなくペットの "pet loss" においても、"grief"（グリーフ）や "bereavement"（ビリーヴメント）を強烈に体験する人がいて、それへのケアが必要な場合があるのです。

　"grief" の語源的な理解は「心が重いこと」→「重い悲しみ」→「悲嘆」ですが、医療の世界では「グリーフ」と呼び「喪失に対する感情的、認知・行動的、身体的反応の総称」と定義されています。

　特に「死別」という喪失による悲嘆のことを英語で "bereavement" といい「死別反応」と訳されることもありますが、医療者間では「ビリーブメント」とカタカナ語で呼ぶことが多いです。"bereavement" の語源は「*be-*（他動詞を形成する接頭辞）＋ *reave*（奪う）＋ *-ment*（～の状態）」→「（死によって大切な人を）奪われた状態」→「死別体験」と理解できます。

　なお、この分野でのさらなる研究発展を期して2017年に日本グリーフ＆ビリーブメント学会が設立されたことに大きな意義を感じています。

　近年、ペットは家族の一員として人の暮らしに密接にかかわるようになってきました。"pet loss" でも人の死別体験と同様にケアが必要な場合が少なからず存在していると思われます。

　"pet loss" は病名ではありませんし、和製英語のようです。しかし、"pet loss" は現在必要な言葉ですし、英語ネイティブに対しても、英

語として立派に通用します。

Cavē canem !
（カウェー　カネム）
（この有名なラテン語の直訳は「あなたは犬に用心しなさい！」です）古代ローマのあちこちの門前に掲げられていた言葉です。「猛犬注意！」に相当します。猛犬を番犬として使っていたのです。現在では、ペットは家族の一員としての存在感が強くなっており、「ペットロスに注意！」ですね。

074 「命の星」は救急救命の　star of life
シンボルだ！

『医事業務』2020年12月15日（No.594）掲載

医学のシンボル

現在、医学と言えば、それは西洋医学のことです。そのルーツは古代ギリシャのヒポクラテスにさかのぼるとされています。ヒポクラテスは「医学の父」とも呼ばれています。

ところで、医学のシンボルマークって何だか知っていますか？　ヒントはWHO（世界保健機関）のロゴマークの中にあります。正解は「アスクレピオスの杖」です。わが国では、一般的にはまだ認知度が低いかもしれませんが、気づけば、医療関連の意匠としてあちらこちらで用いられているのを見出すことができます。その由来はギリシャ神話にあります。

アスクレピオスは太陽神アポロンの息子で、最上の名医でした。あまりにも上手に人の病を治すので、死者がいなくなるほどだったと言われています。彼のすぐれた医術は、ついに死者をも 蘇 らせてし

まったのです。しかしそのことで、死者の国・冥界の王ハデスの怒り を買ってしまい、最高神ゼウスが知るに及んで、死者を蘇らせたとい う自然の理に反したアスクレピオスをゼウスは雷撃によって焼き殺し てしまいました。

　後に、アスクレピオスはその偉業が認められ、復権して天に上げら れ「へびつかい座」になりました。アスクレピオスは最古の医神とし て崇められるようになり、今日、彼が常に携えていた蛇の巻きついた 杖が医療のシンボルとなったのです。

　ちなみに、蛇といえば一般的には邪悪な生き物とされ、旧約聖書で もイブを誘惑した悪魔のごとくに語られていますが、古代ギリシャに おいては、脱皮して成長し、新たに蘇る姿から、蛇は治癒と再生のシ ンボルとされていたのです。

救急救命のシンボル

　私事ですが、医師になって40年になります。ピーポーピーポーとい う救急車のサイレンが聞こえると、今でも背筋が伸びるような緊張感 を覚えます。救急車のことを英語で"ambulance"（アンビュランス） といいます。語源分析をすると、「*ambul-*（歩く、移動する）＋ *-ance*（～するもの）」→「（戦場で負傷者を）移動させるためのもの」 →「（傷病者を運ぶ）移動用の馬車」→「（近代的な）救急車」と理解 できます（詳細は第7話17頁参照）。

　ところで、救急車の車体外面には"Star of Life"（スター・オヴ・ ライフ）と呼ばれる特別なマークが付いています。気づいていました か？　青い星形「＊」の中に前述した医療のシンボルである「アスク レピオスの杖」が描かれているマークです。

　"Star of Life"は、1973年にアメリカで生まれたデザインですが、

—212—

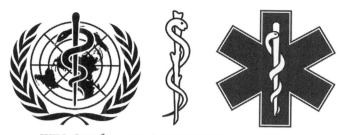

WHO のロゴ　　　アスクレピオスの杖　　Star of Life

今や世界中で、救急車やドクターヘリ、救急救命士の制服などのエンブレムとして使われています。「命の星」と和訳されることもありますが、救急救命にかかわる人々の間では、「スター・オブ・ライフ」と呼ばれることが一般的です。

　今度、あなたが救急車を見かけた時には、ぜひこの "Star of Life" のエンブレムを見つけて、その意義を再考してみてください。

　なお、蛇足ですが、病院到着までの救急医療プロセスを「救急救命」と呼び、病院到着後では「救命救急」と呼び分けています。

comment

Star of Life
（スター・オヴ・ライフ：上図参照）
星形（＊）の６本の突起にはそれぞれ意味があり、12時の位置から時計回りに救急救命手順６つを象徴しています。すなわち、①Detection：覚知、②Reporting：通報、③Response：出場、④On Scene Care：現場手当、⑤Care in Transit：搬送中手当、⑥Transfer to Definitive Care：医療機関への引渡し、の６つです。

"music therapist" って誰？

『医事業務』2021年2月15日（No.597）掲載

音楽療法の専門家

「音楽療法士」という言葉を聞いたことがありますか？　英語で "music therapist"（ミューズィック・セラピスト）と言います。簡単に説明すると「音楽療法」の専門家のことです。「音楽療法」という日本語は英語の "music therapy"（ミューズィック・セラピィ）の訳語です。ちなみに、日本音楽療法学会は「音楽療法」を「音楽のもつ生理的、心理的、社会的働きを用いて、心身の障害の回復、機能の維持改善、生活の質の向上、行動の変容などに向けて、音楽を意図的、計画的に使用すること」と定義しています。今回は、"music therapy" について語源にまで遡って解説してみたいと思います。

"therapy" の語源

まず、"therapy" についてですが、この英単語は、今やカタカナ語の「セラピー」とか「セラピィ」として、日常会話の中でも頻繁に使われる日本語になっています。ここでは「セラピィ」という表記を使うことにします。

"therapy" の語源は、ギリシア語の「付き添うこと、寄り添うこと」に由来しますが、それがさらに「世話をすること」→「手当て、療法、治療」の意味に発展して今も用いられています（第72話205頁参照）。"therapist" とは「*therapy*（療法、治療）＋ *-ist*（専門家）」→「療法士」のことですが、おおもとの語源に戻ると「寄り添う人」

あるいは「そばで援助する人」のことです。

　医療・介護・福祉の領域で、現在最も高頻度に使用されているカタカナ語は「ケア」です。もちろん、英語の "care"（ケア）から来ていますが、語源はゲルマン祖語やラテン語の「気にかけること」→「用心、心配、配慮」→「世話、介護」に由来し（第41話114頁参照）、わが国でも1970年代後半からは、医療・介護・福祉の広い領域で「何らかの援助を必要している人への適切な対応」を意味する言葉として、「ケア」という言葉が用いられています。

　"therapy" =「セラピィ」がギリシア語由来で、"care" =「ケア」はゲルマン祖語やラテン語由来ですが、どちらも「世話すること」という意味のイメージは共有されています。しかし、"therapy" は「療法」や「治療」と訳されますし、漢字の「療」にはやまいだれ「疒」が付いていることからも、「セラピィ」には病気や病的な障害に対する処置や介入が含意されていると理解できます。「ケア」の場合は、その対象が病的な障害に限らず、もっと広くさまざまな分野で使用されています。

　「セラピィ」が病的状態に限定的である一方で、「ケア」は対人援助活動のほとんどすべてに適応できる言葉になっています。

✒ "music"の語源

　次に、"music" についてですが、直接の語源はラテン語 "mūsica"（ムースィカ）です。さらに遡るとギリシア語 "μουσική"（mūsicē：ムースィケー）にたどり着きます。それは詩・音楽・舞踏を統合した形の「ムーサたちの技術」のことでした。

　「ムーサ」= "Mūsa" とはギリシア神話の「学芸の女神さま」のことです。英語では "Muse"（ミューズ）と呼ばれます。総勢9柱の女

神さまたちが種々の学芸を担っているのですが、その「ムーサたちの技術」のうち、特に「音楽」に関するものが現代の英単語 "music" に象徴的に残っていると理解できます。

　古代ギリシアにおいて「音楽」は対人関係や人間性の諸々の課題にかかわる総合芸術だったと思われます。古代ギリシアの哲人プラトンは「音楽」を「魂の調和を促すものだ」と述べています。

　"music therapy" を "music" と "therapy" の各語源に立ち戻って理解し直すことで、それが私たちの日常生活から知的活動にいたるまでの幅広い範囲で影響力を及ぼす可能性を秘めたアプローチであることが再認識できました。

　「言葉」の持つ力も大きいですが、それをも統合する形での "music" =「ムーサたちの技術」を用いて人間的な成長ができればいいなぁ、と思います。

Music is therapy.「音楽は治療だ」
米国のラッパー、マックルモア（Macklemore：1983年〜現在）の言葉です。音楽は人の心の琴線に触れる体験であり、人と人を結びつける引力を持ち、心につける薬だ、と彼は言います。"music" は言葉とはひと味違う "therapy" をもたらします。

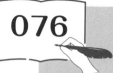

076

「オイディプス王」のどこに「浮腫」があったか？

『医事業務』2021年3月15日（No599）掲載

変化を知る

「朝は4本足、昼は2本足、夜は3本足の生き物は何か？」

今回はこの謎かけに挑戦することから始めましょう。これは、ギリシャ神話に出てくる「スフィンクス」という怪物が問いかけたものですが、「エディプスコンプレックス」という言葉にも出てくる「エディプス」という名の人物が見事にそれを解いてみせました。「それは人間だ！」と。その心は……「人間は赤ん坊の時にはハイハイするので4本足、成長すると2本足で歩き、さらに老年なって杖を突いて歩くので、いわば3本足になる」と説明しました。

見様によっては、この謎かけにおける足の数の変化は、仏教用語の「生老病死」ではありませんが、人の一生は悲喜こもごも、誰でも大きく変化する運命にあることを象徴しているかのようです。深読みすればきりがありませんが、変化こそが人生であり、「人間よ、変わりゆく自分自身を知りなさい」と諭しているのかもしれません。

「オイディプス王」の由来

さて、「エディプスコンプレックス」という言葉は、精神分析の創始者として知られるオーストリアの精神科医フロイト（1856－1939）による造語です。日本語訳は英語発音に由来しますが、"Oedipus complex" と書いて「エディパス・コンプレクス」と発音します。ギ

リシャ神話の「オイディプス王」の運命を連想させる用語です。心の発達過程で、男の子が無意識のうちに母親に愛着を持ち、逆に父親に対して敵意を抱く傾向のことを指す精神分析用語です。

　「オイディプス」という人名はギリシャ語 "*Oιδίπους*"（オイディプース）に由来しており、そのままローマ字表記すると "*Oidipous*" ですが、ラテン語に導入される際、"*Oedipūs*"（オエディプース）に変わりました。ラテン語名がそのまま英単語 "Oedipus" として取り入れられ、発音は「エディパス」となり、その和訳が「エディプス」になったという次第です。本来のギリシャ語の発音に近い和訳が「オイディプース」ですが、音引き「ー」を略して「オイディプス」と書かれるのが一般的です。つまり、「エディプス」と「オイディプス」とは同一の人名なのです。

　「オイディプス」は、古代ギリシャにあった都市国家の一つであるテーバイのライオス王とその王妃イオカステの息子でした。アポロンの神託によって、ライオスは将来生まれる自分の息子に殺されるだろうと予言されていました。ライオスは男の子が生まれるや否や、両足をピンで刺し貫いて山中に捨てさせ、その子を殺そうとしました。羊飼いに助けられ、子供がいなかった隣国コリントスの王の元に連れていかれました。

　その子を王は我が子として養育しました。ピンが刺さっていた両足がむくんで腫れていたため、その子は「足がむくんで腫れた者」を意味する "*Oιδίπους*"（オイディプース；*Oidipous* = *oidein*：腫れる + *pous*：足）と名付けられました。

✒ 外国における「浮腫」のスペリングの変化

　ところで、塩辛いおつまみを食べながらたっぷりお酒を飲んだ翌日

にまぶたや顔がむくんだり、長く立ち仕事をした後に足がむくんだりした経験はありませんか？　「むくみ」のことを医療用語では「浮腫（ふしゅ）」と呼び、英語では"edema"（エディーマ）といいます。イギリス英語では発音が同じでも、スペリングは"oedema"と書かれることがしばしばあります。「浮腫」の医学的な定義は「間質液が過剰な状態」です。"edema"の語源はギリシャ語"oἰδεῖν"（oidein：オイデイン；腫れること）から派生した"oἴδημα"（oidēma：オイデーマ；浮腫、腫大）です。この"oidēma"がラテン語化して"oedēma"（オエデーマ）と語頭のスペリングが変わり、それがそのまま英単語"oedema"［英国式］＝"edema"［米国式］（エディーマ）になりました。

　「オイディプス」という名前は、語源的には文字通り「むくんだ足」という意味です。この際、ギリシャ悲劇の最高傑作である『オイディプス王』（ソフォクレス作）を一読してみてはいかがでしょうか？

Homō sum.
（ホモー・スム；「私は人間である」）
古代ローマの喜劇作家テレンティウスの『自虐者』にみられるラテン語の有名な一節です。この文の後に「人間にかかわることで自分に無縁なものは何もないと思う」が続きます。人間にとって、対人関係での互いの有り様が常に課題なのです。この「ホモー・スム」は、欧米の知識人の琴線に触れる言葉です。

077

「マルトリートメント」は「〇（マル）」ではなく「×（バツ）」トリートメント！

『医事業務』2021年4月15日（No.601）掲載

語源からひも解く「トリートメント」の意味

「トリートメント」という言葉を耳にした時、あなたは何を連想しますか？　髪の毛やお肌の手入れのことを思い浮かべるかもしれません。ちなみに「トリートメント」をインターネットで検索すると、「ヘアトリートメント」が圧倒的多数でヒットします。ほとんどの国語辞典は「手当てすること。特に髪の手入れ」という説明を用いています。

つまり、日本語の「トリートメント」は、主として美容や化粧に関係する分野で使われていることが分かります。どちらも気持ちが良くなる方向性での「トリートメント」です。もちろん、英語の"treatment"（トゥリートメント）由来の言葉で、その語源は「引っ張ること」です。「何か役に立つ方向へと引っ張ること」から「治療、処置」あるいは「取り扱い、待遇」という意味になりました。

"maltreatment"の和訳

ところで、今回はちょっとシリアスな「トリートメント」について紹介したいと思います。それは「マルトリートメント」という言葉です。「それって、何？」っていう人もいるかもしれませんが、医療業界、特に小児精神科領域や児童福祉分野において、近年頻繁に用いられる言葉になっています。英語の"maltreatment"（マルトゥリートメン

ト）をそのままカタカナ表記で使っており、語源的には "maltreatment"
＝「mal-（悪い、間違った）＋treatment（引っ張ること、引き出すこと）」→「間違った方向に引っ張ること」→「間違った処置や待遇」と理解することができます。普通の英和辞典では「（人・動物などへの）虐待、冷遇」のような訳し方になっています。

　「マルトリートメント」という言葉は、「児童虐待」あるいは「子どもへの虐待」といった問題を扱う際に、しばしば用いられます。そもそも日本語の「児童虐待」は、次の2つの用語に英訳されます。すなわち "child abuse"（チャイルド・アビュース）と "child maltreatment"（チャイルド・マルトゥリートメント）の2つです。

　"maltreatment" とは広く捉えると「不適切なかかわり」のことで、特に大人による子どもに対する「不適切な養育やかかわり方」を意味します。かつては「非道処置」などと強い語気の和訳も見られましたが、最近ではカタカナ表記の「マルトリートメント」がもっぱら使われています。

　医学に限らず、学問分野の国際共通語は、現在では英語です。したがって、最新の情報や新しい概念・価値観についての用語は、専門性が高ければ高いほど、まず英語で入って来ます。"maltreatment" もその例外ではなく、日本語の「虐待」とは異なるニュアンスがあり、適切に和訳するのが困難なのです。

✒ 語源分析による "abuse" と "maltreatment" の違い

　すでにお気付きのように "abuse" も "maltreatment" も、その前に "child" を付ければ「児童虐待」という日本語になり、"abuse" と "maltreatment" は両方とも「虐待」と和訳できてしまうのですが、ここで両者の違いに着目してさらなる解説を試みます。ちなみに

"abuse" は「*ab-*（外れた、異常な）＋*use*（使用、扱い）」→「異常な使用、外れた扱い方」→「乱用、虐待」と語源分析できます。

　「虐待」は国語辞典では「むごい扱いをすること」と説明されています。意図的な加害行為が連想されます。英語の "abuse" は日本語の「虐待」に一番近い意味を持っていると感じられます。特に "abuse" は身体的虐待と性的虐待に対して用いられる傾向にあります。一方、"maltreatment" は、身体的虐待、心理的虐待、性的虐待およびネグレクトという虐待の4カテゴリーすべてを包括的に意味する言葉として使われます。

　心身ともに現在進行形で発達過程にある子どもたちへの「マルトリートメント」は、小児期だけの問題にとどまらず、彼らが大人になった時の心身の健康や社会適応にも影響を及ぼすことがエビデンスとして報告されています。事情はどうであれ、養育者は「マルトリートメント」を避け、適切な「トリートメント」で子どもたちに接するべきであることを、最新の脳科学は教えてくれています。

"Your most unhappy customers are the greatest source of learning."（一番不満を抱えている顧客こそ、最大の学習源である）
米マイクロソフトの創業者ビル・ゲイツ氏（1955年〜現在）の言葉です。お互いがつらい体験から言葉を通して学び合う能力は、人間だけのものです。逆境においても、それを切り抜けて成長していける力が自分にはあり、協力者が必ずいることを信じましょう。

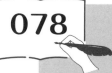

078 「コーチング」の答えは、自分の中にある！

『医事業務』2021年5月15日（№603）掲載

「コーチング」の語源は、意外な物！？

馬車に乗った経験はありますか？

私はアメリカに留学中、西部劇に出てくる幌馬車や貴族が乗るような高級馬車に乗ったことがあります。欧米では現在でも観光地やアトラクションなどで、馬車に乗る機会は少なからずあります。

今回は「コーチング」というカタカナ語に着目します。面白いことに、その語源は、馬車なのです。

欧米で生まれ、広まった「コーチング」

最近、医療、介護、福祉の分野でも「コーチング」という言葉をしばしば耳にします。ところで、「コーチング」って一体何なのでしょうか？　すでにスポーツの分野では、選手の育成やチーム力の強化に「コーチング」が必須と考えられています。

「コーチング」は、英語の動詞 "coach"（コウチ：指導する）から派生した動名詞 "coaching"（コウチング）に由来します。直訳すれば「コーチすること、指導すること」です。これが名詞となり、現在の「コーチング」の意味になりました。

"coach" の名詞としての主な意味は、「コーチ、指導者、監督」です。しかし、実は「馬車」という意味もあるのです。そういえば、高級ブランド「COACH」のロゴは馬車ですね。

ちなみに、国語辞典に「コーチング」の項目が採用されたのは、21世紀になってからのことです。広辞苑では、2008年に刊行された第6版から掲載されるようになりました。それによれば、「コーチング」とは「本人が自ら考え行動する能力を、コーチが対話を通して引き出す指導術」とあります。

　では、馬車が「コーチング」とどのようにつながっていったのでしょうか？　話は紀元前4000年ごろにまでさかのぼります。現在のウクライナ辺りに居住していた民族が、馬の家畜化に成功しました。さらに紀元前3000年ごろ、当時のメソポタミア地域に住んでいたシュメール人たちが、車輪を発明しました。馬と車輪、この両者が結びつき、紀元前2500年ごろまでに馬車が誕生し、使われ始めたと言われています。

　実は、20世紀になり自動車が量産されるまでの過去4000年以上にわたり、平地や乾燥した大地が多いヨーロッパから中国に至るユーラシア大陸においては、最速で最大の積載量を陸上輸送できる手段は、馬車だったのです。一方わが国では、地形や気候、風土などの影響で、馬車は普及しませんでした。

　馬車誕生の後、長く続いてきた馬車の歴史において、15世紀に大きな技術革新が起きました。その舞台は、ハンガリーの"Kocs"（コチ）という馬車づくりの村です。辺境にあたるこの村で、乗り心地が良く、軽いしスピードも速い画期的な四輪馬車が製造されたのです。ヨーロッパ中で大人気となりました。

　その後、この種の馬車がヨーロッパの陸路において、運輸の主役を担うことになります。「Kocsの馬車」は、その発祥地の名にちなんで「コチ村からの」を意味する"Kocsi"（コチ）と呼ばれるようになり、"Kocsi"＝「コチ」といえば馬車を意味するように転じていったので

す。これがヨーロッパ各地の言語に採り入れられ、16世紀には英語でも馬車のことを「コチ」→ "coach"（コウチ）と呼び始めました。

「コーチング」の対象が、医療職にも波及

馬車、すなわち "coach" の「物や人を目的地へ運ぶもの」という概念が、比喩的に拡大解釈されるようになり、英単語 "coach" が人に対しても使われるようになりました。

1830年ごろ、イギリスでは「学生を試験合格まで導く個別指導教官」のことを「コーチ」と呼ぶようになりました。さらに1860年ごろには、スポーツ界でもアスリートを指導する人たちを「コーチ」と呼び始めました。

「Kocsの馬車」＝ "coach" は、貨物や乗客を「目的地まで運ぶ最速・最大・最良の手段」であったことを含意しています。これに倣い、現代の「コーチ」は「コーチング」の手法を用いてクライアント支援を実践しているのです。

◇

今や「コーチング」が使われる業態は、スポーツやビジネスの分野だけにとどまりません。人と人とのかかわり、すなわち関係性が重要な要素となっている育児、教育、福祉、介護、そして何より医療といった対人援助職においても広く応用されようとしています。

"If you want to go fast, go alone. If you want to go far, go together."
（アフリカの格言：「早く行きたければ、独りで行きなさい。遠くまで行きたければ、一緒に行きなさい」）チーム医療について考える時、参考になります。なお、英語の "go far" には「成功する」の意味もあります。

079 「副作用」と「有害事象」の違いは？

『医事業務』2021年6月15日（No.605）掲載

頻用される「ワクチン」という言葉

あれから40年。私が医者になってこのかた、今ほど（2021年5月現在）「ワクチン」という言葉を頻繁に耳にしたことはありません。日常会話やインターネットおよびSNS、そして新聞、テレビ、ラジオなどのマスメディアで、これほどまでに頻回に使われているのは、新型コロナウイルスに対するワクチンが話題になっているからに他なりません。

ワクチンは英語で"vaccine"（ヴァクスィーン）といい、18世紀末にイギリスで造語されました。語源はラテン語で雌牛を意味する"vacca"（ワッカ）に物質名の接尾辞"-ine"を付けたもので、「雌牛に由来する物質」という意味です。世界初のワクチンが雌牛の天然痘を材料にしたものだったことに由来します。

日本語のワクチンは、ドイツ語の"Vakzin"（ヴァクツィーン）を「ファクツィーン」と読み*、さらにラテン語式に「ワクツィン」と発音してしまい、結局「ワクチン」とカタカナ表記するようになったと考えられます。また、予防接種は英語で"vaccine"に「～を行うこと」を意味する接尾辞"-ation"を付けて「vacin（e）：ワクチン＋-ation：行うこと」→"vaccination"（ヴァクスィネイション）といいます。

副作用で病気が改善！？

　ところで、薬剤には副作用が付きものです。ワクチンも例外ではありません。ただワクチンの場合、わが国では特別に副作用ではなく副反応という言葉を使うという決まりがあります。

　実は、副作用も「副反応」も英訳すると"side effect"（サイド・イフェクト）になります。そもそも薬剤の副作用というのは主作用＝"main effect"（メイン・イフェクト）以外の作用についていう言葉です。大衆用語としての副作用は普通、ネガティブな意味で用いられますが、薬理学上、同じ薬剤の"main effect"ではない薬理作用はすべて"side effect"になります。

　これに関連して有名な逸話を1つ紹介しましょう。バイアグラという薬剤は現在、勃起障害に有用な薬として1998年に上市され世界中で使われていますが、元来は1990年代前半、狭心症治療薬として研究開発されていた薬です。臨床試験で有効性が認められず、治験は中止になりました。

　ところが、多くの男性被験者が治験中止後も残薬をなかなか返そうとしません。その理由を調査すると、副作用として勃起力の改善効果があることが判明したのです。その後、その副作用を主作用として研究・再開発されたのが、勃起障害の治療薬バイアグラなのです。

有害事象を正確に理解する

　話を戻しますが、有害事象や副作用は医薬品や手術などすべての医療行為に関連して使用されます。有害事象は英語で"adverse event"（アドヴァース・イヴェント）といいます。"adverse"は「逆向きの、反対方向の」を意味する形容詞で、"event"は「外に出るこ

と」が語源です。全体として有害事象と訳されます。

　医療行為を受けた後に起こった医療上のあらゆる好ましくない出来事のことを有害事象といいます。有害事象は医療行為との間に時間的な前後関係は認められても、因果関係の有無は問いません。そのため有害事象には、薬剤を投与した後に偶然あるいは別の原因で生じた出来事も含まれます。

　しばしば、この時間的な前後関係を直ちに因果関係であるかのようにメディアが報じるなどして、誤解されることがあります。要注意です。

　一方ワクチン接種の場合、免疫を付けること以外における種々の有害事象のうち、ワクチン投与との因果関係がある場合を副反応といいます。

　今回は、医薬品や医療行為の副作用や有害事象について整理してみました。ワクチンの場合は特別、副反応という言葉を使うということに留意してください。

＊　ドイツ語では外来語である "Vakzin" の発音は「ヴァクツィーン」ですが、間違って母語式に発音してしまうと「ファクツィーン」となります。

"Laughter is the only medicine, without side effects."
（アメリカの作家、シャノン・オールダーの言葉：「笑いは、副作用の無い唯一の薬である」）笑いの効能をわれわれはもっと利用していいと思います。私は時々、対人関係の改善薬として「笑い」を処方しています。

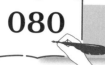
080 「人生会議」しませんか？

『医事業務』2021年7月15日（No.607）掲載

11月30日は「人生会議の日」

　人は必ず死にます。終末期の医療・ケアについて、その提供者も受け手ももっとお互い話し合っておく必要があります。そこに登場したのがACP（エイスィーピー：アドバンス・ケア・プランニング）です。

　しかし、医療やケアの現場への普及は遅々として進まず、縁起でもないこととして敬遠されてきました。そこで2018年からACPの愛称を「人生会議」とし、「良いみとり・みとられ」という語呂合わせから毎年11月30日を「人生会議の日」と呼称することが決まりました。

語源から読み解くACPの意味

　ある時、病院の医事課スタッフが休憩室でコーヒーを飲みながら、こんな雑談をしていました。

スタッフＡ：「お医者さんって、どうして横文字が好きなのかしら？」

スタッフＢ：「そうそう、英語の病名や専門用語を使うのが大好きな先生、いるわよねぇ」

スタッフＡ：「それに略語も大好きでしょ？！」

スタッフＢ：「そういえば在宅医療担当の先生が、最近しきりに『ACP』っていう略語を使っているわねぇ」

スタッフＡ：「それって例の『人生会議』っていうのと同じでしょ？！」

　この雑談を立ち聞きしていた私は、休憩室からもれるコーヒーの良い香りを嗅ぎながら「ACP＝『人生会議』」を、もっともっと多くの

人に知ってもらわなければ」と感じました。

　ということで、今回はACPを取り上げます。"Advance Care Planning"（アドヴァンス・ケア・プランニング）の頭字語がACPです。文字どおりに訳せば「前もって（終末期の）ケア計画を立てるプロセスのこと」ですが、適切な和訳がなく「アドバンス・ケア・プランニング」とカタカナ表記されるのが一般的でした。

　このadvanceは「事前の」を意味する形容詞ですが、語源は中世ラテン語で「事前に」という意味の*abante*（アバンテ）です。advanceと紛らわしい単語にadvanced（アドヴァンストゥ）がありますが、advancedは「進歩した、上級の」を意味します。例えばadvanced course（アドヴァンストゥ・コース）は「上級課程」の意味になります。

　planningは動詞plan（プラン）の動名詞で「計画を立てること」の意味ですが、語源はラテン語で「平らなこと、平面図形」という意味の*plānum*（プラーヌム）で、そこから「分かりやすく明快に平面図形のように描くこと」→「計画を立案すること」という意になりました。なお、careは日本語でも「ケア」として定着していますが、語源は「嘆き、悲しみ」です。それが「心配、気遣い、注意」→「世話、介護」→現在の「ケア」の意に進化してきました（第41話114頁を参照）。

　語源を踏まえACPの意味を捉え直すと「前もって誰にでも分かりやすい見取り（看取り）図を描いていくように、終末期に提供される医療・ケアについて自分の思いを関係者と話し合っていくプロセス」と理解できます。

✒ 「人生会議」の概念を普及・啓発

　超高齢社会のわが国において、ACPは私たち一人ひとりにとって最重要な実践課題の１つになってきました。しかし略語のまま、ある

いはカタカナ表記のままでは、それが自分たちの課題だと気付いてもらえないことも分かってきました。2018年、厚生労働省が音頭を取ってACPにふさわしい愛称が公募され、「人生会議」という言葉が採択されたことには大きな意味があります。

　今後わが国では、ACPというよりも「人生会議」という言葉を使って、その概念が普及・啓発され実践へとつながっていくものと期待されています。その定義は「もしもの時のために、自分が望む医療やケアについて前もって考え、家族や知人、医療・ケアチームと繰り返し話し合い、それを共有する取り組みのこと」です。

　人生の最終段階における医療・ケアをどうするのか、どうそれを決定し実践していけばいいのか、その課題への取り組みがACP＝「人生会議」なのです。

　さあ、一緒に「人生会議」しましょう！

"Death is very likely the single best invention of life."
（死は、おそらく生命の唯一にして最良の発明なのです）米Apple社の創業者の1人、スティーブ・ジョブズ氏（1955〜2011）が2005年にスタンフォード大学の卒業式で述べた祝辞の一節です。そして彼は言います。「死は『今ここ』を生きるために役立つ最良の道具」なのだと。

「37兆」という数、
さて何の数でしょう？

『医事業務』2021年9月15日（No.610）掲載

3つの「常識」

　常識はしばしば非常識になります。例えば、かつて「人生50年」でしたが、現在では「人生80年」が常識であり、今後「人生100年」になるかもしれません。

　今回は「60兆個というのが生物学的常識だったものが、37兆個とするのが新常識だ！」という話題についてコメントします。

　そもそも「常識」という日本語は多義語であり、英訳の"common sense"（コモン・センス）だけでは捉えきれません。日本在住10年の英国人の友人が、「日本語の"常識"は"common sense"じゃなくて"common knowledge"（コモン・ノリッジ）です。」と私に教えてくれたことがあります。彼によれば、日本語の「常識」は大きく３つの異なる英語に訳せるとのこと。すなわち、第１に「誰もが知っている知識という意味での常識」＝common knowledge、次に、朝起きたら「おはよう」とあいさつし、親切にしてもらったら「ありがとう」とお礼をいうなど「礼儀・マナーに関する常識」＝common courtesy（コモン・コーテスィ）、そして最後に「正当性を強調したり、ちょっぴり相手を批判するニュアンスを込めたりする際に用いる常識」＝common sense　の３つです。ちなみに"knowledge"は「知識」、"courtesy"は「礼儀正しさ」、"sense"は「感覚；思慮分別」を意味します。特に英語の"common sense"は「経験を通して身につけた

正しい思慮分別によって行動できる能力」という意味で用いられます。"a man of common sense" は「常識人」とも和訳できますが、「良識のある人」あるいは「場をわきまえて行動できる人」と理解するのが妥当だと思います。

✒ 「60兆個から37兆個へ」の新常識

　さて、今回のお題である「60兆個から37兆個へ」の新常識とは、いったい何なのでしょうか？　この場合の常識は "common knowledge" ですが、実はこの数字はヒトの体を構成する細胞の総数を表しています。「あらゆる生物は細胞から成り立っている」ことは、今では生物学の大前提であり常識ですが、これが学問的に確立されたのは1870年代で、今から150年前のことでした。

　また、つい最近まで（少なくとも2016年ころまでは）「人体は60兆個の細胞からできている」と教えられてきたはずです＊。この60兆という数字は次のような計算で導き出されたものでした。細胞1個の大きさを一辺10マイクロメートルの立方体と仮定すると、1立方センチメートルの中には10億個あることになります。細胞の密度が水と同じと仮定すると、1立方センチメートル＝1gとなり体重1g当たり10億個の細胞があることになり、体重60kg＝6万gのヒトの体内にある細胞総数は10億×6万＝60兆個だろうと推算したのです。

　ところで、「細胞」のことを英語で "cell"（セル）といい、語源はラテン語で「小部屋；（ハチの巣の）巣室」を意味する cella（ケッラ）に由来します。それに「覆い隠す」を意味するラテン語 cēlāre（ケーラーレ）の影響も受けて、「覆い隠すための小さな区画・小部屋」という意味です。「生命を隠した小部屋」＝ "cell" ＝「細胞」が生物の基本単位です。ヒトは誰もが最初は1個の受精卵から発生しま

す。そこから分裂を繰り返し、増殖してついには37兆個の細胞群としてのヒトの成体になります。

科学的な知識も普遍ではない

では、37兆個の根拠は何なのでしょうか？　それは2013年に出たビアンコーニらの論文に依拠しています。組織・器官ごとの細胞数を調べ、それらを合算することで人体の細胞総数を導き出し、その結果を37兆2,000億個と報告したのです。これは、より厳密な方法による推算結果でした。その後、37兆という数字が60兆よりも、より正確な人体の総細胞数として常識化するのに、わが国では5年近くかかっており、2017年〜2018年頃からマスメディアや教科書などでも37兆個という数字が採用されるようになりました。

科学的な知識は普遍だと思いきや、生物学や医学での「常識」＝"common knowledge" も、結構ころころと変わっているものなんですねぇ！

＊　実際、第14話（38頁）を執筆した2014年12月時点では「60兆」と記述している。

"Everyone knows that."
（直訳：みんながそれを知っている。意訳：それは常識だ。）みんなが知っているからといって、それが真実であるとは限りません。イノベーションを志す人々はしばしば「常識を疑え！」といいます。どの常識を変え、どの常識を堅持すべきなのか？「教養」がないと判断がつきません。

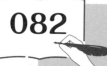

082 「オープンダイアローグ」って何？

『医事業務』2021年10月15日（No.612）掲載

開かれた対話

　　近年、「オープンダイアローグ*」が注目を集めています。流行語大賞にノミネートされるほどではありませんが、対人援助職の間では2018年ごろから急速に知れ渡るようになりました。これは北欧フィンランドの西ラップランドにあるケロプダス病院において1984年から始まった取り組みが発展したもので、1995年から「オープンダイアローグ」と呼ばれるようになり現在に至ります。急性期の統合失調症から引きこもり、認知症をも含めた種々の精神的困難を抱える人たちへの精神療法のことです。英語の"Open Dialogue"（オウプン・ダイアローグ）をカタカナ表記した「オープンダイアローグ」が正式の和訳になっていますが、直訳すれば「開かれた対話」です。治療の場は患者の自宅だったり、クリニックや病院の中だったりしますが、2人以上の専門家チームと患者本人や家族、友人、その他の関係者が集い車座になって行うミーティングって感じです。従来の治療者と患者の一対一の個人精神療法と異なり、チームで行うことがポイントです。

「オープンダイアローグ」の由来

　　さて具体的な文言についてですが、"Open Dialogue"の"open"は「開かれた」「隠し立てのない」を意味する形容詞です。かつて精神疾患を抱えた患者たちは、自分がいないところで治療法や自分の未

来が決定されていました。治療選択において患者自身は蚊帳（かや）の外に置かれていたのです。さらに、重い精神病と診断されれば、入院させられ「閉ざされた」環境で社会から隔離されていました。現在でもその傾向は根強く残っていると感じます。患者へも治療者へも、誰に対しても「開かれた」という意味で"open"という形容詞を使っているところに大きな意味があると思います。

　次に"dialogue"ですが、これは通常「対話」と訳されます。明治時代には「問答」と訳されていたこともあります。現在ではカタカナの「ダイアローグ」もしばしば使われます。語源はギリシア語の*dialogos*（ディアロゴス）に直接由来しており、語源分析すると「*dia-*（〜を通り抜けて、〜の間で）+*logos*（言葉）」→「人と人との間で交わされる言葉」あるいは「対人関係を通り抜ける言葉」と理解できます。"Open Dialogue"を語源に忠実に解釈すれば「誰に対しても開かれ、対人関係を貫いて交わされる言葉」ということになります。

ダイアローグの語源を深読み

　ところで、「対話」と似た表現に「会話」がありますが、この両者は似て非なるものです。「会話」は英語で"conversation"（カンヴァセイション）といい、語源はラテン語の「いっしょに回ること、いっしょに同じ方向を向くこと」です。劇作家の平田オリザ氏は、会話は「合意と同一化をめざす」もので、対話は「自分と相手の違いを理解して受け入れる」ことだと指摘しています。上述した"dialogue"の語源をさらに深読みすれば、ダイアローグとは「対人関係のネットワークを貫く針・糸として言葉を用い、相互の関係性をつなぎ直す工程」と了解できます。人間関係がもつれたりしていなければ、自然な会話を交わし合うだけで十分でしょう。しかし、対人関係はしばしば

複雑であり、その中で困難が生じ、互いの異なる部分を、対等な立場で理解し合わないとその困難が解消しないような場合には、あらたまって対話する必要性が生じてくるのです。

「オープンダイアローグ」に魅せられ、それに入れ込み、それをライフワークにしてしまった精神科医の斎藤 環氏は、「対話の目的は、対話それ自体。対話を継続することが目的です。そうすると、一種の副産物、"オマケ"として、勝手に変化（≒改善、治癒）が起こってしまう」と述べています。

もっともっと「オープンダイアローグ」について学んでいきたいです。

* 「対話実践のガイドライン」がオープンダイアローグ・ネットワーク・ジャパンのホームページからダウンロードできます。

Open sesame！（オウプン・セサミ）
和訳は「開けゴマ！」です。『千夜一夜物語』の「アリババと40人の盗賊」に出てくる呪文で、これを唱えると宝物が隠された岩の扉が開きます。未知の扉を開け、新しいものと出会い挑戦するという比喩表現でもあります。一方、"Open Dialogue"は従来の精神医学の重い扉を開く呪文なのかもしれません。

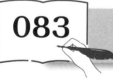

083　「ヴィーナスの病」って何？

『医事業務』2021年11月15日（No.614）掲載

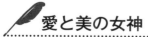 愛と美の女神

「ヴィーナス」は、ローマ神話の「愛と美の女神」です。ラテン語

で "Venus"（ウェヌス）と言います。英語でもスペリングは同じですが「ヴィーナス」と発音します。日本語では英語発音の影響を受けて「ヴィーナス」あるいは「ビーナス」と言います。絵画としては、ルネッサンスの画家ボッティチェリ（1445－1510）が描いた『ヴィーナスの誕生』が有名です。

ちなみに太陽系第2惑星の「金星」も英語では "Venus" と言います。お月さまを別にすれば、夜空で最も明るく美しく情熱的に輝く星ということで、愛と美の女神 "Venus" の名がふさわしいとして命名されたのだと思われます。

ところで、金曜日は「金星の日」という意味で、もともとはラテン語の「ウェヌスの日」すなわち Veneris diēs（ウェネリス・ディエース）でした。Veneris が「ウェヌスの＝ヴィーナスの」を意味し、"diēs" は英語の "day" の語源で「日」を意味します。英語では "Friday"（フライデイ）と言いますが、ゲルマン民族の神話に登場する愛の女神 "Frigg"（フリッグ）がローマ神話の "Venus" と同一視されたことから「ヴィーナスの日」→「フリッグの日」→ "Frigg ＋ day" → "Friday" となりました。

🖋 病名の表現と変遷

さて、あなたは「ヴィーナスの病」と聞いてどんな病気を連想しますか？ 「愛の病」でしょうか？ 愛にもいろいろな形があり、本連載でも「ヴィーナスの丘」＝「恥丘」*¹ について触れたことがありますが、"Venus" が関与するのは肉欲的な愛、ずばりセックスを伴う愛のようです。"Venus" からつくられた英語の形容詞 "venereal"（ヴェネリアル）は、「性交あるいはセックスによって生ずる」の意味になり、「性病」のことを英語では "venereal disease"（ヴェネリア

ル・ディズィーズ）と言い“VD”と略記します。実は日本語の「性病」は“venereal disease”の和訳です。残念ながら「ヴィーナスの病」とはなりませんでした。

　かつては「花柳病」とも呼ばれ、花柳界すなわち「花街」や「柳巷」で流行する病とされていました。それが「性病」に変わり、さらに「性行為感染症」を経て、現在では「性感染症」と呼ぶのが正式な言い方です。病名の変化は法律の変遷からもうかがえます。1928年施行の「花柳病予防法」は、1948年「性病予防法」の成立で廃止され、さらにそれは1999年施行の「感染症法*2」に吸収される形で廃止されました。

　また、世界保健機関（WHO）では、英語表現において1975年頃からVD＝“venereal disease”の代わりにSTD＝“sexually transmitted disease”（セクシュアリィ・トランスミティドゥ・ディズィーズ）と呼ぶことが提唱され、さらに1999年からは“sexually transmitted infection”（セクシュアリィ・トランスミティドゥ・インフェクション）、すなわち「セックスで（sexually）うつる（transmitted）感染症（infection）＝性感染症」の略であるSTIという表現の使用を推奨しています。

✒ 言葉の変化

　言葉は常に変化しています。今回お示ししたように、医療用語も例外ではありません。医学の進歩だけでなく、時代や法律、社会風俗の影響をも受けているのです。現在、わが国では「性病」という言い方も残っていますが、「性感染症」が主流になっています。

　そう言えば、一昔前までよく流通していた英語の頭字語に“TGIF”（ティー・ジー・アイ・エフ）があります。日本語の「花

金」に相当し、"Thank God, it's Friday！"の略です。今回のお題に
こじつけて「ヴィーナス女神よ、今日は愛の日、ありがたし！」と
解釈することも可能です。"Friday"の夜、恋人同士で過ごしたり、
「ヴィーナスの病」を心配しながらも「花街」を目指す大胆な人がい
たりするのかもしれません。

＊1　第38話（106頁）参照。
＊2　正式名は「感染症の予防及び感染症の患者に対する医療に関する法律」です。

> **Venus favors the bold.**
> （ヴィーナス・フェイヴァーズ・ザ・ボウルドゥ）
> 「ヴィーナスは大胆な人を好む」の意。ローマの詩人オウィ
> ディウス（紀元前43－紀元後17）の『恋の技法』に出てくる
> 表現です。色恋においては大胆さと細心さをあわせ持ちましょ
> う。ちなみに、ヴィーナスの息子がキューピッド（Cupid）で
> す。

084 "LGBTQ＋"を知っていますか？

『医事業務』2021年12月15日（No.616）掲載

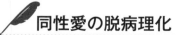 ## 同性愛の脱病理化

　100年前には、欧米でも「同性愛」は法に触れる犯罪でした。英文
学の巨匠オスカー・ワイルド（1854-1900）は晩年、同性愛者である
ことが露呈し裁判で有罪となり投獄されています。現在でも偏見や差
別は遺残しているものの、「同性愛」は「脱犯罪化」→「脱病理化」

を経て、性の多様性として社会に受容されつつあります。WHO*¹での対応に注目すると、1975年の国際疾病分類（ICD-9*²）で「同性愛」は精神疾患と分類されるも、1990年にはその疾病リストから削除されました。わが国でも1994年、「同性愛」は精神疾患から除外されました（厚生労働省）。「同性愛」は英語で"homosexuality"（ホモセクシュアリティ）と言い、語源的には「*homo-*（同じ）＋ *sexuality*（性のあり方）」→「同性を性愛の対象とする性のあり方」と理解できます。「同性愛」はLGBTQ＋のＬとＧに相当します。

🖋 用語の由来と解説

1990年WHOの改訂ICD-10でGID（gender identity disorder：ジェンダー・アイデンティティー・ディスオーダ）＝「性同一性障害」が「障害（病気）」として位置づけられました。わが国では2018年４月からGIDとの診断の下、「性別適合手術*³」が認定施設（2021年秋現在７施設）においてのみ、健康保険適応になりました。さらにWHOは2022年１月１日よりICD-10からICD-11に改訂する際、GIDという病名を消去し、代わりに"gender incongruence"（ジェンダー・インコングルエンス）＝「性別不合」を病気ではなく「状態」を記載する用語として採用しました。

次に、LGBTQ＋（エル・ジー・ビー・ティー・キュー・プラス）についての解説を試みます。Ｌは"lesbian"（レズビアン）で女性で女性に性愛感情を抱く人のことで、語源は古代ギリシアの女性同性愛者の女流詩人サッポーが住んでいたレスボス島（Lesbos：レズボス）の名に由来します。Ｇは"gay"（ゲイ）で、原義は「陽気な」ですが、男性で男性に性愛感情を抱く人のこと。Ｂは"bisexual"（バイセクシュアル）で、語源的には「*bi-*（２つ）＋*sexual*（性につい

て）」→「男女両方の性に関する」で、男性にも女性にも性愛感情を抱く人のこと。Tは"transgender"（トランスジェンダー）で、語源的には「*trans-*（横切って、別の状態へ）＋*gender*（性）」→「別の性へ」で、出生時に割り当てられた性別とは異なる性で生きたいと望む人のこと。Qは"queer"（クウィア）または"questioning"（クウェスチョニング）で、前者の原義は「奇妙な」ですが、「普通の」セクシュアリティに違和感を持つことから、あえてこの表現が使われています。後者の原義は「探求的な」の意で、自分のセクシュアリティを「探している最中」で決めていない人のことを言います。そして符号"＋"（プラス）は"LGBT"に含まれないその他の多様なセクシュアリティを持つ人のことを意味しています。

さまざまな表現

「性のあり方」をセクシュアリティと言いますが、英語"sexuality"（セクシュアリティ）のカタカナ表記です。それを少し専門的に表現する際に"SOGI"（ソジ）を使います。「男性か女性のどちらを好きになるのか」を「性指向」"sexual orientation"（セクシュアル・オリエンテイション）と言い、"SO"と略します。また、「自分の性をどう認識しているのか」は「性自認」"gender identity"（ジェンダー・アイデンティティー）*4と言い、略すと"GI"で、これらを合わせて"SOGI"（ソジ）と言います。SOGIを用いれば、LGBTQ＋も含めて、すべての人のセクシュアリティを表現できることになります。例えば、「私の身体的な性別は男性で、自分のことを男性だと思っており（GIが男性）、恋愛対象は女性です（SOが女性）」のように。

　言葉を知ることは、理解のための第一歩です。少しでもLGBTQ＋について知っていただければ幸いです。

＊1 　World Health Organization（世界保健機関）の略称。

＊2 　正式な名称を「疾病及び関連保健問題の国際統計分類：International Statistical Classification of Diseases and Related Health Problems」という。WHOから勧告された統計分類である。

＊3 　英語では "sex reassignment surgery（SRS）" または "gender-affirming surgery（GAS）" と記す。かつて「性転換手術」と呼ばれていたが、現在その語は使用しない。

＊4 　sexとgenderの違いについては第20話（53頁）参照。

To love oneself is the beginning of a lifelong romance.
「自分自身を愛することは一生涯続くロマンスの始まりである」アイルランド出身の詩人・劇作家のオスカー・ワイルド（1854－1900）の言葉。彼は同性愛者でした。自分の課題と一生涯向き合うには、他ならぬ自分を愛することから出発するしかないのです。

085 "ICD-10からICD-11へ" って、何？

『医事業務』2022年2月15日（No.619）掲載

統計学の先端！？

　次の文章を読んでピンと来る人は、かなり疾病統計あるいは公衆衛生の動向に通じている人です。その分野の先端を走っている人です。何のことやらさっぱり見当がつかないという人も心配はご無用。言葉の点についてだけは、今回のこの解説を読めばすぐに追いつけます。

ICDの意味と解説

　「ICD-10からICD-11へ移行する」「ICD-11は21世紀のデジタル環境を前提とした疾病分類・コード化システムである」「WHOによって2022年1月1日からICD-11が発効される」などの表現を読んで、何か感じるものはありますか？

　まず、WHOは「世界保健機関」のことで「ダブリュ・エイチ・オウ」と発音します。"World Health Organization"（ワールド・ヘルス・オーガナイゼイション）の頭字語です。ICD-11は「アイ・スィー・ディー・イレヴン」と読みます。日本人同士の会話のやり取りでも、ICDハイフン（-）に続く数字の10や11は「じゅう」「じゅういち」とは言わずに英語式に「テン」や「イレブン」と発音するのが普通です。この数字は、ICDが何回の改訂を経てきたかを意味します。すなわちICD-11は、これまでに11回の大きな改訂がなされてきたことを示しています。

　次に、ICD自体の意味を解説します。ICDは英語"International Classification of Diseases"（インターナショナル・クラスィフィケイション・オヴ・ディズィーズィズ）の頭字語です。"International"が「国際的な」を意味する形容詞で、"classification"が「分類」を意味する名詞、"diseases"は「疾病」を意味する英単語の複数形で、ICDとしては「国際疾病分類」と和訳されます。

　ちなみに、ICD-11の和訳としては「国際疾病分類の第11回改訂版」が最も頻用されますが、完全なる英語表現では"International Statistical Classification of Diseases and Related Health Problems, 11th Revision"です。下線を引いたアルファベットと数字だけを取って"ICD-11"と略していることが分かります。"statistical"（スタ

ティスティカル）は「統計的な」を、"related health problems"（リレイティド・ヘルス・プロブレムズ）は「関連した健康問題」を意味し、11th=eleventh（イレヴンス）は「11番目の」、"revision"（リヴィジョン）は「改訂」を意味します。したがって、文字どおりの正式な和訳は「疾病および関連保健問題の国際統計分類第11回改訂版」になります。これでは長すぎるので、通常は前述したように英語でも日本語でもICD-11（アイ・スィー・ディー・イレヴン）と略称します。和訳表現でも「国際疾病分類の第11回改訂版」か「国際疾病分類第11回改訂版」が頻用されます。

✒ ICDの歴史を振り返る

　この機会にICDの歴史を簡潔に振り返っておきましょう。人が死ねば、その死因が知りたくなります。ICDは1900年に国際会議で初めて国際死因リストとして採択され、死亡統計分類の目的にだけ用いられました。その後、約10年ごとに改訂が行われ、第6回（1948年：ICD-6）からは死因になる疾病や傷害だけでなく、死に至らない一般の疾病や外傷なども含めた包括的な国際疾病分類に拡張されました。なお、それ以降はWHOがICD作成の主体となりました。

　わが国は、1900年当初よりICDを採用し現在まで運用してきています。前回改訂版のICD-10は1990年に発効され、小改訂を経ながら過去30年以上にわたり運用されてきました。そのICD-10が、今まさにICD-11へと大改訂され実施に移されようとしています。

　2022年1月1日にWHOが発効したICD-11は、21世紀という時代にマッチした疾病分類・コーディングシステムとして設計された優れものと期待されています。これから数十年にわたり、ICD-11はわが国も含め世界各国で愛用され続けるはずです。

086 "ファシリテーター" がいても「会議は踊る」のか？

『医事業務』2022年3月15日（No.621）掲載

ファシリテーターの語源と役割

　ここ数年間、医療現場でも「ファシリテーション」や「ファシリテーター」という言葉を耳にする機会が増えました。前者は英語の"facilitation"（ファスィリテイション）から、後者は"facilitator"（ファスィリテイター）からのカタカナ語です。語源分析をしてみると"facilitation"→「*facilitat-*（容易、簡単）＋ *-ion*（名詞語尾：～すること）」→「容易にすること」→「人々の活動が容易にできるよう支援すること」と理解できます。これはスキルであり、学ぶことができます。それを実践するのが"facilitator"で、その語源は「容易にする人」です。ではなぜ今、医療において「ファシリテーター」が必要とされているのでしょうか？　一緒に考えてみましょう。

　近年、医療現場を取り巻く環境は大きく変化し続けています。医療の高度化・複雑化が進み、患者のニーズも多様化してきており、時代

やテクノロジーの進化にマッチした医療を提供していくためには今やチーム医療*が必須です。

　チーム医療においては、異なる医療分野の専門職が多様な患者とその家族のニーズに応えながら問題解決に向かい、チームとして協働することが求められます。強引なリーダーシップがあれば何とかなっていた時代は終わったのです。「三人寄れば文殊の知恵」という諺のごとく、「ミーティング」や「カンファレンス」などの「会議」を通して、複数の専門家が互いにコミュニケーションを取り合いながらチームとして協力することが肝要になってきたのです。とはいえ、「船頭多くして船山に登る」では困ります。そこで会議の円滑な進行を担う「ファシリテーター」の登場となるのです。

✒ 「会議」にも使い分けがある

　ところで、「会議は踊る」という表現を聞いたことがありますか？何度やっても結論にたどりつかないダメな会議のことを上品に皮肉るときに用いる慣用表現です。詳しくは、文末の吹き出し欄をご参照ください。

　さて、英語で「会議」のことは、"meeting"（ミーティング）と言います。日本語でも「ミーティング」という言葉は日常的に用いられています。辞書で「会議」に相当する英単語を調べると、その規模や用途によって次のような使い分けがあることが分かります。

・meeting（ミーティング）：あらゆる会合に用いられる一般的な語です。

・conference（カンファレンス）：専門的な問題について意見交換する集まりのことです。語源分析すると「*con-*（一緒に）＋ *-ference*（運ぶこと）」→「（人々を）一緒に運び集めること」→会議

・council（カウンスィル）：特定問題の審議・諮問を行う比較的小規模な会議のことです。語源は「（人々を）一緒に呼び集めること」→会議

・congress（コングレス）：各派・各国の代表者が参加する大規模な会議のことです。語源分析すると「*con-*（一緒に）＋ *-gress*（来ること、進むこと）」→「（人々が）一緒に来ること」→会議

・convention（コンヴェンション）：政治・宗教・事業団体など代表者会議のことです。語源分析すると「*con-*（一緒に）＋ *vention*（来ること）」→「（人々が）一緒に来ること」→会議

✒ ファシリテーターの活躍

　どのような会議であれ、専門多職種を含む医療ミーティングも含めて、問題解決を目的とするのであれば、そこにファシリテーターの活躍の場があると言えます。ファシリテーターは、会議における段取り・進行・プログラムといった目に見える「外面的なプロセス」に習熟するだけでなく、参加者1人ひとりの考え方や感情の動きや関係性などの「内面的なプロセス」にもかかわり、腑に落ちる合意形成を目指すことが求められます。

　もっと医療・介護・福祉の現場でファシリテーションが活用されますように！　もっとミーティングが楽しくなりますように！

＊　チーム医療など詳しくは第69話（197頁）参照。

comment

Der Kongress tanzt. （会議は踊る）
デア　コングレス　タンツトゥ

1931年ドイツで製作されたオペレッタ映画の題名で、邦題が
「会議は踊る」です。英訳は "The Congress dances." で
ザ　コングレス　ダンスィーズ
す。「会議は踊る、されど進まず」と揶揄された1814年の
や　ゆ
ウィーン会議にヒントを得て製作された映画です。後に「長引
くだけで、肝心の結論が出ない会議」のことを軽く皮肉る慣用
句として用いられるようになりました。

087 "クリニカル・イナーシャ" とは？

『医事業務』2022年4月15日（No.623）掲載

俳諧の極意「不易流行」

　江戸時代の俳人、松尾芭蕉（1644〜1694）は、「不易 流 行」こそが
ふ えきりゅうこう
俳諧の極意であると説きました。「不易」とは時代を通じて変わらな
と
いこと、「流行」とは新しさを求め、その時と場に応じて変化してい
くことを意味します。「不変」と「変化」が混ぜ合わさってこそ俳句
という文芸の価値が永続するという趣旨です。一見、矛盾するこの考
しゅ し
えは進化論に似ていて、生物進化では変化に適応したものだけがサバ
イバルします。「不易流行」を「変わらなければ、不変であるべき本
体も生き残れない」と解釈することは可能です。

　今回のテーマは「クリニカル・イナーシャ」です。その克服に「不
易流行」が有用だと考えます。

クリニカル・イナーシャの語源分析

英語の"clinical inertia"（クリニカル・イナーシャ）[*1]を音写し、カタカナ表記した和訳が「クリニカルイナーシャ」です。語源分析してみると、"clinical"は「*clinic-*（病床、患者の横たわるベッド）+ *-al*（形容詞語尾：〜に関する）」→「病床に関する」→「臨床の」と了解でき、"inertia"は「*in-*（否定を意味する接頭辞：無、否、不）+ *-ertia*（技術、芸術）」→「技術や芸が無いこと」→「無芸」→「新しい刺激が入らず、現状が続き変わらないこと」→「惰性、慣性」と理解できます。「臨床的な惰性」「臨床的慣性」「臨床イナーシャ」などと訳されますが、「クリニカルイナーシャ」とカタカナ語で呼ぶことのほうが多いです。「治療目標が達成されていないにもかかわらず、治療が適切に強化されていない状況」と定義されます。

治療法の取り組むべき新たな課題

"clinical inertia"という言葉が英文専門誌で初登場したのは2001年[*2]でしたが、私の印象では2015年以降、糖尿病や高血圧、高脂血症など生活習慣病の治療対応の不十分さを論じる文脈の中で、頻繁に遭遇するようになったと感じます。

私が日本語のガイドラインで初めて「臨床イナーシャ」という言葉に出逢ったのは、「高血圧治療ガイドライン 2019」[*3]においてでした。

治療法も進歩し、高血圧学会も適切な治療ガイドラインを策定しているにもかかわらず、高血圧対策がいまだ不十分な状況であることが指摘され、その原因として生活習慣の不適切さや服薬アドヒアランスの不良に加え「臨床イナーシャ」の存在を挙げています。高血圧であるにもかかわらず治療を開始しない、またはガイドラインで提示され

ている降圧目標を達成していないにもかかわらず治療を強化せず、そのまま様子をみていることが少なくないのです。これを「臨床イナーシャ」と名付けて新たに取り組むべき課題としました。

　入手可能なエビデンスから、到達すべき治療目標が設定されていても、それをいかに個々の患者さんへ個別化し、適用していくのかが課題です。①チームとしての医療者側の課題、②患者サイドの課題、③それを取り巻くシステム（社会・経済・教育システムも含む）のそれぞれの課題に取り組むことで、「クリニカルイナーシャ」に対処していく必要があると思われます。

　筆を置く前に一言付記しておきたいのは、“clinical inertia”に対峙していくためには冒頭で述べた「不易流行」の発想が役に立ちそうだということです。

　そもそも“inertia”＝「慣性」とは「物」の世界の学問である物理学用語でした。それが「心」の世界、すなわち心理学の用語としても援用されるようになり、生活習慣病など治療抵抗性の説明とその改善のために使っていこうというお話です。“inertia”の語源が「芸が無いこと」「スキルが無いこと」であることを思い出していただければ幸いです。

* 1　ほぼ同意ですが「治療」を強調した言い方に“therapeutic inertia”（セラピューティック・イナーシャ）があります。「治療的イナーシャ」や「治療的惰性」と和訳されることがあります。
* 2　Phillips LS et al. Ann Intern Med 2001；135：825-834.
* 3　正式名は「The Japanese Society of Hypertension Guidelines for the Management of Hypertension 2019」のことで「JSH2019」と略称。「JSH2019」は通常「ジェイ・エス・エイチ二千十九」と読まれます。

088　あなたも「ラビリンス」を持っています！

『医事業務』2022年5月15日（No.625）掲載

「迷宮」と「迷路」

犯罪や事件が未解決で時効が成立したとき、「迷宮入り」と表現されることがあります。あなたは「迷宮」という言葉で何を連想しますか？

私の場合、「迷宮」と聞いてまずイメージするのは、ギリシャ神話のダイダロス*がクレタ島に造ったという迷宮「ラビリンス」のことと、もう1つ、耳の一番奥の内耳にある「迷路」、すなわち「ラビリンス」の2つです。と言いながらすでに私は、「迷宮」と「迷路」を同じものと扱ってしまっています。実は、この両者には明らかな違いがあります。簡潔に説明しておきましょう。

どちらも複雑な通路や経路を持つ構造物を意味しますが、「迷宮」は入口しか持たず基本的に入り組んだ一本道です。一方、「迷路」には入口とは別の出口があり、途中に行き止まりの袋小路があったりします。とはいえ、2000年以上前から人々は「複雑で一度入ったら抜け

出すのが困難な構造物」として両者を混同して使ってきたのです。

ギリシャ神話の影響力

解剖学用語としての「迷路」は、側頭骨内の内耳構造のことで、前庭、蝸牛（かぎゅう）、三半規管からなる複雑な構造をしています。イタリアの解剖学者ガブリエレ・ファロッピオ（1523-1562）がクレタ島の「迷宮」神話にちなみ、ラテン語で "*labyrinthus*"（ラビュリントゥス）または "*labyrinthos*"（ラビュリントス）と命名しました。後に英語で "labyrinth"（ラビリンス）になりました。

今回「ラビリンス」が、ギリシャ神話由来の言葉であることを解説しながら、ギリシャ神話が西洋の芸術・学術に多大な影響力を及ぼしてきたことを実感してみたいと思います。

怪物ミノタウロスの誕生

ギリシャ神話によれば、クレタ島に王国を築いたミノス王は、自分が支配者にふさわしいことの証拠として海神ポセイドンから後で生贄（いけにえ）に捧げるという条件で、白い立派な雄牛を与えてもらいました。ところがミノス王は、その見事な雄牛に魅せられ、海神との約束を破り、生贄には別の雄牛を差し出してごまかしました。それに気付いた海神は怒り、ミノス王の王妃パーシパエーにその雄牛と交わりたいという欲望を抱かせるという呪いをかけました。王妃は悩んだすえ、建築・工芸の名人ダイダロスに知恵を借り、雌牛の張りぼてを造らせました。彼女はその中に入り、まんまと白い雄牛と交わることができました。その結果生まれたのが、頭は牛で身体は人間という怪物ミノタウロス（"*Minotauros*"：ギリシャ語風に「ミーノータウロス」）だったのです。"Minotauros" という名は語源分析して、「*Minos*（ミーノー

ス）＋ *tauros*（雄牛）」→「ミノス王の雄牛」の意味と理解されます。

　ミノス王は、凶暴なこの怪物を幽閉するための建物をダイダロスに命じて建造させました。それが「迷宮」"*labyrinthos*"（ラビュリントス）でした。「迷宮」に閉じ込められたミノタウロスは、若い人間の肉を好んで食べたので、ミノス王は当時属国であったアテナイから毎年７人ずつの少年と少女を生贄として貢がせていました。

　ある年、アテナイの王子テセウスが生贄の１人としてクレタ島にやってきました。勇敢にも「迷宮」に入りミノタウロスを退治し、無事に外に出ることができたのです。というのも「迷宮」に入る前、彼に一目ぼれし恋に落ちてしまったミノス王の娘アリアドネが、入り口の端に結んだ糸玉を手渡していたのです。彼は、これをたどって往路と同じ帰路に着くことができたのです。

　ところで、英語の"clue"（クルー）の意味は「手かがり」「糸口」ですが、その語源は「糸玉」です。西洋では問題や犯罪・ミステリーを解決する際、「糸をたどる」ように過去の記録に当たるという発想が古代から存在していたことがうかがえます。日々の業務日誌や診療記録の重要性を教えているとも取れます。

＊　人名や地名の固有名詞のカタカナ表記法としては、国語辞典に載っている表記（長音符「‐」を略す傾向）を用いました。ギリシャ語風、ラテン語風のカタカタ表記法があり、本文中の言葉では以下のような言い換えが可能です。ダイダロス（ギリシャ語風：以下 G.）・ダエダルス（ラテン語風：以下 L.）、クレタ島：クレータ島（L.）、ミノス王：ミーノース王（L.G.）、ポセイドン；ポセイドーン（G.）、パーシパエー（パシパエ）；パーシパエー（G.L.）、ミノタウロス；ミーノータウロス（G.）・ミーノータウルス（L.）、アテナイ：アテーナイ（G.）、テセウス；テーセウス（G.L.）、アリアドネ；アリアドネー（G.L.）。

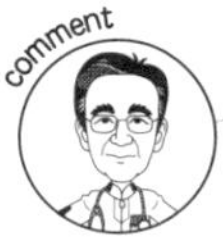

comment

Ariadne's Thread
（アリーアドニーズ・スレッド；直訳は「アリアドネの糸」）
英雄テセウスが人身牛頭の怪物ミノタウロスを退治し、迷宮ラビリンスから抜け出せたのも、アリアドネが手渡した糸玉のおかげです。解決不能と思える難題に対する「英知」を具現化したものが「アリアドネの糸」なのでしょう。

089 「カタカナ語」と「頭字語」が社会を変える！

『医事業務』2022年6月15日（No627）掲載

柔軟性に富んだ「日本語」

　すでに、FacebookやLINEといったSNS（エスエヌエス）を使わずには１日たりとも過ごすことができない世の中になりました。AI（エイアイ）という文字も見たり聞いたりしない日がないほどです。SNSとAIは、それぞれ "social networking service"（ソウシャル・ネットワーキング・サーヴィス）、"artificial intelligence"（アーティフィシャル・インテリジェンス）の頭文字を略した「頭字語（とうじご）」です。前者は「ソーシャル・ネットワーキング・サービス」という「カタカナ語」で訳され、後者は「人工知能」と和訳されますが、現在SNSもAIも、どちらもそのまま日本語の中で違和感なく使われています。

　その昔、私が医学英語の非常勤講師をしていたとき、医学部の１年生に「NHKは何の略ですか？」とクイズを出したところ、NHKを知らない学生は１人もいませんでしたが、それが「日本放送協会」のローマ字表記 "Nippon Hoso Kyokai" の略称であると正しく書けた

学生は３割しかいませんでした。

　いずれにしても、欧米との科学技術、文化・経済、政治的交流が盛んになるにつれてカタカナ語や頭字語がはびこるようになりました。それを「日本語の乱れ」として忌み嫌う人々もいます。裏を返せば日本語は、どんな外国語や文字であれ、自在に採り入れ可能な柔軟性に富んだ言語であるとも言えるのです。

🖊 対人援助領域でのパラダイムシフト

　今現在（2022年初夏）、熱い「カタカナ語」が４つあります。近年、医療・看護、介護・福祉など対人援助にかかわる領域で、以下に示す４つの「カタカナ語」により大きなパラダイムシフトが起こっています。

　まず、高齢者の介護業界における「ユマニチュード*1」です。これはフランスのイヴ・ジネスト氏らが開発した対人接触・ケアのメソッドのことで、技術面では「見つめること」「話しかけること」「触れること」「立つこと」の４支柱からなっており、個々人の尊厳を徹底的に重視した手法で構成されています。認知症ケアの現場で素晴らしい成果を上げています。

　次に、精神医療分野で注目されているのが「オープンダイアローグ*2」というケア手法です。精神障害を持つ患者だけを対象とせず、その関係者にも対話に参加してもらい、治療チームとの対話を重ねながら関係性の修復をはかるというメソッドです。統合失調症やうつ病での有効性が証明されています。斎藤 環氏らが啓発活動に力を入れておられます。

　次に、薬物依存症などのアディクション*3の現場では「ハームリダクション」が話題になっています。英語"harm reduction"（ハーム・リダクション）のカタカナ語訳です。"harm"が「害」、"reduction"は

語源分析して「re-（元に、後ろに）＋ -duction（導くこと）」→「元に［薬物を使わない方向に］導くこと」→「減量」で、全体として「害の減量」と理解できます。薬物依存患者に対して「薬やめますか、人間やめますか」と迫るのではなく、「できれば薬を止めてほしいけど、止められなくても支援します」と相手に歩み寄る手法です。具体的には「ヘロインの常用から、毒性の低いメサドンに置き換えて、薬物依存を命に別状ないレベルにとどめましょう」というやり方です。

そして4番目が、ホームレス支援における「ハウジングファースト」です。英語の "housing first"（ハウズィング・ファーストゥ）のことで、直訳は「まず住む場所を提供すること」ですが、もっぱらカタカナ語が使われます。これまでのホームレス支援では、フードスタンプを配布するなどして段階的に社会復帰を図ってきました。しかし、最初から住宅を提供した方が社会復帰率を高めることが分かってきたのです。

人にしかできないことがある

以上、「ユマニチュード」「オープンダイアローグ」「ハームリダクション」そして「ハウジングファースト」の4つの「カナタナ語」で象徴される重要なパラダイムシフトについて提示しました。どれにも共通するのは、対人援助の現場においては人にしかできないことがあり、AIやロボットによる代替は限定的になると予想されることです。

◇

「人薬」と書いて「ひとぐすり」と読みます。人を癒やすのは人の存在であるということを深く再認識しているところです。

*1　フランス語の"humanitude"（ユマニチュード）について詳しくは、第21話（56頁）参照。

*2　open dialogue（オウプン・ダイアローグ）について詳しくは、第82話（235頁）参照。

*3　addiction（アディクション）について詳しくは、第48話（135頁）参照。

comment

Words create worlds.
直訳は「言葉が世界を創る」です。"words"と"worlds"、違いは"l"一文字だけ。同じ場を共有していても各人がとらえている「世界」は異なるのです。"world"は「言葉」で創り変えられます。社会構成主義のモットーの1つです。

090 「愛情ホルモン」って「オキシトシン」のこと？

『医事業務』2022年7月15日（No.629）掲載

✒ オキシトシンの由来と役割

近年、「オキシトシン」という物質が注目を集めています。「愛情ホルモン；love hormone（ラヴ・ホーモン）」という呼び方で一般大衆にも知られてきました。この物質は、100年以上前に脳下垂体後葉（のうかすいたいこうよう）から分泌され、子宮収縮を促進したり、乳腺を刺激し乳汁分泌を促したりするホルモンとして発見されました。分娩の際に子宮収縮を促進する作用があることから、英語で"oxytocin"（オキスィトウスィン）と命名されました。ギリシャ語由来で、語源分析すると「*oxy-*（素早い）」＋ *tocos*（分娩）＋ *-in*（物質名の語尾）」となり、文字どおり「素早い分娩を促す物質」の意です。

生理学的に、オキシトシンの作用は次の2つに大別されます。まず第1に、下垂体後葉から血中に分泌され、体のあちこちに運ばれて「ホルモン」として作用します。次に、中枢神経系すなわち脳や脊髄の中における神経伝達物質としての作用があります。後者の脳内神経伝達物質としての作用については、他の神経伝達物質との相互作用が複雑なこともあり、まだまだ研究途上の領域です。人が人と結びつき社会的集団が形成され維持されることにオキシトシンが重要な役割を演じていると想定されており、とても興味深い分野になってきています。

授乳や育児行動へのかかわり

　生まれて間もない赤ちゃんは、自分のニーズや不快感を泣くことでしか他者に伝えられません。空腹で母乳が欲しいとき、おむつが汚染されて不快なとき、赤ちゃんは泣きます。その泣き声が母親の授乳や育児行動を引き起させるのです。このプロセスにオキシトシンがかかわっていることを、私自身、最初の子どもに恵まれた1980年代後半に実体験することになりました。次のようなエピソードがありました。

　まだ産後間もないころ、「赤ちゃんが泣くと自分の乳首から勝手にお乳が出てくるの」と妻が言い、「これって変？」と聞いてきたのです。当時すでに医師として働いていた私は「赤ちゃんが乳首に吸い付くと、その刺激でオキシトシンが分泌されて、射乳といって乳腺でつくられた母乳が乳首から出てくる反応が起きることは知ってるけど……、赤ちゃんが泣いていると空腹でお乳を欲しがっているのかもしれないと母親が思うだけでオキシトシンが出てくるんだね、きっと！　母子関係って生まれた直後からすごいねぇ！」などと妻の心配をよそに、私はこの小さな発見に心揺さぶられたことを覚えています。

愛情ホルモン「オキシトシン」としての機能

　ところで、日本語の「ホルモン」はドイツ語 "Hormon"（ホルモーン）からのカタカナ語ですが、英語では "hormone" と書き「ホーモン」と発音します。その語源は古典ギリシア語 *ὁρμάω*（*hormaō*：ホルマオー）あるいは *ὁρμῶ*（*hormō*：ホルモー）「〜を発動する、促す、励ます」です。つまり「ホルモン」は語源的には「何かを発動したり、促したり、励ましたりする物質」なのです。

　分娩時に子宮収縮を促す作用のあるオキシトシンは、子宮収縮薬や陣痛促進剤などの薬剤として臨床応用されています。

　当初、分娩や授乳という女性固有の機能に必須なホルモンとしてオキシトシンは発見されたのですが、その後、男性にも普遍的に存在することが明らかになり、男女の生殖機能にも深くかかわっていることが判明してきました。男性では射精後に、女性でもオーガズムに達するときに血中オキシトシン濃度が上昇することが分かっています。また、男女間に限らず自分が仲間と認識する人たちと抱き合ったり、老若男女を問わずダンスに興じたり、社交的な行事に参加したりすることでもオキシトシン分泌が刺激されることが分かっています。さらに最近では、犬などペットとの触れ合いの後でもオキシトシンの血中濃度が上昇することが報告されています。

◇

　今回の話題をきっかけに、母性や仲間同士の絆（きずな）形成、社交性を高める「愛情ホルモン」としての「オキシトシン」について、少しでも興味を持っていただければ幸いです。

091 「たんぱく質」と「タンパク質」、そして「蛋白質」の使い分け

『医事業務』2022年9月15日（No.632）掲載

三通りの表記方法

「プロテイン」という言葉を聞いて、あなたが真っ先に連想するの
は何ですか？

その返答は大きく2つに分かれるかもしれません。多くの方は「プ
ロテイン」と聞くと「たんぱく質パウダー」などのサプリメントを思
い浮かべるのではないでしょうか。あるメーカーの宣伝文句に「たん
ぱく質が足りていないあなたのために特別なプロテインを開発しまし
た！」とありました。

もう1つの返答は「プロテイン」とは、単に栄養素としての「たん
ぱく質」のことであるというものです。すなわち「プロテイン」は英
語の "ptorein"（プロウティーン）のカタカナ語訳であり、別の和訳
では「たんぱく質」になるだけで「プロテイン」と「たんぱく質」は

同じ意味だというわけです。

　さて、「プロテイン」という言い方は別として、英語の"protein"を和訳する際、次のような三通りの表記法があり、それなりに使い分けられているのですがお気づきでしたか？　「たんぱく質」と「タンパク質」、そして「蛋白質」の３つがそれです。発音は同じでも、それぞれの表記法には使用上の特徴があります。

✒ 分野や状況による使い分け

　わが国では、幕末期に"protein"を「蛋白質」という造語をつくって翻訳したのではないかと推測されています（吹き出しも参照）。それが戦後の常用漢字制度のあおりを受け、常用漢字になかった「蛋」という漢字を排除し、「蛋白質」が「たん白質」と表記される状況を経ながら、今日では「たんぱく質」あるいは「タンパク質」という表記が一般化してきました。

　栄養学の分野では栄養素の１つとして「たんぱく質」と表記されることが多く、栄養学分野以外の学術論文や記述においてはもっぱら「タンパク質」と表記されるのが一般的です。その一方で、本来の翻訳語として漢字表記にこだわり「蛋白質」を好んで使う医師や学者も存在します。さらに「質」を除いた表記（たんぱく、タンパク、蛋白）も少なからずみられます。

　最近の傾向としては、食品中の栄養素としての"protein"の場合でも平仮名で「たんぱく質」とせずにカタカナで「タンパク質」と表記することが多くなっているように感じます。そう思っていろいろな日本語の医学論文や研究書を眺めてみると、実際に「タンパク質」と表記されている場合が一番多いと確認できます。単に「タンパク」とカタカナ書きにしてある用例も散見されます。

最近のワープロ変換ソフトでは、ローマ字入力で「tannpakusitu」とキーボード入力すると、ご丁寧にも最初の変換候補として「タンパク質《推奨表記》」というコメント付きで出てきます。確かに学術用語としては「タンパク質」という表記で統一しようという動きは以前からあります。

　私自身、医師として日々の対話の中で、どう使い分けているのかを振り返ってみると、栄養に関する話題においては「質」を付けずに「たんぱく」という表現を高頻度に使っていることが分かりました。また、アルブミンやヘモグロビンなどの体内で合成される"protein"に言及する場合には「タンパク質」か「タンパク」と表現していることも分かりました。例えばこんな感じです。「食べることが一番大事です。特に肉や魚を食べて<u>たんぱく</u>をしっかり取ること。そうすればアルブミンなどの体内で合成される<u>タンパク［質］</u>も増えてくるはずです」

 ## プロテインの語源

　"protein"の語源はギリシャ語で「第一の」「最も重要な」を意味する形容詞の最上級 $πρῶτος$（＝$prōtos$：プロートス）に由来しており、"protein"は語源分析すると「$prote$-/$proto$-（最初の：最重要な）＋ -in（物質名の語尾）」→「最も重要な物質」と理解できます。

◇

　2022年現在、"protein"の和訳の表記法とその使い分けについて、大ざっぱな交通整理をしておきます。まず、栄養成分表示などの栄養学的な意味では「たんぱく質」と表記されています。その他多くの学術的な場面、新聞・雑誌などでは、「タンパク質」と表記されています。部分的には「蛋白質」という漢字表記も根強く残っています。

蛋白質
egg white quality

（外国人向けの日本語教本から）漢字表記の「蛋白質」を説明するのに、漢字一字ずつを英単語に置き換えた解説がありました。egg＋white＋quality→「卵の白身の性質を持つ物質」と理解してもらうわけですね。"protein" の語源が「最重要物質」であることと比較してみましょう。

092 「流れもの」と言えば「リウマチ」？!

『医事業務』2022年10月15日（No.634）掲載

成り立ちが不思議な医療用語

　総合病院に足を踏み入れると、そこにはさまざまな診療科があります。そのうちカタカナ表記の科は「アレルギー科」「リハビリテーション科」「リウマチ科」の３つだけです。今回は「リウマチ科」の「リウマチ」という言葉に注目します。漢字の「科」は、いくつかに区分された部門のうちの１つを意味します。「リウマチ科」というのは「リウマチを専門とする医療部門」です。

　「リウマチ」という日本語は面白いというか、その成り立ちにちょっと不思議さを感じる医療用語です。今回、その不思議さを読者と共有できれば幸いです。例えば前述した「アレルギー科」や「リハビリテーション科」のカタカナ部分は、それぞれドイツ語の "Allergie"（アレルギー）と英語の "rehabilitation"（リーハビリテイション）という単語の発音に由来しています。ところが「リウマ

チ」にはその元になった単独の外来語が見つからないのです。

✒ さまざまな語源分析

　しばしば「リウマチ」は英語の "rheumatism"（ルーマティズム）あるいはドイツ語の "Rheumatismus"（ロイマティスムス）のことであると説明されます。ちなみにフランス語では "rhumatisme"（リュマティスム）です。仮にそれぞれの発音からカタカナ語訳を試みると、「ルーマティズム」や「ロイマティスムス」、「リュマティスム」になります。語尾を省略した「ルーマティ」や「ロイマティ」、「リュマティ」がなまって日本語の「リューマチ」→「リウマチ」になった可能性は高いと思われます。幕末の頃に伝わったオランダ語の "rheumatisch"（ルーマーティッシュ）に由来するとの説もありますが、前述のどの外来語に由来していたとしても、「リウマチ」という表現は "rheumati-" の部分だけを取ってきて縮めた言い方だったのではないかと私は推測しています。"rheumati-" のラテン語読みは「レウマティ」ですが、それが「リューマチ」や「リウマチ」と表記されるようになったことは想像に難くありません。

　関節や筋肉のこわばり・腫れ・痛みなどの症状が、身体のあちこちに生じる病的状態のことを、少なくとも幕末頃からわが国では「リウマチ」と呼んできました。実は「リウマチ」のおおもとの語源は古代ギリシア語で「流れ」を意味する "ρεῦμα"（rheuma：レウマ）であることが分かっています。生体内において悪い体液が流れ、それが身体のあちこちに溜まって腫れや痛みを引き起こす病気のことを "ρευματισμός"（レウマティスモス）と呼び、そのラテン語バージョンが "rheumatismus"（レウマティスムス）でした。文字通りの意味は「悪い体液の流れに苦しむ状態」のことです。これが英語

"rheumatism" の直接の語源です。語源分析すると "rheumatism"
=「*rheumat-*（[悪い体液の] 流れ）＋ *-ism*（病的状態を意味する
語尾）」→「悪い体液の流れに苦しむ病的状態」→「悪い体液が流れ
てきて各部の関節や筋肉の腫れや痛みを起こす病態」→「リウマチ」
と理解できます。

　冒頭で取り上げた「リウマチ科」は、英語では "rheumatology"
（ルーマトロジィ）ですが、語源分析すると「*rheumat/o*（リウマチ）
＋*-logy*（学問分野：科)」→「リウマチについての学問分野」→「リ
ウマチ学」＝「リウマチ科」と理解できます。

✒ 時代の流れとともに

　現在「リウマチ」と言えば、具体的には「関節リウマチ」のことを
指します。ちなみに「関節リウマチ」は英語の "rheumatoid
arthritis"（ルーマトイド・アースライティス）の和訳で、頭字語と
してしばしば「RA（アール・エイ）」と略称されます。"rheumatoid"
は「*rheumat-*（リウマチ）＋ *-oid*（類似を意味する語尾)」→「リウ
マチ様の」の意で、"arthritis" は「*arthr-*（関節）＋ *-itis*（炎症を
意味する語尾)」→「関節炎」なので、"rheumatoid arthritis" を直
訳すれば「リウマチ様関節炎」になるはずです。が、これまた不思議
にもその正式和名は「関節リウマチ*1」なのです。英語の病名スペ
リングは不変なのに、その和名は時代の流れによって変わることがあ
ります*2。

◇

　さまざまなものが流れます。メタファーも含めて、「流れ」こそが
「生」の本質へとわれわれを誘ってくれる不思議な言葉なのだ、とい
うことかもしれません。

*1 以前、"rheumatoid arthritis" の和訳は「慢性関節リウマチ」だったが、2002年日本リウマチ学会が「関節リウマチ」に改訂。2006年、厚生労働省の特定疾患の名称でも「関節リウマチ」に変更。

*2 例えば "dementia" が「痴呆」から「認知症」へ、"schizophrenia" が「精神分裂病」から「統合失調症」へなど（第2話3頁参照）。

πάντα ῥεῖ. (panta rhei.：パンタ・レイ「万物は流転する」の意)

古代ギリシアのヘラクレイトス（BC540頃-BC480頃）の言葉として人口に膾炙しています。「この世で変わらないのは、変わるということだけだ」と言ったのは英国の作家でガリバー旅行記の作者でもあるジョナサン・スウィフト（1667～1745）ですし、鴨長明は『方丈記』の冒頭で「ゆく河の流れは絶えずして、しかももとの水にあらず」と言っています。

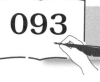

093 リチウムの語源は「石」

『医事業務』2022年11月15日（No636）掲載

✒ アインシュタインは「一石」さん？!

タイトルを見ただけですでにガッテンされた人は、これから先を読む必要はありません。ピンとこなかった人も大丈夫、少し読み進めば深く納得されるはず！　今回は「石」について語ります。

さて、アインシュタイン（1879-1955）という名前を聞いたことがありますか？　20世紀最大の理論物理学者として知られ、1921年にノーベル物理学賞を受賞した人物です。彼はドイツ生まれのユダヤ人でした。横文字で書くと "Einstein" です。ドイツ語読みで「アインシュタイン」、英語読みだと「アインスタイン」になります。ドイツ

語で "ein"（アイン）は数字の「1」、"Stein"（シュタイン）は「石」のことです。つまり、"Einstein" は「一石」さんということになります。英語なら "one stone" ですね。

医療用語と「石」とのかかわり

「石」を意味する一般的な英単語は "stone"（ストウン）です。"stone" は英語本来のゲルマン語系の古英語に起源を有する単語で、ドイツ語の "Stein" と同じ語源です。医療用語の世界では、ラテン語やギリシャ語に由来する言葉が主流ですが、「結石」と言う際には "stone" を用いることが多いです。例えば、「胆石」= "gallstone"（ゴールストウン）や「腎結石」= "kidney stone"（キドゥニィ・ストウン）などです。その一方、ラテン語で「小石」を意味する "calculus"（カルクルス）は、「キャルキュラス」と英語式発音になりますが、そのまま医療用英語として、「腎結石」= "renal calculus"（リーナル・キャルキュラス）のごとく「結石」の意味で使われています。また、ギリシャ語で「石」を意味する "λίθος"（リトス）を元にした造語要素 "-lith"（リス）や "lith/o"（リソ）を用いると「腎結石」は "nephrolith"（ネフロリス）と、より専門的に表現されます。"nephrolith" は「nephr/o（腎臓）＋ -lith（石、結石）」→「腎臓の結石」と語源分析できます。

万国共通の医療言語となっている英語で「腎結石」を記載する場合、使用頻度順では「kidney stone > renal calculus > nephrolith」になります。右に行くほど使用頻度は低くなりますが、より専門的な匂いが強くなっていきます。米国の友人医師に聞いても、ラテン語由来の "renal calculus" までなら気持ちよく使うけれど、"nephrolith" となると鼻につくというか、いささかペダンチックに感じるようです。

ここでは「石」を意味する英単語の中には、ギリシャ語 "λίθος"（ローマ字表記：*lithos*）由来のものと、ラテン語 "*calculus*" 由来のものがある、とだけ記憶にとどめておいてください。

✒ 「石」にまつわるさまざまな語源

　「計算機」は英語で "calculator"（キャルキュレイター）と言いますが、その語源的な意味は「小石を用いる人」です。これもラテン語 "*calculus*" に由来しています。古代ローマでは、物や動物を数える際に、小石が用いられていました。物や動物の数に１つずつの小石を対応させておけば、後で実物がない状態でも小石の数を数えれば確認できました。また、実際の引き算、足し算に小石を用いていました。計算の道具としての「小石」＝ "*calculus*" が後に英語に入って来て、そのままのスペリング "calculus" で医学分野では「結石」を、数学分野では「微積分学」を意味するようになりました。

　次は「リチウム」に注目してみましょう。「リチウム」と言えばパソコンやスマートフォン、電気自動車（EV）[*1]で用いるリチウムイオン電池を連想する人は多いと思います。英語では "lithium"（リスィアム）と言います。語源は「*lith-*（石）＋ *-ium*（元素名の語尾）」→「石に由来する元素」です。原子番号３、元素記号は "Li"（エルアイ）[*2]で表される最も軽い金属です。1817年、スウェーデンの化学者アルフェドソン（1792−1841）によって発見され、「鉱石から抽出された元素」→「石に由来する元素」ということで "lithium" と命名されました。

◇

　なお、一般的にはあまり知られていないことですが「炭酸リチウム」という化合物は精神科領域の「そう病」「そう状態」に有効な気

分安定薬として、現在も処方されています。

　さらに蛇足ですが、芸術分野で「石版画」のことを"lithograph"
（リソグラフ）と言いますが、これは語源分析することで
"lithograph"→「*lith/o*（石）+ *-graph*（描くこと）」→「石版画、
リトグラフ」のごとく理解できます。

　「石」についての語源、少しでも深掘りしていただけたらうれしい
です。

＊１　electric vehicle（イレクトゥリック・ヴィーィクル）の頭字語。
＊２　元素記号は、元素名（ラテン語表記）の最初のアルファベット（頭文字）
　　　の大文字か最初の２文字で表します。例：ラテン語表記"lithium"から最
　　　初の２文字を取り、最初を大文字にして"Li"。

A rolling stone gathers no moss.（転石苔生さず）
古くから伝わるヨーロッパの格言。解釈が場所や時代、人に
よっても変化。①転々と職や居場所を変える人はものにならな
い。②常に活動的な人は斬新であり続ける。①は「静」や
「古」に、②は「動」や「新」に価値を見ています。あなたは
どちらを取りますか？

094

「センター」の語源は、 チクリと刺す「針」！

『医事業務』2022年12月15日（No.638）掲載

現代医療を支える中心的な医療行為

　医療分野における質問です。現在、医療行為＊１の中で身体を傷つ
けるものでありながら、最も頻繁に実施されている行為とは何でしょ

うか？

　正解は「針を身体に刺すこと」です。具体的には「注射」と「穿刺」の2つです。前者は英語で"injection"（インジェクション）と言い、中空の針を身体に刺して薬などを入れることです。一方、後者は英語で"puncture"（パンクチャー）と言い、中空の針を身体に刺して血液などの体液や細胞・組織などを取り出すことです。現代医療は「身体に針を刺して、何かを入れるか、取り出すか」の医療行為に支えられていると言っても過言ではありません。念のため前出英単語の語源分析をしておきましょう。"injection"は「*in-*（中に）＋ *-jection*（投げ入れること）」→「中に投げ入れること」→「体内に注入すること」→「注射」と理解でき、"puncture"は「*punct-*（刺された）＋ *-ure*（状態を意味する語尾）」→「刺された状態」→「穿刺」と理解できます。

　ちょっと専門的になりますが、英語で「腹腔穿刺」のことを"abdominocentesis"（アブドミノセンティースィス）と言い、「羊水穿刺」のことを"amniocentesis"（アムニオセンティースィス）と言います。"abdominocentesis"は「*abdomin/o*（腹）＋ *-centesis*（穿刺）」→「腹を穿刺すること」→「腹腔穿刺」と語源分析でき、"amniocentesis"は「*amni/o*（羊膜）＋ *-centesis*（穿刺）」→「羊膜腔を穿刺して羊水を取り出すこと」→「羊水穿刺」と理解できます。"-centesis"（センティースィス）は「穿刺」を意味する専門用語の接尾辞ですが、それを覚えるコツがあります。語源的なヒントは英語の"center"（センター）にあります。

✒️「サークル」と「サーカス」の語源

　私は7歳のとき、祖父の遺品の中からコンパス*²を見つけてそれ

を使い、人生で初めて真ん丸の円を描けたときの快感が忘れられません。紙の上に空から満月を円盤状のまま引き写したという感じでした。それ以来、円という図形が一番好きな形になりました。

　英語で「円」は、"circle"（サークル）ですが、「ラテン語 *circus*（キルクス：円、円形）＋ -*ulus*（ラテン語で＜小さいもの＞を意味する語尾）」→「ラテン語 *circulus*（キルクルス：小さな円）」に由来します。

　また、人や動物が曲芸やパフォーマンスを行う「サーカス」は英語の "circus"（サーカス）に由来するカタカナ語訳です。語源は「円」を意味するラテン語 *circus* です。これは古代ギリシア語 *κίρκος*（キルコス：円、環）をローマ字に写したものです。

　私は医学生のときに、サーカスを見に行きました。テントの中には円形の舞台があり「だからサーカスって言うんだ！」と気づきました。

✒ 「中心」という意味合いだけではない

　ところで「センター」という言葉を聞いて、あなたは何を連想しますか？「ショッピングセンター」とか「地域包括支援センター」とか「今度のAKB48のセンターは誰か？」などでしょうか。私は、コンパスの針先を連想します。

　"center" の語源はギリシア語で「尖った先端、刺すための針」を意味する *κέντρον*（ケントロン）です。それをローマ字に写したラテン語 *centrum*（ケントゥルム）から英語の "centre"（語尾が-reで終わる英国風スペリング）あるいは "center"（語尾が-erで終わる米国風スペリング）が生まれました。コンパスの針を紙に刺して、もう一方の筆記具を付けたほうで円を描くとき、針の刺さったところが、まさしく円の「中心」ということになります。

現代英語の "center" やカタカナ語訳の「センター」には、「刺す」という大元の意味合いは消えてしまいましたが、その語源が「尖った先端」や「針、棘(とげ)」であることを想起できれば、何か新たな視点を持つきっかけになるかもしれません。

"center" の語源は「針」ですが、「刺すこと (-centesis)」が、現代医療を支える「中心」的な医療行為になっていることを強調しておきたいと思います。

今回の "center" についての話題が、少しでも皆さんの心に刺さるものであったらうれしいです。

＊1　法律用語としては医行為と言う表現が使われています。
＊2　東西南北の方位を知るための道具もコンパスと呼ばれますが、ここで取り上げたのは、円や円弧を描く文房具としてのコンパスです。

『世界の中心で、愛をさけぶ』
" Crying Out Love, in the Center of the World."
片山恭一(1959年〜)氏の小説のタイトル(2001年、小学館)です。日本語の「中心」をひっくり返すと「心中」という物騒な言葉になりますが、「心の中」とも取れます。"center"の語源がコンパスの「針」のほうなら、もう一方で描かれる「円」は愛なのかもしれません。

"sign language" って何？

『医事業務』2023年2月15日（No.641）掲載

✒ セリフの約4割が「手話」

2022年1月に本邦初公開となった映画『CODA』を見た読者もいると思います。タイトルの"CODA"は「スィー・オウ・ディー・エイ」とアルファベット読みするのではなく、1つの単語のように「コウダ」と発音します。邦題は『コーダ　あいのうた』です。CODAは"child of deaf adults"（チャイルド・オヴ・デフ・アダルツ）の頭字語です。逐語訳は「聴覚障害のある（deaf）大人（adults）の（of）子ども（child）」ですが、「聴覚障害のある親を持ち、自身は聴覚に障害のない子ども」のことです。

受け売りの知識ですが、脚本の約40％が手話による台詞だったとのこと。実際に私も見ましたが、手話がこれほどごく自然に作品に溶け込んでいる映画は見たことがありません。確かに3〜4割のセリフは手話でした。

✒ 同じ言葉でも国や文化の違いで異なる

ところで、「手話」のことを英語で何と言うかご存じですか？「手」は"hand"（ハンド）で「話」が"talk"（トーク）だから"hand talk"ではないかと思った人もいるかもしれません。私もかつてはそう思い、実際に英国人相手に"hand talk"が「手話」の意味で理解してもらえるか試してみました。結果的にそれは通じましたが、正式には"sign language"（サイン・ラングィッジ）と言うのだ

と教わりました。

　さらに、同じ言葉を話す人々の間でも国や文化が異なると「手話」も異なることを知りました。例えば、ともに英語を母国語とする米国と英国の間でも「手話」はかなり異なっているそうです。米国で使われている手話は"American Sign Language"（アメリカン・サイン・ラングィッジ：ＡＳＬ）と呼び、英国では"British Sign Language"（ブリティッシュ・サイン・ラングィッジ：ＢＳＬ）が使われています。両者は似ていますが、完全に一致するのは30％程度だと言われています。ちなみに日本では"Japanese Sign Language"（ジャパニーズ・サイン・ラングィッジ：ＪＳＬ）が使われています。

✒ コミュニケーション手段の１つでもある

　さて、"sign language"を直訳すれば「合図の言語」ですが、"sign language"＝「手話」で、通常それ以外の和訳はありません。もちろん「手話」は、コミュニケーション手段の１つですが、そもそも「コミュニケーション」という言葉は広い意味で用いられています。何らかの媒体（＝メディア）を介して意思疎通・伝達を図ることです。「コミュニケーション」は英語の"communication"（コミュニケイション）のカタカナ語訳で、その語源は「他者と分かち合うこと：伝達」を意味するラテン語"commūnicātiō"（コンムーニカーティオー）に由来します。つまり語源的には「知識や情報、喜怒哀楽などを他者と分かち合うこと」がコミュニケーションです。

　コミュニケーションで用いられる各種手段のことを「メディア」＝"media"（ミーディア＊）と呼び、大きく「記号的メディア」と「物理的メディア」の２つに分類されます。「書き言葉」や「話し言葉」のような言語は「記号的メディア」であり、「さわること／ふれるこ

と」や「手取り足取り」などの接触を介した手段は「物理的メディア」に属します。特に後者は、医療や育児、介護分野でのケアに直結するような非言語コミュニケーション手段が含まれていて、それは同時に「他者の身体に失礼のない仕方でふれる技術」であり、それを習得することがケア実践の重要な側面になっています。

　「手話」も1つの言語であり、各動作の意味はコード化されていますが、それをどう演じるかでアナログ的で豊かなニュアンスを付加することができます。したがって"sign language" = 「手話」は、コミュニケーションの手段として「記号的メディア」と「物理的メディア」のちょうど中間に位置付けられます。

　「手」という身体の一部は「手話」以外にもケアの本質に通じる「さわる／ふれる」ことにも用いられる部位です。今回は「手話」を取り上げましたが、あらためて「手」の重要性について考えるきっかけにしていただけたら幸いです。

＊　語源はラテン語 *medium*（メディウム：中間）の複数形 *media* に由来。英語では「中間：媒体」という意味になります。

Manus manum lavat.
（マヌス・マヌム・ラワットゥ）
古代ローマのセネカ（4 B.C.〜A.D. 65）の言葉。「手は手を洗う」を意味するラテン語。右手だけで右手は洗えません。左右の手が互いに協力するから手が洗えるのです。手は善悪どちらにも染まります。手を何のためにどう使うのか？　私たち次第です。

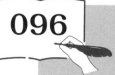

096 「ミトコンドリア」は母から だけの贈り物

『医事業務』2023年3月15日（No.643）掲載

ヒトの身体はミラクル！

　あなたの身体は37兆個もの細胞でできています。元をたどれば、たった1個の受精卵という細胞に由来しています。受精卵1個から37兆個へ、そしてそれを維持しているあなたの身体はミラクルそのものです。でも、その驚異を実感できていますか？　ヒトの学名は"*Homo sapiens*"（ホモー・サピエーンス）というラテン語で記述され、直訳は「分別のある（*sapiens*）人間（*Homo*）」ですが、私たちはその学名にふさわしい種なのかしら？

　英国の進化生物学者リチャード・ドーキンス（1941年～現在）によれば、「われわれは遺伝子という名の利己的な分子を保存するべく盲目的にプログラムされたロボット機械なのだ」[1]とのこと。言い換えると「生物は単に遺伝子の乗り物にすぎない」ということです。つまり、進化論上の最も根源的な意義は、遺伝子そのものが再生され、増え続けていくことにあり、それを"selfish"（セルフィッシュ）と形容しています。

生物を生み出すための情報

　そもそも遺伝子って何でしょうか？　具体的にはD N A[2]という二重らせん構造で化学的に記された遺伝情報のことです。すなわち、遺伝子とはDNAの塩基配列でコード化されている、ひとまとまりの

情報なのです。

　「遺伝子」を英語で“gene”（ジーン）と言います。語源的には「（生物を）生み出すもの・生産するもの・起源」を意味します。ちなみにドイツ語で遺伝子のことは“Gen”と書き「ゲーン」と発音します。他人のそら似という表現がありますが、発音においてドイツ語“Gen”と漢字の「源」は似ていて、その意味するところもほぼ同じです。面白いですね。

　遺伝子がDNAの塩基配列でコード化された情報であることが分かったところで、それは細胞内のどこにあるのでしょうか？　ほとんどすべてのDNAは核内に存在します。実はヒトの細胞内には、もう１つDNAが存在する場所があります。それは「ミトコンドリア」という細胞内小器官の中です。「ミトコンドリア」というカタカナ語は英語の“mitochondria”（マイトコンドゥリア）に由来し「糸粒体」と訳されることもあります。これは“mitochondrion”（マイトコンドゥリオン）の複数形です。普通は複数形で使います。語源的にはギリシア語由来で「mito-（糸）＋chondrion（小さな顆粒）」→「糸状の小顆粒」→「糸粒体」と理解できます。顕微鏡下で観察したときの形態から付けられた名称です。

　その起源については次のような説明が定説になっています。約20億年前、酸素を利用できない原始的な細胞が、酸素をうまく利用できるバクテリアを細胞内に取り込み、共生を始めたと考えられます。その取り込まれたバクテリアが「ミトコンドリア」と呼ばれる細胞内小器官へと進化してきたというのです。そうであればその中にDNAがあっても不思議ではないのです。

エネルギー代謝の主役

　そのミトコンドリアは細胞内で何をしているのでしょうか？
ＡＴＰ*³は「アデノシン三リン酸」の略称ですが、ミトコンドリア
は細胞内のエネルギー代謝（＝ATP産生）の舞台で主役を演じてお
り、「ATPの製造工場」と比喩されたりします。そこでは、消化吸収
され細胞内に取り込まれた栄養分から好気的に、すなわち酸素を十分
に利用してATPという細胞内エネルギー物質をつくります。この
ATPのエネルギーを利用して、全細胞は活動しサバイバルしている
のです。ATPは体内に貯蔵できないうえに、合成されてから１分以
内に消費されてしまうという代物ですから、ATPが必要な限りミト
コンドリアは働き続けなければなりません。

　受精の際、精子のミトコンドリアは卵子*⁴の中に入ると完全に分
解されてしまいます。受精卵中のミトコンドリアはすべて、もともと
卵子の中にあったものなのです。

　"mitochondria" は母親からのみ受け継がれてきました。身体の37
兆個の細胞内の "mitochondria" はすべて母親由来です。父親由来の
ものは１つもありません。

＊１　文末の吹き出しで取り上げた『利己的な遺伝子』から。

＊２　DNAはdeoxyribonucleic acid（ディーオキシライボウニュークリーイッ
　　　ク・アスィッド）の略称で「デオキシリボ核酸」と和訳されます。

＊３　adenosine triphosphate（アデノスィーン・トゥライフォスフェイト）の略。

＊４　「卵（らん）」が生物学での正式名称。医学領域では慣例として「卵子（ら
　　　んし）」と記述されます。

The Selfish Gene
（ザ・セルフィッシュ・ジーン）
リチャード・ドーキンスが1976年に書いた本のタイトル（日本語版は『利己的な遺伝子』）です。自由意志を持ち、その気になれば地球すら破壊できると自負する人間も「遺伝子の容れ物」にすぎないのでしょうか？

097 日本における医療DXの遅れ… 挽回なるか？

『医事業務』2023年4月15日（No.645）掲載

医療分野のデジタル変革

　医療の世界では近年、ますます英語の専門用語や略語が高頻度に使われるようになりました。医療分野に限らず、ほとんどのビジネス領域では新しい技術や発見・研究成果は、まずは英語で報告・発信されるので、当然といえば当然のことです。

　今回は、DXとChatGPTという言葉を取り上げてみたいと思います。これらは医療用語ではありませんが、教育・産業・金融・経済など広い分野ですでに活用が進んでいます。医療分野では少々出遅れている感があります。

DX（デジタルトランスフォーメーション）とは？

　DXは "digital transformation"（ディジタル・トランスフォメイション）の略で「ディー・エクス」と発音します。連続的なイメージの「アナログ」に対して、"digital" は語源的には「指の」を意味し、

「指折り数えて計算する」というイメージで、コンピューターの「0か1か」という2進法の基礎原理を表すのに使われ始めました。現在では“digital”と言えば「コンピューターやIT*¹に関連する」を示唆する形容詞として用いられ、和訳でも「デジタル」とカタカナ書きするのが一般的です。“transformation”は「変革」という意味です。語源分析すると「*trans-*（越えて、横切って、別の状態へ、英語でacrossやbeyondの意）＋*formation*（形を成すこと）」→「（現状を）越えた新たな形を成すこと」→「変革」と理解できます。したがって“digital transformation”とその略称DXは「デジタル変革」と和訳できますが、DXにはもっと広くて斬新なニュアンスがあると感じられており、「デジタル技術を駆使して、これまでの状態をはるかに越えた素晴らしい状態に変革していくこと」の含意があるように思われます。

　「ちょっと待った！」という読者の声が聞こえてきそうです。「digital transformationを略すのなら頭字語“DT”が普通なのに、なぜ“DX”とわざわざ“transformation”という語中のどこにも出てこない“X”を持ってこなければならないのか？」と。実は、そこが重要なポイントなのです。“transformation”の接頭辞「*trans-*」には上で説明したように英語で“across”の意味があり、「既存の状態を横切り、越えて（*trans-*）新たな状態へと変化させていくこと（*formation*）」と理解されます。2つの状態がクロスすることが「X」という文字ないしは記号に象徴されているらしいということです。

　ところで、わが国の医療分野でのDX活用は遅れています。レセプトコンピューターや電子カルテは普及してきているものの、さらなる患者情報のデジタル化やAI*²による診断や治療サポートなど各種デジタル技術を包括的に運用することで、より迅速かつ正確な診断や治

療の効率化と個別化、医療の質向上が期待されています。

✒ 対話型AI「ChatGPT」とは？

　ChatGPTは"chat generative pre-trained transformer"（チャット・ジェネラティヴ・プリ-トゥレインドゥ・トランスフォーマー）の略称で「チャット・ジー・ピー・ティー」と発音します。直訳すると「自然な対話を生成するための事前学習済みトランスフォーマー（変化させるもの）」になりますが、長過ぎです。ChatGPT自体、米国のOpenAI社によって開発され、2020年6月にリリースされたAIによる自然言語処理モデルに与えられた固有名詞です。日々進化を遂げており、2023年2月現在のChatGPTでは、われわれが日常使っている言葉での対話がより自然な形で実現できており、これまでの言語サポートアプリをはるかにしのぐ精度と柔軟性を持っていることが実感できます。

　ChatGPTでちょっと遊んでみましょう。私から「次のキーワードを使って医事業務に携わるスタッフを励ましてほしい。『医事業務、病・医院経営、患者ケア、学び』。70文字以内でラップ風に」と指示をしてみました。

ChatGPT：Yo！　医事業務の皆さん！　病院経営、患者ケア、学び！　タフな毎日だ！　患者に寄り添い、最新技術を使い、知識を磨き、医療現場を支えるプロ！　全力で突き進んで、自分と患者の未来を守ろう！　We got your back！

　頼もしいAI友だちだと思いませんか？　患者や医療スタッフ間のコミュニケーション支援などで大活躍しそうですね。

◇

今回はDXとChatGPTを言葉の由来に注目しながら紹介しました。この2語は、今後ますます医療分野でも活用が盛んになるはずです。

＊1　information technologyの頭字語で「情報技術」の意。
＊2　第28話（77頁）参照。

AI for Good.
「エイアイ・フォー・グッド」と読み「AI技術を善のために活用すること」を意味します。"for good" には「善のために」というほかに「最終的に、永久に、本当に、完全に」などの意味もあります。AI技術が人間の利益や社会的な価値を最優先にすべきだという概念的なモットーです。AIも悪用され得るのですから。

098 「白衣の天使」による最期のケアが「エンゼルケア」！

『医事業務』2023年5月15日（No.647）掲載

天使＝ポジティブなイメージ

かつて、看護師は白衣の天使と称されていました。今となってはやや時代遅れの感がありますが、その呼称に今でもポジティブなイメージを抱く人は多いと思います。

ところで2023年4月現在、大リーガー大谷翔平選手が所属するプロ野球チーム名をご存じでしょうか？　はい、「エンゼルス」です。では、なぜその野球チームは「エンゼルス」と呼ばれるのでしょうか？「エンゼルス」はロサンゼルスにあるからそう呼ばれるのです。英語

の正式名は "The Los Angeles Angels"（ザ・ロサンジェルス・エインジェルス）で、和訳は「ロサンゼルス・エンゼルス」となります。もともと "Los Angeles" はスペイン語で「ロス・アンヘレス」と発音されていましたが、その意味は英語の "The Angels" とまったく同じですから「天使たち」がダブっています。つまり直訳すれば「天使たち天使たち」という球団に大谷選手は属していることになります。

　ここで「エンゼル」＝英語 "angel"（エインジェル）の語源についてちょっと触れておきましょう。「天使」を意味する "angel" の語源は、古代ギリシャ語で「使者」を意味する "ἄγγελος"（angelos：アンゲロス）に由来しています。さらにそのルーツは、ヘブライ語の「使者」や「伝令」を意味する語にまでさかのぼることができます。

　「天使」というのは、ユダヤ教、キリスト教、イスラム教などの一神教では一般的な存在で、神の意志を伝える「使者」とされています。西洋では、天使は神聖なメッセージを人に伝える役割を担っており、慈悲、守護、導きなどの象徴と感じられてきました。わが国でも「エンゼル」という言葉には慈悲・守護・安寧（あんねい）といったポジティブなイメージがあると感じられています。

✒ 「エンゼルケア」とは？

　ところで皆さんは「エンゼルケア」という言葉を聞いたことがありますか？　英語風に書けば "angel care"（エインジェル・ケア）となりますが、「エンゼルケア」は立派な和製英語です。英語で言えば "post-mortem care"（ポウストモーテム・ケア）のことです。"post-mortem" は「*post-*（〜の後）＋ *mortem*（死）」→「死後の」と語源分析でき、文字通り "post-mortem care" は「死後ケア」のことで、「逝去時ケア」と呼ばれることもあります。亡くなった患者さんの遺

体に対する尊厳の保持や、遺族の心のケアに重点が置かれます。「エンゼルケア」という言葉が医療現場で普及し始めたのは2000〜2005年頃だったと記憶しています。2015年頃までには「エンゼルケア」という呼称が広く認知されてきたように思われます。

人口動態による看取りの変化

　人口動態統計によれば、わが国では1950年頃、在宅死の割合が80％以上で、病院死は10％程度に過ぎませんでした。それが2005年には在宅死の割合が10％程度に減じ、逆に病院死が80％以上になりました。ところが、近年超高齢社会（＝多死社会）を迎えているわが国においては、病院のベッド数だけでは予想される死亡者数を看取りきれないことが予見されており、病院以外での看取り場所を確保することが急務となっています。

　現に近年、在宅看取りや施設看取りが増加傾向にあり、そこでは新たに死後ケアが必要になっています。病院で亡くなる方の数は2005年をピークにその後、減少傾向にあり2021年には70％を切っています。このような人口動態的な背景も「エンゼルケア」という呼び方が普及してきた要因の１つだと私には思われます。

　日本語でも単に「死後ケア」と言うよりも「エンゼルケア」という方が、手厚く最期のケアをしてもらえている感じはします。「エンゼル」という言葉の持つ温かみが関係していると思います。

◇

　今回は「エンゼルケア」について取り上げました。生きている人は必ず死にます。そして、人は死ねば遺体になります。しかし、そのご遺体を単なる死体や物体と捉えるのではなく、生前の面影をしのび、尊厳を重んじ、遺族の喪失感や悲しみにも配慮するというのが「エン

ゼルケア」の心です。患者さんへのケアは亡くなった後も続くのです。

The White Angel（ザ・ホワイトゥ・エインジェル）
「白衣の天使」と和訳されます。看護師を連想させます。英国の看護師で近代看護学の祖フローレンス・ナイチンゲール（1820-1910）のニックネームだったことに由来。白衣は清潔・清純を象徴し、天使のような心でのケアを期待させます。

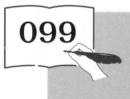

099 Safety-Ⅰ、Safety-Ⅱそして「レジリエンス・エンジニアリング」の三題ばなし

『医事業務』2023年6月15日（No.649）掲載

安全管理の変化

　天変地異はいつもどこかで起きています。自然災害は避けられなくても、それに関連した人災は「技術立国日本」においては問題なく防げると錯覚されていました。かつて日本の原子力発電所は、ゼロリスク（絶対にリスクがないということ）だという「原発の安全神話」がまかり通っていました。

　ところが2011年3月11日、東日本大震災の津波被害により、福島第一原子力発電所で炉心溶融（メルトダウン）という大惨事が発生しました。それ以降、医療、航空、原子力など高い信頼性が求められる産業において、安全管理へのアプローチが大きく変化してきたことを実感しています。今回は、新しい医療安全へのアプローチに関する言葉を紹介します。

医療を「システム」として考える

　医療は「複雑適応システム」であると称されます。それは、医療が医師や看護師、薬剤師、技師など多職種の専門家や患者、家族、さらに医療機器や医薬品、情報技術、保険制度など、次元の違う多数の要素による相互作用で構成されているからです。

　「システム＝"system"（システム）」を語源分析すると「*syn-*（一緒に）＋*stem*（置かれた状態）」→「（複数の要素が）一緒に配置された状態」となります。いろいろな要素が組み合わさり、作用し合って1つの共通ゴールを達成する仕組みが「システム」です。医療を「システム」として考えることで、医療にかかわる種々の課題に対して、学際的なアプローチが可能になります。その結果として、医療をより効率的に実践しながらも、より有効かつ、安全かつ質の高いものとしても提供できる可能性が生まれるのです。

医療安全の新しいアプローチ

　デンマークのエリック・ホルナゲル博士（1941－現在）は医療安全のアプローチを2つに分けて対処することを提唱しました。すなわち、Safety-ⅠとSafety-Ⅱという概念です。Safety-Ⅰは、過去の過誤や失敗に基づき「失敗を減らすこと」に焦点を当てた従来型の安全管理アプローチです。一方、Safety-Ⅱは普段うまくいっていることや成功例からも学び、現場での適応能力を向上させて「うまくいくことを増やす」を目的にしたアプローチです。特に、後者を理論的に後押ししてくれるのが「レジリエンス・エンジニアリング」[*1]という考え方です。英語では"resilience engineering"（レズィリエンス・エンジニアリング）と言います。

"resilience"[*2]は「弾力性」「復元力」と和訳されることもありますが、現在では工学や心理学から医療、環境、経済に至る広範な文脈で頻繁に使われるようになっており、「レジリエンス」というカタカナ表記するのが一般的です。

　"engineering"は「工学」と和訳されることも多いのですが、ここではもっと広く語源に近い「創り出すこと」「工夫すること」のニュアンスを感じ取ってください。ちなみに"engineering"は、英語で「設計する、操作する」を意味する"engineer"（エンジニア）という動詞に「-ing」を付けたものです。"engineer"は、もともと"engine"（エンジン）という言葉に由来しており、"engine"の語源は、ラテン語で「天性」「才能」「知性」を意味する*ingenium*（インゲニウム：原義は「生まれながらに持っているもの」）から派生しています。つまり"engineering"という言葉は、その語源から「知性を用いて創り出すこと」を意味していると言えます。したがって"resilience engineering"を語源的に解けば「柔軟な適応力を、知性を用いて創り出すこと」になります。

　今回は、医療安全への新しいアプローチについて、Safety-I、Safety-Ⅱそして"resilience engineering"という３つの横文字を使って概説を試みました。私も日々学びながら実践し、実践しながら学び、ダイナミックに変化し続ける医療現場に適応しようと楽しくもがいています。

＊１　このカタカナ語訳が一般的で、エリック・ホルナゲルらの2006年の著書
　　　『Resilience Engineering: Concepts and Precepts』が出典。
＊２　第19話（51頁）参照。

100 （最終話） "WAI" と"WAD" のはざまで、Safety-Ⅰに病みSafety-Ⅱを処方する

『医事業務』2023年7月15日（No.651）掲載

「医療安全」の重要性

　このシリーズ、今回で100回目を迎えます。さて、何をテーマにすべきか？　今、ここで皆さんと共有すべきテーマは何か？　それはやはり、「医療安全」についてです。第99話の続編になります。このテーマの重要性をくんでいただければ幸いです。

医療とは「複雑適応系」のシステムである

　「安全」という言葉は憲法の条文には出てきませんが、それは医療・介護（health careまたはheathcare）の分野に限らず、ありとあらゆる社会活動における最重要課題です。しかし、事故でも起きない限り意識に上らず「安全とは何か？」については深く考察されていないと感じます。

　従来、安全とは「事故」＝"accident"（アクスィデント）や「イ

ンシデント」＝"incident*1"（インスィデント）の不在と定義され
てきました。有害事象（事故やインシデント）の発生件数が最小限に
抑えられた状態を「安全」とする場合の安全管理アプローチを
Safety-Ⅰ*2（セイフティーワン）と呼びます。

　Safety-Ⅰだけでは、事故や失敗の回避だけが自己目的化され、本
来の医療の本質や意義が見失われる弊害も生じ得ます。例えば、入院
した高齢患者の転倒事故を回避するため、まだ歩ける状態でも「院内
は車いす移動」となったりします。確かに入院中の転倒リスクは減ら
せますが、退院後を含め長期的には運動不足による筋力低下やサルコ
ペニア、ADL（日常生活動作）やQOL（生活の質）の低下をもたら
す要因になります。

　そこで必要になるのがSafety-Ⅱ*2（セイフティートゥー）の視点です。Safety-Ⅱでは、シ
ステム全体がうまく機能し、目的が達成されることに重点が置かれま
す。高齢患者が自立して生活できるように、転倒リスクを理解したう
えで適切な運動継続はできないものかとアプローチするのです。
Safety-ⅠとSafety-Ⅱを補完的に組み合わせることで、より良い安全
管理ができると期待されます。そこで必要になるのが「レジリエン
ス・エンジニアリング*2」です。この理論が医療という複雑適応シ
ステム領域で用いられている場合を特別に"resilient health care"
（レズィリエント・ヘルスケア）と呼びます。

✒ WAIとWADのギャップを知り、学ぶ

　また、この理論を実践に取り入れる際、有用な方法があります。す
なわち、WAI（Work-As-Imagined）＝「頭の中で考えた仕事」と
WAD（Work-As-Done）＝「実際に行われた仕事」の2つの間の
ギャップに注目し、その間のギャップを縮める方法を学び、実践して

いくことです。ちなみに、WAIを「ワイ」、WADを「ワッド」と黙読しても、発音するときはそれぞれ「ワーク・アズ・イマジンドゥ」や「ワーク・アズ・ダン」と略さないで言うのが専門家の間では普通のようです。

　WAI＝「予定・計画・ルールなど」は必須ですが、それとWADとのギャップが大きすぎれば、システムとしての医療現場が不安定になります。WAIとWADのギャップを知るところから、レジリエント・ヘルスケアが始まります。

　Safety-Ⅰで「無事」を目指しながら、Safety-Ⅱで「幸多かれ」と臨み、WAIとWADのはざまで日々学びながら、レジリエントに協働して参りましょう。

　実は、今回でこのシリーズは最終回となります。14世紀のイタリアで書かれた100話からなる『デカメロン』のエピローグの末尾に著者ボッカッチョがこう述べています。「この物語をお読みくださり、多少なりともお楽しみいただけました節は、なにとぞこの私のことを思い出してくださいますようお願い申し上げます」[3]と。今回、100回を終えて、私も同じ言葉で筆を置きます。ご愛読ありがとうございました。

＊1　「ヒヤリ・ハット」と呼ばれることもあり。別の表現では「ニアミス」＝"near miss"（ニア・ミス）、「危機一髪」＝"close call"（クロウス・コール）とも。
＊2　Safety-Ⅰは失敗を減らす、Safety-Ⅱはうまくいくことを増やすことを目的にした医療安全のアプローチ。レジリエンス・エンジニアリングは柔軟な適応力を、知性を用いて創り出すこと。詳細は第99話（286頁）参照。
＊3　『デカメロン』下 ボッカッチョ 平田祐弘訳、河出文庫、p488から引用。

The whole is greater than the sum of its parts.
古代ギリシャの哲人アリストテレスの『形而上学』からの概念で「全体は部分の総和以上のものである」の意。医療システムでは人間の役割が大きく、時には上記の"greater"が"lesser"になり得えます。医療スタッフのWAIとWADへの取り組み次第です。

　　今回をもちまして最終話となります。ここまで来るのに丸10年かかりました。

　　長い間そして最後までご愛読いただき誠にありがとうございました。

単語と語句（発音）：意味

「do」：カルテの中で「do」を見たら、*ditto*（**ディットー**）のこと。「前述と同じ指示で」の意

（**hash mark**：**ハッシュ・マーク**）：カルテの中で「#」を見たら「ナンバー」と読むことをお勧めする。

A

a man of common sense（ア・マン・オヴ・**コ**モン・**セ**ンス）：常識人；良識のある人、場をわきまえて行動できる人

abdominocentesis（アブドミノセン**ティー**スィス）：腹腔穿刺

abuse（ア**ビ**ュース）：乱用；虐待

accident（**ア**クスィデント）：事故、アクシデント

Achilles tendon（ア**キ**リーズ・**テ**ンドン）：アキレス腱、踵骨腱

Achilles' heel（ア**キ**リーズ・**ヒ**ール）：アキレスの踵（かかと）；アキレス腱：唯一の弱点、急所

Achilles（ア**キ**リーズ）：アキレス（ギリシャ神話の英雄）

acme（**ア**クミー）：絶頂、最盛期、ピーク

acmé（仏語：**ア**クメ）：頂点、絶頂

acne（**ア**クニー）：にきび、痤瘡

ACP（**エ**イ・**ス**ィー・**ピ**ー）：<u>A</u>dvance <u>C</u>are <u>P</u>lanningの頭字語で「アドバンス・ケア・プランニング、人生会議」の意

acrophobia（アクロ**フォ**ウビア）：高所恐怖症

acropolis（ア**ク**ロポリス）：アクロポリス（語源的には「都市国家の丘や山の頂上にあるもの」の意）

acupuncture（**ア**キュパンクチャー）：鍼（はり）療法

acus（**ア**クス）：ラテン語で「針」の意

acute（ア**キ**ュート）：急性の

addiction（ア**ディ**クション）：嗜癖、アディクション

adenosine triphosphate（アデノス**ィ**ーン・トゥライ**フォ**スフェイト）：通常、ATPと略称。「アデノシン三リン酸」と和訳。ATPは体内に蓄積がほとんどできず、必要に応じて常に生産しなければならない。

ADL（**エ**イ・**デ**ィー・**エ**ル）：日常生活動作（activities of daily livingの略）

admission（アド**ミ**ション）：入院、入学、入園、入会、入場

adolescence（アド**レ**スンス）：思春期

adult（ア**ダ**ルト or **ア**ダルト）：成長した人、成熟した人；成人、大人

Advance Care Planning（アド**ヴァ**ンス・**ケ**ア・**プ**ランニング）：アドバンス・ケア・プランニング、人生会議（ACPと略称されることが多い）

advanced course（アド**ヴァ**ンストゥ・**コ**ース）：上級課程、上級コース（留意点：advancedは「進歩した、上級の」の意で、advanceは「事前の、前もっての」の意）

adverse event（**ア**ド**ヴァ**ース・**イ**ヴェント）：有害事象

aerobic exercise（エ**ア**ロウビック・**エ**クササイズ）：エアロビ、心肺機能を高める有酸素運動

aerobics（エ**ア**ロウビックス）：エアロビクス、エアロビ、心肺機能を高める有酸素運動 ≒ aerobic exercise

aeroplane（英国英語：**エ**アロプレイン）：飛行機（米国風綴りだとairplane）

Age quod agis.（**ア**ゲ・**ク**ォド・**ア**ギス）：ラテン語で「成すべきことを成せ」の意

ageing（**エ**イジング）：老化、加齢

AI for good.（**エ**イ・**ア**イ・**フ**ォー・**グ**ッド）：「AI技術を善のために活用すること」の意。英語のfor goodという表現には「最終的に；永久に；本当に；完全に」の意味もある。

AI（**エ**イ・**ア**イ）：artificial intelligenceの頭字語で「人工知能」の意

ailment（**エ**イルメント）：病気

air（**エ**ア）：空気

airplane（米国英語：**エ**アプレイン）：飛行

機（英国風綴りだとaeroplane）

alchemy（**ア**ルケミィ）：錬金術

alcoholism（**ア**ルコホリズム）：アルコール
依存症；かつては「慢性アルコール中毒」
とか俗に「アル中」と言われていた。

allergen（**ア**ラジェン）：アレルゲン

Allergen（独語：アレル**ゲ**ーン）：アレルゲン

Allergie（独語：アレル**ギ**ー）アレルギー

allergy（**ア**ラジィー）：アレルギー

ambulance（**ア**ンビュランス）：救急車、救
急自動車

ambulāre（アンブ**ラ**ーレ）：ラテン語で「歩
き回る」の意

American Sign Language（アメリカン・**サ**
イン・**ラ**ングィッジ）：ASLと略称。「米国
で使われている手話」のこと

amniocentesis（アムニオセン**ティ**ースィ
ス）：羊水穿刺

anaphylaxis（アナフィ**ラ**クスィス）：アナ
フィラキシー

Anaphyraxie（独語：アナフィラク**シ**ー）：
アナフィラキシー

aneurysm（**ア**ニュリズム）：動脈瘤（語源
はギリシャ語の ἀνεύρυσμα［*aneurysma*：
アネウリュスマ］「拡がった状態」）

angel care（**エ**インジェル・**ケ**ア）：死後ケ
ア、エンゼルケア（れっきとした和製英語
で英語post-mortem careに相当）

angel（**エ**インジェル）：天使

anima（**ア**ニマ）：ラテン語で「息、風」の意

animal（**ア**ニマル）：動物

ankle joint（**ア**ンクル・**ジョ**イント）：足関節

ankle（**ア**ンクル）：くるぶし

antibiotic（アンティバイ**オ**ティクス）：抗生
物質

aqua vītae（**ア**クア・**ウィ**ータエ）：ラテン
語で「命の水」＝「お酒」の意

Ariadne（アリー**ア**ドゥニー）：女性の名で
「アリアドネ」（クレタ島のミノス王の娘。
ミノタウロス退治に来たテセウスに恋し、
彼に糸玉を与え迷宮からの脱出を援助した）

arterial stenosis（アー**ティ**ーリアル・ステ
ノウスィス）：動脈狭窄

arterial（アー**ティ**ーリアル）：「動脈の」を

意味する形容詞

arteriosclerosis（アーティリオスクレ**ロ**ウ
スィス）：動脈硬化

arthritis（アース**ラ**イティス）：関節炎

artificial intelligence（アーティ**フィ**シャ
ル・インテ**リ**ジェンス）：AIと略。「人工
知能」の意

As the call, so the echo.（アズ・ザ・**コ**ー
ル、**ソ**ウ・**ジ**・**エ**コー）：「呼びかけがある
から、反響がある」の意。「因果応報」「自
業自得」などとも解される。

asthma（**ア**ズマ）：喘息；ギリシャ語で「喘
ぎ呼吸」を意味する ἆσθμα（*āsthma*：**ア**ー
ストゥマ）に由来

atopy（**ア**トピー）：アトピー、アトピー性
皮膚炎

ATP（**エ**イ・**ティ**ー・**ピ**ー）：アデノシン三リ
ン酸（adenosine triphosphateの略。ATP
は細胞内エネルギー物質で、そのほとんど
がミトコンドリア内で作られる）

Atropos（**ア**トロポス）：運命の三女神（モ
イライ）の一柱の名で「アトロポス」。「不
可避なる者、変えられない者；運命の糸を
切る者」の意。ギリシャ語で Ἄτροπος（**ア**
トロポス）

Au（**エ**イ・**ユ**ー）：元素記号Au：原子番号
79で「金」のこと。ラテン語の*aurum*（**ア**
ウルム）の最初の2文字を取って元素記号
とした。

autophagy（**オ**ートファジィ）：オートファ
ジィー、自食作用

B

bacteria（バク**ティ**ーリア）：バクテリア、
細菌

Balneum Scīpiōnis（バルネウム・スピー
キ**オ**ーニス）：ラテン語のフレーズで「ス
キーピオーの風呂」の意

bathroom（**バ**スルーム）：お手洗い、トイレ、
化粧室；浴室、風呂場

BC（**ビ**ー・**スィ**ー）：紀元前（Before Christ
の略：直訳は「キリスト以前」の意）

bereavement（ビ**リ**ーヴメント）：死別反
応；ビリーブメント（死によって大切な人

を奪われた状態)

bias（バイアス）：バイアス、偏り、偏見

bisexual（バイセクシュアル）：バイセクシュアル（バイセクシャルとも和訳：男性にも女性にも性愛感情を抱く人のこと）

black（ブラック）：黒（語源は「燃える」に由来する。燃えて炭になれば「黒」くなるから）

blood pressure（ブラッド・プレッシャー）：血圧

blue-collar worker（ブルーカラー・ワーカー）：肉体労働者

bounce back（バウンス・バック）：跳ね返る

BP（ビー・ピー）：blood pressureの略で血圧

British Sign Language（ブリティッシュ・サイン・ラングィッジ）：BSLと略称。「英国で使われている手話」のこと

C

canal（カナール）：運河、管、導管

calculator（キャルキュレイター）：計算機

calculus（カルクルス）：ラテン語で「小石」（数を数える際に用いた）；「結石」の意

calculus（キャルキュラス）：結石；微積分学

cancel（キャンセル）：取消し、キャンセル

cancellī（カンケッリー）：ラテン語で「小さな格子」の意

cancer（カンケル）：ラテン語で「蟹（かに）」の意

cancer（キャンサー）：癌

cannula（カニュラ）：カニューレ（「カニューレ」は独語Kanüleから）

capsa（カプサ）：ラテン語で「箱、筒」の意

capsula（カプスラ）：ラテン語で「小さな箱、小さな筒」の意

capsule（キャプスル or キャプシュール）：カプセル

carcinoma（カースィノウマ）：癌腫

card（カード）：カード

Care in Transit（ケア・イン・トランズィット）：搬送中手当（救急救命における6つの機能の内の第5番目）

care（ケア）：ケア、心配、注意

carpe diem.（カルペ・ディエム）：ラテン

語で「その日を摘め」の意

carta（ポルトガル語：カルタ）：カード、手紙

catheter（キャシィター）：カテーテル

Cavē canem!（カウェー・カネム）：ラテン語で「あなたは犬に用心しなさい！」「猛犬注意！」の意

CCTV（スィー・スィー・ティー・ヴィー）：closed-circuit televisionの略で「監視カメラ、防犯カメラ」の意

cēlāre（ケーラーレ）：ラテン語で「覆い隠す」の意

cell（セル）：細胞

cella（ケッラ）：ラテン語で「小部屋：（蜂の巣の）巣室；貯蔵室」の意

centenarian（センテネイリアン）：百寿者、センテナリアン

centēnārium（ケンテーナーリウム）：ラテン語で「100から成るもの」の意

centre または center（センター）：中心（centreは英国風綴り、centerは米国風綴り）。ラテン語centrumに由来

centrum（ケントルム）：ラテン語で「コンパスの軸；円の中心；核」の意。ギリシャ語κέντρονに由来

character（キャラクター）：性格、人格；特性；登場人物；符号、記号。語源はギリシャ語χαρακτήρ（charactēr：カラクテール）で「彫り刻んだ印、刻印；特徴；似姿」

chart（チャート）：図表、海図

charta（カルタ）：ラテン語で「紙（パピルス）；書類、手紙」の意。英語chartの語源

ChatGPT（チャット・ジー・ピー・ティー）：chat generative pre-trained transformerの略称。直訳すれば「自然な対話を生成するための事前学習済みトランスフォーマー（変化させるもの）」になるが、通常「チャットジーピーティー」と和訳

Cheers!（チアーズ）：乾杯！

chemistry（ケミストゥリィ）：化学

chickenpox（チキンポクス）：みずぼうそう、水痘。学問的にはvaricella（ヴァリセラ）

child abuse（チャイルド・アビュース）：児童虐待、チャイルド・アビュース

child maltreatment（チャイルド・マルトゥ

リートメント）：チャイルド・マルトリートメント、児童虐待、不適切な養育や関わり方

child of deaf adults（**チャ**イルド・オヴ・**デ**フ・**ア**ダルツ）：CODA（**コウ**ダ）と略称。直訳は「聴覚障害のある大人の子ども」→「聴覚障害のある親を持ち、自身は聴覚に障害のない子ども」のこと

chīrūrgia（キー**ルー**ルギア）：ラテン語で「手術」の意

chronic kidney disease（ク**ロ**ニック・キドゥニィ・ディ**ズ**ィーズ）：「慢性腎臓病」の意でCKDと略称

chronic（ク**ロ**ニック）：慢性の

circā（**キ**ルカー）：ラテン語で「約、おおよそ」の意

circadian rhythm（サ**ケ**イディアン・リズム）：概日リズム

circadian（サ**ケ**イディアン）：「24時間周期の、1日周期の」を意味する形容詞

circle（**サー**クル）：円、円形、サークル

circulus（**キ**ルクルス）：ラテン語「小さな円」の意。英語circleの語源

circus（**キ**ルクス）：ラテン語で「円；円形競技場」の意。英語circusの語源

circus（**サー**カス）：サーカス；円形広場；円形興行場

CKD（**スィー**・**ケイ**・**ディー**）：chronic kidney diseaseの頭字語で「慢性腎臓病」の意

classification（クラスィフィ**ケ**イション）：分類

claustrophobia（クローストロ**フォ**ウビア）：閉所恐怖症

client（ク**ラ**イエント）：クライエント、依頼者

climax（ク**ラ**イマックス）：クライマックス、最高潮、山場

clinic（ク**リ**ニック）：クリニック、医院

clinical inertia（ク**リ**ニカル・イ**ナー**シャ）：クリニカルイナーシャ、臨床イナーシャ、臨床的慣性、臨床的な惰性

clīnō（κλίνω：ク**リー**ノー）：ギリシャ語で「傾ける、寄りかかる」の意

closed-circuit television（ク**ロ**ウズド・**サー**キット・テレ**ヴィ**ジョン）：CCTVと略。「監視カメラ、防犯カメラ」の意

clue（ク**ルー**）：手がかり、糸口（語源は「糸玉」）

co-medical（コウ・**メ**ディカル）：和製英語で「コメディカル」。医師以外の医療従事者のこと。筆者はこの語の使用を勧めない。

coach（**コウ**チ）：動詞として「指導する」。名詞として「コーチ、指導者、監督；馬車」の意

coaching（**コウ**チング）：コーチング（本人が自分で考え行動する能力を、対話を通して引き出す指導術）

CODA（**コウ**ダ）：child of deaf adultsの略で「コーダ」と和訳

collaboration（コラボ**レ**イション）：コラボ、協働

common courtesy（**コモ**ン・**コー**テスィ）：常識（礼儀・マナーに関する常識）

common knowlede（**コモ**ン・**ノ**リッジ）：常識（誰もが知っている知識という意味での常識）

common sense（**コモ**ン・**セ**ンス）：常識（正当性を強調したり、ちょっぴり相手を批判するニュアンスをこめたりする際に用いる）＝「経験を通して身につけた正しい思慮分別によって行動できる能力」

commūnicātiō（コンムーニ**カー**ティオー）：ラテン語で「分け合うこと、共有すること；伝達」のこと。英語communicationの語源

communication（コミュニ**ケ**イション）：情報の伝達・通信・やり取り；意思の疎通；心の交わり；コミュニケーション（知識や情報、喜怒哀楽などを他者と分かち合うこと）

conference（**カ**ンファレンス）：会議、カンファレンス（専門的な問題について意見交換する集まり）

congress（**コ**ングレス）：会議、総会、学術大会（各派・各国の代表者が参加する大規模な会議）

continence（**コ**ンティネンス）：医療用語として「禁制、コンチネンス」の意

contineō（コンティネオー）：ラテン語で
「結び付ける、引き留める」の意

convention（コンヴェンション）：会議、代
表者会議、大会（政治・宗教・事業団体な
どの代表者会議のこと）

conversation（カンヴァセイション）：会話

cooking animal（クッキング・アニマル）：
「料理する動物」の意で「ヒト」の特徴の
一つを示す。

Cool Japan（クール・ジャパン）：かっこい
い日本

cool（クール）：涼しい；かっこいい、すごい

corona（コロウナ）：コロナ、花冠（トヨタ
自動車の王冠三兄弟の車名の１つで「コロ
ナ」）

corolla（カロウラ）：小花冠（トヨタ自動車
の王冠三兄弟の車名の１つで「カローラ」）

corolla（コロッラ）：ラテン語で「小さな花
冠；小さな王冠」の意

corōna（コローナ）：ラテン語で「花冠；王
冠」の意

coronavirus（コロウナヴァイラス）：コロ
ナウイルス

coucil（カウンスィル）：会議、評議会（特
定問題の審議・諮問を行う比較的小規模な
会議）

cours（仏語：クール）：一連の連続もの、
クール、流れ

course（コース）：進路、経過、方針、連続
講座、クール［治療期間、薬物投与計画］

courtesy（コーテスィ）：礼儀正しさ

COVID-19（コヴィッド・ナインティー
ン）：corona virus disease 2019（コロウ
ナ・ヴァイラス・ディズィーズ・トゥーサ
ウザンドナインティーン）を略して
COVID-19と呼ぶ。

crown（クラウン）：王冠、花冠（トヨタの
車名の「クラウン」「コロナ」「カローラ」
はどれも「王冠、花冠」に由来する語であ
り「王冠三兄弟」と言われたこともあった。

cuddle hormone（カドゥル・ホーモン）：抱
擁ホルモン（「オキシトシン」の別称。ハ
グしあうと「オキシトシン」が分泌される）

cuddle（カドゥル）：抱擁＝hug（ハグ）

Cupid（キューピッド）：キューピッド：愛
と美の女神Venusの息子。ギリシャ神話の
Ἔρως（*Erōs*：エロース）に相当

cūra（クーラ）：ラテン語で「心配、注意、
気遣い、世話」の意

cure（キュア）：治療、キュア、治癒

curriculum vītae（クルリクルム・ウィー
タエ）：ラテン語で「人生の進路、履歴
書」の意

cursus（クルスス）：ラテン語で「走ること、
走路、進路」の意

cycle（サイクル）：循環、周期、クール［治
療期間］

D

da Vinci（ダ・ヴィンチ）：手術支援ロボッ
トの名称「ダ・ヴィンチ」。天才レオナル
ド・ダ・ヴィンチの名に由来

dementia（ディメンシャ or ディメンチア）：
認知症

dengue fever（デンギー・フィーヴァー）：
デング熱

dengue（デンギー）：デング熱（スペイン語
のdengueは「斜に構えること、上品ぶる
こと」）

dependence（ディペンデンス）：依存

Detection（ディテクション）：覚知（救急救
命における６つの機能の内の第１番目）

diaglogue（ダイアローグ）：対話

dictus（ディクトゥス）：ラテン語で「言わ
れた」の意

diēs（ディエース）：ラテン語で「日」. *circā
diēs*（およそ１日）がcircadianの語源

Diet（ダイエット）：the Dietで「国会」の
意。語源はラテン語のdiēs（ディエース）
「日」。「１日の旅程・仕事」→「決まった
日に行う集まり・会合」から。

diet（ダイエット）：ダイエット、規定食（治
療食）

dietitian（ダイエティシャン）：栄養士

digital（ディジタル）：デジタル（語源はラ
テン語*digitālis*「指の、指のような」）；現
在では「コンピューターやITに関連す
る」を含意する形容詞として用いられる。

discharge（**ディスチャージ**）：名詞で退院、解放

disease（**ディズィーズ**）：病気、疾患、疾病

disorder（**ディスオーダー**）：病気、異常

ditto（**ディットー**）：イタリア語で「前述の、すでに述べられた」を意味する。カルテの中で「do」を見たら、*ditto*のこと

DNA（**ディー・エヌ・エイ**）：deoxyribonucleic acid（**デオキシ**ラ**イ**ボ**ウ**ニュー**ク**レ**イッ**ク・ア**スィッド**）の略：デオキシリボ核酸

doctor（**ドクター**）：医師、博士

dominant（**ド**ミナント）：遺伝学の学術用語でかつては「優性」と訳出され、最近では「顕性」と訳される。

dominus（**ド**ミヌス）：ラテン語で「主人」の意

domus（**ドムス**）：ラテン語で「家」の意

DX（**ディー・エクス**）：digital transformationの略称で「デジタル変革」と和訳。「デジタル技術を駆使して、これまでの状態をはるかに越えたすばらしい状態に変革していくこと」を含意

dynamic（ダイ**ナ**ミック）：力学上の；強力な、活動的な

dynamics（ダイ**ナ**ミクス）：力学

dynamite（**ダイ**ナマイト）：ダイナマイト

dynapenia（ダイナ**ピー**ニア）：ダイナペニア、筋力低下

E

eau de toilette（仏語：**オー・ドゥ・ト**ワレット）：オードトワレ、化粧水

Ebola hemorrhagic fever（エボラ・ヘモ**ラ**ジック・**フィー**ヴァー）：エボラ出血熱

Ebola river（エボラ・**リ**ヴァー）：エボラ川

Ebola virus（エ**ボ**ラ・**ヴァ**イラス）：エボラウイルス

Ecce homō.（**エッケ・ホ**モー）：ラテン語で「見よ、この人だ」あるいは「この人を見よ」の意。「苦難の道を歩む人」の比喩としても。

Echo（**エコウ**）：ギリシャ神話に登場する森のニンフ。ナルキッソスとの悲恋で有名な名前で日本語では「エコー」と表記

echo（**エコウ**）：木霊（こだま）、山彦（やまびこ）；反響、共鳴、模倣者

ecstasy（**エ**クス**タ**スィ）：有頂天、忘我、エクスタシー

edema / oedema（エ**ディー**マ）：浮腫（edemaは米国風綴りで、oedemaは英国風綴り）

ein（独語：**アイ**ン）：一つの

Einstein（独語：**アイ**ンシュタイン）：人名アインシュタイン（20世紀最大の理論物理学者、1921年ノーベル物理学賞を受賞。名前の語源は「一つの石」→「一石」さん）

ejaculation（イジャキュ**レ**イション）：射精

electronic medical record（イレクト**ロ**ニック・**メ**ディカル・**レ**コード）：電子カルテ（略してEMRともいう）

electronic（イレクト**ロ**ニック）：電子工学の、電子の

emergency medical technician（エマージェンスィー・**メ**ディカル・テク**ニ**シャン；EMTと略）：救急救命士

EMR（**イー・エム・アー**ル）：electronic medical recordの頭字語：電子カルテ

EMT（**イー・エム・ティー**）：救急救命士〔emergency medical technician の 頭 字語〕、英語圏ではparamedicとも呼ばれる。

endemic（エン**デ**ミック）：エンデミック、風土病

engine（**エ**ンジン）：原動力、エンジン、推進力（ラテン語で「天性；才能；知性」を意味する *ingenium*が語源）

engineering（エンジ**ニ**アリング）：工学、エンジニアリング（知性を用いて創り出すこと）

entlassen（独語：エント**ラ**ッセン）：退院させる

epidemic（エピ**デ**ミック）：（伝染病の）流行

EV（**イー・ヴィー**）：電気自動車（electric vehicleの略称）

Everyone knows that.（**エ**ヴリィワン・**ノ**ウズ・ザット）：「それは常識だ」の意

F

facilitator（ファ**スィ**リテイター）：ファシリテーター（会議などが円滑に進むよう支

援する人）

facilitation（ファスィリテイション）：ファシリテーション（会議などを円滑に進めること）

Fear is a reaction. Courage is a decision.（フィア・イズ・ア・リアクション．カレッジ・イズ・ア・デスィジョン）：「恐怖は反応である。勇気は決意である」の意でウィンストン・チャーチルの言葉

Festīnā lentē.（フェスティーナー・レンテー）：ラテン語で「ゆっくり急げ」の意

Fīnis corōnat opus.（フィーニス・コローナット・オプス）：ラテン語で「終末が仕事を花冠で飾る」の意。「何であれ終わりが肝心」と理解可能

flora（フローラ）：植生、植物相、フローラ（「腸内細菌叢」はintestinal flora）

Flōra（フローラ）：ラテン語で花の女神様の名前「フローラ（イタリアの花と春と豊穣の女神）」

frail（フレイル）：形容詞で「もろい、弱い、壊れやすい」

frailty（フレイルティ）：虚弱、フレイル（医学用語として2014年「フレイル」と和訳）

Friday（フライデイ）：金曜日：語源はゲルマン民族の神話の愛の女神Frigg＋day（フリッグの日）→Friday。Fridayは「愛の日」なのだ。

G

gallstone（ゴールストウン）：胆石

Gaudeāmus igitur.（ガウデアームス・イギトゥル）：ラテン語で「だから楽しもう」の意

gay（ゲイ）：ゲイ（男性で男性に性愛感情を抱く人のこと）

gender（ジェンダー）：社会的・文化的性区分、ジェンダー

gender bias（ジェンダー バイアス）：ジェンダー・バイアス、性差別

gender identity disorder（ジェンダー・アイデンティティ・ディスオーダ）：性同一性障害（GIDと略称：なお、ICD-11からは「性別不合」gender incongruenceへと

呼称変更）

gender incongruence（ジェンダー・インコングルエンス）：性別不合（ICD-11からは、「性同一性障害」という病名から「状態」を記載する本用語になる）

gene（ジーン）：遺伝子

genome（ジーノウム）：ゲノム（配偶子に含まれる遺伝子の全体。ヒトの細胞は卵子と精子由来の2つのゲノムを持つ）

GID（ジー・アイ・ディー）：性同一性障害（gender identity disorderの略称）

glans pēnis（グランス・ペーニス）：ラテン語で「陰茎のどんぐり」→「亀頭」の意

glans（グランス）：ラテン語で「どんぐり」の意

glass ceiling（グラス・スィーリング）：「ガラスの天井」の意

glycerin（グリセリン）：グリセリン

gold ring（ゴウルドゥ・リング）：金の指環（ゆびわ）

gold standard（ゴウルドゥ・スタンダードゥ）：ゴールド・スタンダード；標準治療；金本位制→くれぐれも golden standardと言い間違えないように！

gold（ゴウルドゥ）：金（きん）

golden ring（ゴウルデン・リング）：金メッキした指環

grammar（グラマー）：文法

grief（グリーフ）：心が重い悲しみ、悲嘆

guest（ゲスト）：（語源的には見知らぬ人、よそ者、訪問者）客、来客

gut flora（ガット・フローラ）：腸内細菌叢、腸内フローラ

guts（ガッツ）：腸、内蔵；根性、勇気、ガッツ

H

harassment（ハラスメント）：嫌がらせ、ハラスメント

harm reduction（ハーム・リダクション）：ハームリダクション

harm（ハーム）：害、有害

healing music（ヒーリング・ミューズィック）：ヒーリング・ミュージック

health care または **healthcare**（ヘルスケ

ア）：ヘルスケア、医療・介護；健康管理

health problems（ヘルス・プロブレムズ）：健康問題

health（ヘルス）：健康、健全さ

healthy（ヘルスィ）：健康な

heart disease（ハート・ディズィーズ）：心臓病

Helicobacter pylōrī（ヘリコバクテル・ピューローリー）：ラテン語による二名法による生物学上の学名「ヘリコバクター・ピロリ、ピロリ菌」の意

Helicobacter（ヘリコバクテル）：ラテン語で「ヘリコバクター」の意。語源的には「旋回しながら動く杖のような形のバクテリア」のこと

helicopter（ヘリコプター）：ヘリコプター

heliport（ヘリポート）：ヘリポート

helix（ヒーリクス）：螺旋（らせん）

helminth（ヘルミンス）：蠕虫（ぜんちゅう）回虫やサナダムシなどの腸への寄生虫）

HERMÈS（仏語：*Hermès*：エルメス）：ファッションブランドの「エルメス」のこと。創始者名に由来

hernia（ハーニア）：ヘルニア（正常な位置から、異常に突出あるいは脱出した状態）

hernia（ヘルニア）：ラテン語で「破裂；ヘルニア」の意

herpes zoster（ハーピーズ・ゾスタァ）：帯状疱疹

herpes（ハーピーズ）：ヘルペス、疱疹：語源は「（蛇のように）這うこと、匍匐すること」。ギリシャ語 ἕρπης（*herpēs*：ヘルペース）「疱疹、帯状疱疹」の意。ラテン語化して *herpēs*（ヘルペース）は「ヘルペス、疱疹」の意となり、英語へ

herpesvirus（ハーピーズヴァイラス）：ヘルペスウイルス

HHV-1（エイチ・エイチ・ヴィー・ワン）：「口唇ヘルペス」を起こすウイルス。HHV-2と共に「単純ヘルペスウイルス」とも呼ばれる。

HHV-2（エイチ・エイチ・ヴィー・トゥー）：「性器ヘルペス」を起こすウイルス。HHV-1と共に「単純ヘルペスウイル

ス」とも呼ばれる。

HHV-3（エイチ・エイチ・ヴィー・スリィー）：「水痘」ならびに「帯状疱疹」を起こすウイルス。「水痘帯状疱疹ウイルス」とも呼ばれる。

HHV（エイチ・エイチ・ヴィー）：ヒトヘルペスウイルス（human herpesvirusの略称）HHV-1、HHV-2、HHV-3、HHV4、HHV-5、HHV-6A、HHV-6B、HHV-7、HHV-8の9つが知られている。

Hoden（独語：ホーデン）：睾丸、精巣

hodiē mihi, crās tibi.（ホディエー・ミヒ、クラース・ティビ）：墓石に刻まれることが多いラテン語表現で「今日は私に、明日はあなたに（死が訪れる）」の意

holy（ホウリィ）：神聖な

Homō sapiēns（ホモー・サピエーンス）：「ヒト」＝人類を意味するラテン語の学名（ラテン語で*homō*は「人間」で*sapiens*が「賢い」の意）

homō（ホモー）：ラテン語で「人」の意

homosexuality（ホモセクシュアリティ）：同性愛（同性を性愛の対象とする性のあり方。LGBTQ+のLとGがそれに相当）

hôpital ambulant（仏語：オピタル・アンビュラン）：移動する病院

Hormon（独語：ホルモーン）：ホルモン（日本語の「ホルモン」は独語のHormonの発音に由来）

hormone（ホーモン）：ホルモン（内分泌器官から血中に分泌されるもの：語源的には「何かを発動したり、促したり、励ましたり、刺激したりする物質」のこと）

hospes（ホスペス）：ラテン語で「①客、②主人役、③見知らぬ人（異邦人）」の意

hospital（ホスピタル）：病院

hospitality（ホスピタリティ）：親切なおもてなし、歓待；おもてなしの心

hospitalization（ホスピタリゼイション）：入院

host（ホウスト）：宿主；ホスト、客をもてなす主人役

hostility（ホスティリティ）：敵意

hotel（ホウテール）：ホテル

housing first（ハウズィング・ファーストゥ）：ハウジングファースト（ホームレス支援の際、まず住む場所を提供すること）

human being（ヒューマン・ビーイング）：人、人類

human herpesvirus（ヒューマン・ハーピーズヴァイラス）：ヒトヘルペスウイルス：HHV（エイチ・エイチ・ヴィー）と略称

human（ヒューマン）：名詞「人間」、形容詞で「人間らしい」

humanism（ヒューマニズム）：ヒューマニズム、人間尊重主義：人文主義

humanisme（仏語：ユマニスム）：「ヒューマニズム」のこと。仏語では語頭のh、語末のeを発音しない。

humanitude（仏語：ユマニチュード）：ユマニチュード（イブ・ジネストらによって開発されたケア技法）

hūmānus（フーマーヌス）：ラテン語の形容詞で「人間らしい」の意

hygiene（ハイジーン）：衛生

Hypnos（ヒプノス）：ギリシャ語（ΰπνος [hypnos]：ヒュプノス）で「眠り」の意で、それが神格化してギリシャ神話の「眠りの神」の意となる。ThanatosとHypnosは双子の兄弟神

hypnosis（ヒプノウスィス）：催眠、催眠術

hypnotic（ヒプノティック）：催眠薬、睡眠薬（＝sleeping pill）

I

ICD-10（アイ・スィー・ディー・テン）：International Statistical Classification of Diseases and Related Health Problems, 10th Revisionの略称。正式な和訳は「疾病及び関連保健問題の国際統計分類第10回改訂版」

ICD-11（アイ・スィー・ディー・イレヴン）：International Statistical Classification of Diseases and Related Health Problems, 11th Revisionの略称。正式な和訳は「疾病及び関連保健問題の国際統計分類第11回改訂版」

ICD（アイ・スィー・ディー）：国際疾病分類（International Classification of Diseasesの略称）

IgE（アイ・ジー・イー）：免疫グロブリンE（Immunoglobulin Eの略称）

Ignis aurum probat.（イグニス・アウルム・プロバット）：ラテン語で「火は黄金を試す」の意

illness（イルニス）：病気

imagine（イマジン）：想像する、心に思い描く

imāgō（イマーゴー）：ラテン語で「形、似姿、心像」の意

in vitrō（イン・ウィトロー）：ラテン語で「イン・ビトロ、ガラス容器の中で、試験管の中で」の意

in vīvō（イン・ウィーウォー）：ラテン語で「イン・ビボ、生体内で」の意

incident（インスィデント）：ヒヤリハット、インシデント

incipe（インキペ）：ラテン語で「まず着手せよ」「始めよ」の意

incongruence（インコングルエンス）：不一致

incontinence（インコンティネンス）：失禁

inertia（イナーシャ）：惰性、慣性（語源は「no art：芸が無いこと」「no skill：スキルが無いこと」）

information technology（インフォメイション・テクノロジー）：情報技術（通常ITと略称）

ingenium（インゲニウム）：ラテン語で「天性；才能；知性」の意（英語engineの語源）

inguen（イングェン）：ラテン語で「グリグリしたものが触れる場所；鼠径部」の意で連結形inguin/o。スペリングの違いはあるがギリシャ語ἀδήν（adēn：アデーン；「腺」の意で連結形aden/o）も同源由来

inguinal canal（イングィナル・カナール）：鼠径管

inguinal hernia（イングィナル・ハーニア）：鼠径ヘルニア

inguinal（イングィナル）：鼠径の

injection（インジェクション）：注射（語源は「中へ投げ入れること」）

insomnia（インソムニア）：不眠症

intestinal flora（インテスティナル・フローラ）：腸内細菌叢、腸内フローラ

IPE（アイ・ピー・イー）：Interprofessional Education（インタープロフェショナル・エジュケイション）の略で「多職種連携教育」の意

IPW（アイ・ピー・ダブリュ）：Interprofessional Work（インタープロフェショナル・ワーク）の略で「多職種連携協働」の意

IT（アイ・ティー）：information technology の略で「情報技術」の意

J

Japanese Sign Language（ジャパニーズ・サイン・ラングィッジ）：JSLと略称。「日本で使われている手話」のこと

jet lag（ジェト・ラグ）：時差ぼけ

K

Kanüle（独語：カニューレ）：カニューレ、管状の医療器具。英語でcannula

Kapsel（独語：カプセル）：カプセル

Karte（独語：カルテ）：カード

Katheter（独語：カテーテル）：カテーテル

kidney disease（キドニィ・ディズィーズ）：腎臓病

kidney stone（キドゥニィ・ストゥン）：腎結石（renal calculusやnephrolithとも言う）

Klōthō（***Clōthō***：クロートー）：運命の三女神（モイライ）の一柱の名で「クロートー」。「（運命の糸を）紡ぐ者」の意。ギリシャ語で *Κλωθώ*（クロートー）

knowledge（ノリッジ）：知識

Kocs（コチ）：ハンガリーの村名「コチ」。15世紀、ここで全ヨーロッパを代表する画期的な四輪馬車が製造されていた。coachの語源になった地名

Kongress（独語：コングレス）：会議、大会（Der Kongress tanzt.「会議は踊る」という表現は有名）

Kur（独語：クール）：治療、療法、クール

L

La Mascotte（仏語：ラ・マスコット）：

『ラ・マスコット』1880年、パリで上演された喜劇オペレッタのタイトル。以後、「マスコット」は「幸運をもたらすもの、幸運のお守り」として世界に流布

labyrinth（ラビリンス）：迷宮、迷路（語源はギリシャ語の *λαβύρινθος*）

labyrinthos（ラビュリントス）：ラテン語で「迷宮」の意。（ギリシャ語 *λαβύρινθος* のラテン語表記）

labyrinthus（ラビュリントゥス）：ラテン語で「迷宮」の意（クレタ島のミノス王がミノタウロスを閉じ込めておくためにダイダロスに建造させたという迷宮）

Lachesis（ラケスィス）：運命の三女神（モイライ）の一柱の名で「ラケシス」。「（運命の糸を）割り当てる者」の意。ギリシャ語で *Λάχεσις*（ラケスィス）

Latet anguis in herbā.（ラテット・アングィス・イン・ヘルバー）：ラテン語の直訳は「蛇が草むらに隠れている」の意。「何気ない所に危険が潜んでいる」との解釈あり。

Law of Inertia（ロー・オヴ・イナーシャ）：慣性の法則（定義は「静止している物体に力を加えなければ静止し続け、動き続けている物体に力を加えなければ動き続ける」）

leotard（リーオタード）：レオタード、肌にフィットしたワンピース型のスポーツウェア（19世紀のフランスの曲芸師レオタール "Léotard" の名に由来。しばしば複数形で使用）

lesbian（レズビアン）：レズビアン（女性で女性に性愛感情を抱く人のこと）

LGBTQ（エル・ジー・ビー・ティー・キュー）：Lesbian, Gay, Bisexual, Transgender, and Queer (or Questioning) の略。「性の多様性」を認識する際の「性的マイノリティ」の総称表現の一つ

LGBTQ+（エル・ジー・ビー・ティー・キュー・プラス）：LGBTQ以外の性的マイノリティの多様性もすべて包含していることを示す「プラス」。性的マイノリティの包括表現の一つ

Li（エル・アイ）：「リチウム（lithium）」の

元素記号

lithium（リスィアム）：リチウム（原子番号3、元素記号はLi。語源は「石に由来する元素」の意

lithograph（リソグラフ）：石版画、リトグラフ

liver disease（リヴァー・ディズィーズ）：肝臓病

locomotion（ロウコモウション）：移動、歩行

locomotive syndrome（ロウコモウティヴ・スィンドロウム）：運動器症候群、コロモティブ・シンドローム：わが国では単に「コロモ」とも

locomotive（ロウコモウティヴ）：機関車（形容詞としては「移動の、移動力のある」の意）

Los Angeles（ロサンジェルス）：ロサンゼルス（スペイン語のLos Angelesは英語のThe Angelsと同じ）

love hormone（ラヴ・ホーモン）：愛情ホルモン（オキシトシンの俗称）

M

magnetic resonance imaging（マグネティック・レゾナンス・イミジング）：核磁気共鳴画像診断（MRIと略）

main effect（メイン・イフェクト）：（薬剤の）主作用

malignant neoplasm（マリグナント・ニーオプラズム）：悪性新生物

malignant tumor（マリグナント・チューモァ）：悪性腫瘍

malignant（マリグナント）：悪性の

maltreatment（マルトゥリートメント）：マルトリートメント、虐待、冷遇

mamma（マンマ）：ラテン語で「乳房」の意

mammal（ミャマル or ママル）：哺乳類

Mammalia（マメイリア）：哺乳類

Mammālia（マンマーリア）：ラテン語で「哺乳類」の意

mammālis（マンマーリス）：ラテン語の形容詞「哺乳類の、乳房の」の意

Man is a social animal.（マン・イズ・ア・ソウシャル・アニマル）：「人は社会的な動物である」…2300年前のアリストテレス以来の考え方

manual（マニュアル）：形容詞で「手や体を使う、肉体労働の」の意。名詞で「手引き書、マニュアル」の意

manus（マヌス）：ラテン語で「手」の意

mascara（マスカラ）：マスカラ

mascot（マスコット）：マスコット（語源は「小さな魔女」）

mask（マスク）：仮面；マスク（mask, mascara, moscotは同じ語源に由来）

masturbation（マスタベイション）：自慰：語源は不詳だが、一説によるとラテン語 *manū*（マヌー：手によって）+ *stuprāre*（ストゥプラーレ：けがすこと）→「手によってけがすこと」とのこと

media（ミーディア）：メディア（mediumの複数形）：媒体（特に情報媒体）；各種手段；マスメディア

medical doctor（メディカル・ドクター）：医師

medical staff（メディカル・スタッフ）：医療従事者

medical（メディカル）：医療の、医学の

Medice, cūrā tē ipsum.（メディケ・クーラー・テー・イプスム）：ラテン語で「医者よ、汝自身を治せ」の意

medium（ミーディアム）：中間；媒体；媒介；培養培地；記録媒体；方法、手段（複数形はmedia）

meeting（ミーティング）：会議、ミーティング（あらゆる会合に用いられる単語）

melatonin（メラトウニン）：メラトニン

Mementō morī.（メメントー・モリー）：ラテン語で「死を忘れるな」の意

menarche（メナーキー）：初経、初潮

mental（メンタル）：精神の、心の

Merlion（メーライアン）：マーライオン（シンガポールの象徴であるライオン頭の人魚）

MERS（マーズ）：Middle East respiratory syndrome（ミドゥル・イースト・レスピラトリィ・スィンドロウム）の略で「中東呼吸器症候群」の意

mitochondria（マイトコンドゥリア）：糸粒体、

ミトコンドリア（単数形はmitochondrion）

mitochondrion（マイト**コ**ンドゥリオン）：糸粒体、ミトコンドリア（mitochondriaの単数形；和訳では単複を問わず「ミトコンドリア」と呼ぶ）

moneō（**モ**ネオー）：ラテン語で「（私は）警告する」の意

monitor（**モ**ニター）：モニター、モニタ、監視装置

monitor（**モ**ニトル）：ラテン語としては「警告する人、警告するもの」の意

mons pūbis（**モ**ンス・**プ**ービス）：ラテン語で「恥丘」の意。（英語発音だと「**モ**ンズ・**ピ**ュービス」）

monster（**モ**ンスター）：モンスター、怪物

mortality rate（モー**タ**リティ・**レ**イトゥ）：死亡率

mortality（モー**タ**リティ）：死亡、死亡率

moss（**モ**ス）：苔（こけ）

MRI（**エ**ム・**ア**ール・**ア**イ）：核磁気共鳴画像（magnetic resonance imagingの頭字語）

Mūsa（**ム**ーサ）：ラテン語で「学芸の女神さま」のこと。音楽だけでなく種々の学芸に通じた総勢9柱の女神さま（複数形*Mūsae*：**ム**ーサエ）がいる。英語Museの語源

music therapist（**ミ**ューズィック・**セ**ラピスト）：音楽療法士

music therapy（**ミ**ューズィック・**セ**ラピィ）：音楽療法（2001年4月、日本音楽療法学会が設立されている）

mūsica（**ム**ースィカ）：ラテン語で「音楽技術；音楽」の意

N

nebula（**ネ**ビュラ）：星雲

nebula（**ネ**ブラ）：ラテン語で「雲、霧」の意

nebulizer（**ネ**ビュライザァ）：ネブライザ、噴霧器

négritude（仏語：**ネ**グリチュード）：ネグリチュード、黒人性（黒人らしさ；黒人としての自覚）

neoplasm（**ニ**ーオプラズム）：新生物

nephrolith（**ネ**フロリス）：腎結石

NHK（**エ**ヌ・**エ**イチ・**ケ**イ）：「日本放送協会」のローマ字表記Nippon Hoso Kyokaiの略

nitroglycerin（ナイトログ**リ**セリン）：ニトログリセリン

No.（**ナ**ンバー）：ラテン語*numerō*の最初の文字nと最後の文字oを取ってNo.とした。例えば、No.1は「数において1」の意

nocebo effect（ノ**ス**ィーボウ・**イ**フェクト）：ノセボ効果

nocēbō.（ノ**ケ**ーボー）：ラテン語で「私は傷つけるつもりです」の意

norma（**ノ**ルマ）：ラテン語で「定規、大工の曲尺、規範」の意

normal saline（**ノ**ーマル・**セ**イリーン or **ノ**ーマル・**セ**イライン）：生食、生理食塩液、生理食塩水（「標準となるべき食塩水」のこと）

normal（**ノ**ーマル）：形容詞で「標準の；正常な」の意

number（**ナ**ンバー）：番号、ナンバー、No.

numerō（**ヌ**メロー）：ラテン語で「数において、数の点で」の意。英語でNo.（**ナ**ンバー）の表記は*numerō*に由来

numerus（**ヌ**メルス）：ラテン語で「数」の意

nurse（**ナ**ース）：看護師

nūtrīre（**ヌ**ートゥリーレ）：ラテン語で「授乳する」の意

nutrition（ニュートゥ**リ**ション）：栄養

nutritionist（ニュートゥ**リ**ショニスト）：栄養士

O

Ōdī et amō（**オ**ーディー・**エ**ト・**ア**モー）：ラテン語で「われ憎み、かつ愛す」の意

Oedipus complex（**エ**ディパス・**コ**ンプレクス）：エディプス・コンプレックス（男の子が無意識のうちに母親に愛着を持ち、逆に父親に対して敵意を抱く傾向のこと。フロイトが提唱）

Oedipus（**エ**ディパス）：ギリシャ悲劇の主人公の名。英語で「オイディプス」のこと。ラテン語のスペリングと同じだが、発音が違う。

Oedipūs（**オ**エディプース）：ギリシャ神話

の登場人物の名で、ラテン語で「オエディ
プース」。「オイディプース王」のことで通
常「オイディプス王」と和訳

Omnis ars nātūrae imitātiō est. （オムニ
ス・**ア**ルス・ナー**ト**ゥーラエ・イミ**タ**ー
ティオー・**エ**スト）：ラテン語で「すべて
の技術は自然の模倣である」の意

On Scene Care（**オ**ン・**ス**ィーン・ケア）：
現場手当（救急救命における6つの機能の
内の第4番目）

Onanie（独語：オナ**ニ**ー）：オナニー、自慰

onanism（**オ**ナニズム）：自慰

Open Dialogue（**オ**ウプン・**ダ**イアローグ）：
オープンダイアローグ

Open sesame*!*（**オ**ウプン・**セ**サミ）：「開け
ゴマ！」

opera（**オ**ペラ）：ラテン語で「仕事、作品、
苦労」の意。*opus*の複数形；英語のopera
は「オペラ、歌劇」

operation（オペ**レ**イション）：手術、操作、
作戦

Operation（独語：オペラツィ**オ**ーン）：手
術、オペ、作戦

opus（**オ**プス）：ラテン語で「仕事、作品、
苦労」の意。複数形が*opera*

orchid（**オ**ーキッド）：蘭（らん：orhid の
語源はギリシャ語*orchis*「睾丸、精巣」）

orgasm（**オ**ーガズム）：オーガズム、オルガ
スムス、性的絶頂、クライマックス、エク
スタシー

outbreak（**ア**ウトブレイク）：突発、大流行、
爆発的流行

oxytocin（オキシ**ト**ウスィン）：オキシト
シン（分娩を促進したり、射乳を刺激した
りするホルモンとして知られてきたが、近
年、社交性を高める「愛情ホルモン」や
「幸せホルモン」とも呼ばれる）

P

pandemic（パン**デ**ミック）：パンデミック、
汎発性流行病、汎流行、世界的流行

paramedic（パラ**メ**ディック）：米国でEMT
＝「救急救命士」のこと

paramedical（パラ**メ**ディカル）：医療補助の

parasite（パ**ラ**サイト）：パラサイト、寄生虫、
寄生生物；居候、食客

Paris（**パ**リス）：フランスの首都「パリ」。
フランス語では「パリ」と発音

patient（**ペ**イシェント）：名詞：患者、病人
／形容詞：忍耐強い

pendant（**ペ**ンダント）：ペンダント（語源
は「垂れ下がったもの」）

penicillin（ペニ**ス**ィリン）：（抗生剤の）ペ
ニシリン

penis（**ピ**ーニス）：陰茎

pēnis（**ペ**ーニス）：ラテン語で「しっぽ、
尾；陰茎」の意

persōna（ペル**ソ**ーナ）：ラテン語で「仮面」
の意。英語personの語源

personality disorder（パーソ**ナ**リティ・
ディス**オ**ーダー）：パーソナリティ障害、
人格障害

personality（パーソ**ナ**リティ）：性格、人格、
パーソナリティー

pet loss（ペット・**ロ**ス）：「ペットロス」；
和製英語だが英語ネイティブにも通じる。

pharmacy（**ファ**ーマスィ）：薬屋さん、薬
局；調剤；薬学

philosophy（フィロソフィー）：哲学；「知
を愛すること」であり「魂の世話をするこ
と」でもある。

physical distancing（**フ**ィズィカル・**デ**ィス
タンスィング）：物理的な距離の確保

physician（フィ**ズ**ィシャン）：医者、医師
（特に「内科医」）

physiological saline（フィズィオ**ロ**ジカル・
セイリーン or フィズィオ**ロ**ジカル・**セ**イ
ライン）：生理食塩水

physiological（フィズィオ**ロ**ジカル）：形容
詞「生理的な」の意

pila（**ピ**ラ）：ラテン語で「球、毬（まり）」
の意

pill（**ピ**ル）：丸薬（一般的には、ピルは「経
口避妊薬」も意味する）

pilula（**ピ**ルラ）：ラテン語で「小さな球：
丸薬」の意。*pila*（球）の指小形

place（**プ**レイス）：場所

placebo effect（プラ**ス**ィーボウ・**イ**フェク

ト）：プラセボ効果

placēbō.（プラ**ケ**ーボー）：ラテン語で「私
は喜ばせるつもりです」の意

placebo（プラ**スィ**ーボウ）：プラセボ、偽薬

placeō.（プラ**ケ**オー）：ラテン語で「私は喜
ばせます」の意

plan（プ**ラン**）：平面図、設計図；計画

plane（プ**レ**イン）：平面、平野；飛行機［翼
が平ら］；鉋（かんな）

planning（プ**ラン**ニング）：計画を立てるこ
と；立案、企画

plānum（プ**ラ**ーヌム）：ラテン語で「平面
図形、平らなこと」の意

plate（プ**レ**イト）：板、取り皿、プレート

plateau（プラ**ト**ウ）：高原、台地

platelet（プ**レ**イトレット）：血小板

platform（プ**ラ**ットフォーム）：（駅の）ホー
ム、プラットホーム／プラットフォーム、
演壇、台

Plato（プ**レ**イトゥ）：古代ギリシャの哲学者
名「プラトン」

plaza（プ**ラ**ーザ）：広場、プラザ

pneumonia（ニュウ**モ**ウニア）：肺炎

Polyp（独語：**ポ**リュープ）：ポリープ；タ
コ、イカ；ポリプ（イソギンチャクやヒド
ラなどのこと）

polyp（**ポ**リプ）：ポリープ（大腸ポリープ
など）；ポリプ（イソギンチャクやヒドラ
などのこと）

polypharmacy（ポリ**ファ**ーマスィ）：多剤
併用、ポリファーマシー

post-mortem care（ポウスト**モ**ーテム・**ケ**
ア）：死後ケア、逝去後ケア（post-mortem
はpostmortemとも記述）

probiotics（プロバイ**オ**ティクス）：プロバ
イオティクス

Prosit*!*（独語：プ**ロ**ーズィット）：乾杯*!*
（prōsit［プ**ロ**ースィット］は元来ラテン
語で「（これが）役立ちますように」の意）

protein（プロ**ウ**ティーン）：タンパク質、た
んぱく質、蛋白質（「質」を省いた「タン
パク」「たんぱく」「蛋白」という表記もあ
り。和訳にもそれぞれ使い分けがある。語
源は「最も重要な物質」）

protocol（プ**ロ**トコウル or プ**ロ**ウトコー
ル）：外交儀礼、プロトコール／プロトコ
ル、治験実施計画書

protozoa（プロウト**ゾ**ウア）：原虫（トリコ
モナスやマラリア原虫など）

psychology（サイ**コ**ロジー）：心理学

psychotherapy（サイコ**セ**ラピィ）：精神療
法、サイコセラピィ

puberty（**ピュ**ーバティ）：思春期

pūbēs（**プ**ーベース）：ラテン語で「陰毛」
の意

pubis（**ピュ**ービス）：恥骨：ラテン語os *pūbi*s
（**オ**ス・**プ**ービス：恥骨）が英語化しpubis
だけで「恥骨」の意味となる。

puncture（**パ**ンクチャー）：穿刺

pylōrus（ピュ**ロ**ールス）：ラテン語で「幽
門」の意で、具体的には十二指腸につなが
る胃の部分。*pylōrī* は*pylōrus*の属格で「幽
門の」の意

Q

QOL（**キュ**ー・**オ**ウ・**エ**ル）：quality of life
の頭字語で「生活の質」の意

quality of life（ク**ウォ**リティ・オブ・**ラ**イ
フ）：生活の質、生命の質

queer（ク**ウィ**ア）：クィア（原義は「奇妙
な」の意。LGBTには属さないが、普通の
セクシュアリティに違和感を持つ人のこ
と。questioningとも呼ばれる）

questioning（ク**ウェ**スチョニング）：クエス
チョニング（原義は「探求的な」の意。
LGBTも含めて特定のセクシュアリティの
どれにも属さない人、あるいはどれにする
か探求中の人のこと）

R

RA（**ア**ール・**エ**イ）：関節リウマチ
（rheumatoid arthritisの略称）

rate（**レ**イトゥ）：率、割合、比率、レート

receipt（レ**スィ**ートゥ）：受け取ること、領
収書

recessive（リ**セ**ッスィヴ）：遺伝学の学術用
語として、かつては「劣性」と訳出され、
最近では「潜性」と訳される。

record（**レ**コード）：記録

reduction（リ**ダ**クション）：減少、縮小、削減、減らすこと

regimen（**レ**ジメン）：養生計画、治療計画

rehabilitation（リーハビリ**テ**イション）：リハビリテーション、リハビリ、回復訓練、社会復帰

renal calculus（**リ**ーナル・**キャ**ルキュラス）：腎結石

renal（**リ**ーナル）：形容詞で「腎臓の」の意

Reporting（リ**ポ**ーティング）：通報（救急救命における6つの機能の内の第2番目）

resident（**レ**ジデント）：入居者

resilience engineering（レズィリエンス・エンジ**ニ**アリング）：レジリエンス・エンジニアリング（Safety-IIを理論的に後押ししてくれる考え方。語源的には「柔軟な適応力を、知性を用いて創り出すこと」）

resilience（レズィリエンス）：レジリエンス、弾力性、反発性、復元力、回復力

resilient health care（レズィリエント・**ヘ**ルス・ケア）：レジリエント・ヘルスケア（resilience engineeringという理論が医療という複雑適応システム領域で用いられている場合を指してこう呼ぶ）

respect（リス**ペ**クト）：名詞で「尊敬、敬意」、動詞で「敬う、尊敬する」の意。respiteと同語源

respite care（レスパイト・ケア）：レスパイトケア

respite（**レ**スパイト or **レ**スピット）：レスパイト、休息、休養（respectと同語源）

Response（レス**ポ**ンス）：出場（救急救命における6つの機能の内の第3番目）

restroom（**レ**ストルーム）：（特に公共施設の）お手洗い、トイレ

résumé（仏語：**レ**ズメ）：要約、サマリー、履歴書

revision（リ**ヴィ**ジョン）：改訂

Rezept（独語：レ**ツェ**プト）：処方箋、レシピ

rheumatisch（独語：ロイ**マ**ーティッシュ）：形容詞で「リウマチ性の」の意

rheumatism（**ル**ーマティズム）：リウマチ

Rheumatismus（独語：ロイマ**ティ**スムス）：リウマチ

rheumatoid arthritis（**ル**ーマトイド・アースラ**イ**ティス）：関節リウマチ（しばしばRAと略記）

rheumatology（ルーマ**ト**ロジィ）：リウマチ科

robot（**ロ**ボット）：ロボット

robota（ロボタ）：チェコ語で「（強制）労働、賦役」の意。「ロボット」の語源

S

Safety-I（**セ**イフティ・**ワ**ン）：「失敗を減らすこと」を目的にした従来型の安全管理アプローチ。2023年秋現在、和文中でも横文字のまま「Safety-I」として医療安全分野で流通している。強いて「セーフティ・ワン」とカタカナ語を使う必要もなかろう。

Safety-II（**セ**イフティ・**トゥ**ー）：「うまくいくことを増やす」を目的にした新たな安全管理アプローチ。2023年秋現在、和文中でも横文字のまま「Safety-II」として医療安全分野で流通している。強いて「セーフティ・ツー」とカタカナ語を使う必要もなかろう。

sāl（**サ**ール）：ラテン語で「塩」の意

Sāl Terrae（**サ**ール・**テ**ッラエ）：ラテン語で「地の塩」の意

saline（**セ**イリーン or **セ**イライン）：食塩水

salīre（サ**リ**ーレ）：ラテン語で「跳ねる」の意

Salute!（伊語：サ**ル**ーテ）：乾杯！（saluteの基本的意味は「健康」）

Samen（独語：**ザ**ーメン）：精液

Santé!（仏語：**サ**ンテ）：乾杯！（santéの基本的な意味は「健康」）

sapiens（サ**ピ**エーンス）：ラテン語の形容詞で「賢い、分別のある」あるいは「味が分かる」の意

sarcoma（サー**コ**ウマ）：肉腫

sarcopenia（サーコ**ピ**ーニア）：サルコペニア

SARS-CoV-2（**サ**ーズ・コロウナ**ヴァ**イラス・**トゥ**ー）：「新型コロナウイルス」の正式名は "severe acute respiratory syndrome coronavirus 2" と長いので、その正式な略称がSARS-CoV-2

SARS（**サーズ**）：severe acute respiratory syndrome（スィ**ヴィ**ア・ア**キュ**ート・**レ**スピラトリィ・**スィ**ンドロウム）の略で「重症急性呼吸器症候群」の意

schizophrenia（スキツォフ**リー**ニア）：統合失調症

Schizophrenie（独語：シツォフレ**ニー**）：統合失調症

scientia scientiārum（スキ**エ**ンティア・スキエンティ**アー**ルム）：ラテン語で「知識の中の知識」＝「哲学」の意

science（**サ**イエンス）：科学

scrubs（スク**ラ**ブズ）：スクラブ（主に手術室や救急外来において外科医やナースが着用する半袖の衣類のこと）

security camera（セキュ**リ**ティー・**キャ**メラ）：「防犯カメラ、監視カメラ」の意。近年、CCTVと同じ意味で使用

Self Awareness（**セ**ルフ・ア**ウェ**アネス）：自覚、見性（けんしょう）

selfish gene（**セ**ルフィッシュ・**ジー**ン）：利己的な遺伝子（英国の進化生物学者リチャード・ドーキンスの著書タイトルThe Selfish Gene、邦題『利己的な遺伝子』に由来）

semen（**スィ**ーメン）：精液（語源はラテン語の*sēmen*）

sēmen（**セ**ーメン）：ラテン語で「種、苗、精液」の意

sense（**セ**ンス）：感覚；思慮分別

session（**セ**ッション）：集会、会合、開会、クール［治療期間］

Sex is part of nature. I go along with nature.：マリリン・モンローの言葉で「セックスは自然の一部よ。私は自然に従順なの」の意

sex symbol（**セ**ックス・**スィ**ンボル）：セックス・シンボル

sex（**セ**ックス）：セックス、性行為、性交

sexless（**セ**ックスレス）：性行為が無い

sexual harassment（セク**シュ**アル・ハ**ラ**スメント）：性的嫌がらせ、セクシャル・ハラスメント、セクハラ

sexuality（セクシュ**ア**リティ）：セクシュアリティ（「性のあり方」のこと。専門的には「性指向」と「性自認」によって表現される）

sexually transmitted disease（セク**シュ**アリィ・トランス**ミ**ティッド・ディ**ズィ**ーズ）：性感染症（STDと略記）

sexually transmitted infection（セク**シュ**アリィ・トランス**ミ**ティッド・イン**フェ**クション）：性感染症（STIと略記）

sexus（**セ**クスス）：ラテン語で「切って分けること、分割」

sickness（**スィ**ックニス）：病気

side effect（**サ**イド・イ**フェ**クト）：（薬剤の）副作用：ワクチンのside effectは「副反応」と特別に和訳

sign language（**サ**イン・ラン**グィ**ッジ）：手話

simplex（**スィ**ンプレクス）：ラテン語で「単純な」を意味する形容詞

sleep（ス**リ**ープ）：名詞で「睡眠、眠り」、動詞で「寝る、眠る」

sleeping pill（ス**リ**ーピング・**ピ**ル）：睡眠薬（専門用語としてはhypnotic）

SNS（**エ**ス・**エ**ヌ・**エ**ス）：Social Networking Serviceの頭字語で「ソーシャルネットワーキングサービス」のこと。無理に和訳して「会員制交流サイト」「ネット交流サービス」などとも呼ばれる。

social distance（**ソ**ウシャル・**ディ**スタンス）：ソーシャル・ディスタンス、社会的距離（人種差や学歴差、貧富の差などによるグループ間で生じる社会・心理的な距離）

social distancing（**ソ**ウシャル・**ディ**スタンスィング）：ソーシャル・ディスタンスィング、社会的な距離をとること（感染拡大を防ぐために物理的・空間的な距離を取ること）

Social Networking Service（**ソ**ウシャル・**ネ**ットワーキング・**サー**ヴィス）：ソーシャルネットワーキングサービス、会員制交流サイト、ネット交流サービス（しばしばSNSと略称）

SOGI（**ソ**ギ or **ソ**ジ）：専門家は横文字のま

ま使い、SOGIと書き「ソジ」とか「ソギ」と称している（適切な和訳が無い状況。Sexual Orientation and Gender Identityの略称で、それを直訳すれば「性指向と性自認」となる）

spermarche（スパーマーキー）：精通（初めての射精のこと）

spirit（スピリット）：精神、魂、気性、霊、気力；蒸留酒

Spirited Away（スピリティド・アウェイ）：『千と千尋の神隠し』の英語のタイトル。直訳は「誰にも知られずに取り除かれた」→「神隠しにあった」の意

spiritual（スピリチュアル）：霊的な、スピリチュアルな

spirituality（スピリチュアリティ）：霊性、スピリチュアリティ

spīritus（スピーリトゥス）：ラテン語で「息、呼吸、空気」の意

stāmen（スターメン）：ラテン語で「縦糸；寿命の糸＝運命の糸；雄しべ（雄蕊）」の意。複数形が*stamina*

stamina（スタミナ）：活力、精力、持久力

statistical（スタティスティカル）：形容詞で「統計学的な」の意

statistics（スタティスティック）：統計学

Star of Life（スター・オブ・ライフ）：スター・オブ・ライフ、生命の星（救急救命のシンボル）

STD（エス・ティー・ディー）：sexually transmitted diseaseの略で「性感染症」のこと

steam locomotive（スティーム・ロウコモウティヴ）：蒸気機関車

Stein（独語：シュタイン）：石

stenosis（ステノウスィス）：狭窄（きょうさく）

stent（ステント）：ステント（血管などの管腔臓器の治療に用いる）

STI（エス・ティー・アイ）：sexually transmitted infectionの略で「性感染症」のこと

stone（ストウン）：石、結石

straw（ストロー）：麦わら、ストロー

Stress is the salt of life.（ストレス・イズ・ザ・ソルト・オブ・ライフ）：「ストレスは人生の塩である」の意

stress（ストレス）：ストレス、応力；ある種の「こころのひずみ・歪（ゆが）み」

stretch（ストレッチ）：引き伸ばす

student（ステューデント）：学生；研究者

studio（ステューディオウ）：スタジオ、撮影所；アトリエ、工房

studium（ストゥディウム）：ラテン語で「情熱、熱心、熱意；欲望；関心事；勉強、研究」の意

study（スタディ）：動詞として「研究する、勉強する」、名詞として「研究、調査；勉強；書斎」の意

supercenterarian（スーパーセンテネイリアン）：110歳以上の人、スーパーセンテナリアン

superman（スーパマン）：超人、スーパーマン

superwoman（スーパウォマン）：スーパーウーマン、スーパーレディー

surgeon（サージャン）：外科医

surgery（サージェリィ）：手術

surgical mask（サージカル・マスク）：外科用マスク、不織布のマスク、マスク

survival of the fittest（サヴァイヴァル・オブ・ザ・フィッテスト）：適者生存

survival rate（サヴァイヴァル・レイトゥ）：生存率

survival（サヴァイヴァル）：生存

system（スィステム）：システム、系（医療は「複雑適応システム」である。様々な要素が組み合わさり相互作用することで共通のゴールを達成する仕組みである）

T

table（テイブル）：テーブル、食卓、表

tablet（タブレット）：錠剤；タブレット；小平板

tabula（タブラ）：ラテン語で「厚板、書字板、石板」の意

team medicine（ティーム・メディスン）：チーム医療

technician（テク**ニ**シャン）：技術者

tendō（**テン**ドー）：ラテン語で「腱」の意

tendon（**テン**ドン）：腱

tenēre（テ**ネー**レ）：ラテン語で「つなぐこと、保持すること」の意

tension（**テン**ション）：緊張、張力

testis（**テス**ティス）：睾丸、精巣

testis（**テス**ティス）：ラテン語で「証人、証拠：睾丸、精巣」の意

TGIF（**ティー・ジー・アイ・エフ**：Thank God, it's Friday!）の略：いわゆる「花の金曜日」「花金」のこと

thanatology（サナト**ロ**ジィー）：死生学、タナトロジー：語源的には「死の学問」

Thanatos（**サ**ナトス）：ギリシャ神話の「死の神」。ThanatosとHypnosは双子の兄弟神。ギリシャ語（*θάνατος*［*thanatos*］：タナトス）で「死」の意

The Double Helix（ザ・ダ**ボォ・ヒー**リクス）：ジェームス・ワトソンの回顧録の書名。邦題『二重らせん』（講談社文庫）の翻訳あり。

The Los Angeles Angels（ザ・ロ**サン**ジェルス・**エ**インジェルス）：2023年秋現在、大谷翔平選手が所属する大リーグ・チーム名「ロサンゼルス・エンゼルス」のこと

therapist（**セ**ラピスト）：療法士、セラピスト

therapy（**セ**ラピィ）：セラピィ、療法（語源はギリシャ語*θεραπεία*［*therapeiā*：テラ**ペ**イアー］：寄り添うこと、世話すること：療法）

to be continued（**トゥー・ビー・コンティ**ニュードゥ）：「つづく」の意

To our health!（**トゥー・ア**ワ・**ヘ**ルス）：乾杯！

toilet（**ト**イレット）：トイレ、便所：便器

toilette（仏語：ト**ワ**レット）：身仕度：洗面：化粧（複数形toilettesで「トイレ、手洗い、便所」の意）。語源は「小さな布」

Transfer to Definitive Care（**ト**ランスファー・トゥー・ディ**フィ**ニティヴ・**ケ**ア）：医療機関への引き渡し（救急救命における6つの機能の内の第6番目）

transformation（トランスフォメイショ

ン）：変革（Xと略されることがある。例えば、digital transformationはDXと略称される）

transgender（トランス**ジェ**ンダー）：トランスジェンダー（出生時に割り当てられた性別とは異なる性で生きたいと望む人のこと）

treatment（トゥ**リー**トメント）：治療、処置：取り扱い、待遇

triad（トゥ**ラ**イアッド）：3つ組、3人組

Triage Tags: Red, Yellow, Green and Black（トゥ**リ**アージ・**タ**グズ：**レ**ッド、**イェ**ロウ、**グ**リーン・アンド・**ブ**ラック）：トリアージ・タグには「赤：最優先治療群」、「黄：非緊急治療群」、「緑：軽処置群」そして「黒：不処置群」の札がある。

triage（トゥ**リ**アージ）：トリアージ（本文では語頭のtri-を無理に取り出し「3」と結び付けた解説をしたが、語源学的エビデンスは確認できない）

triage（仏語：トゥリ**アー**ジュ）：選別、トリアージ

trias（トゥ**ラ**イアス）：ラテン語で「3（＝*trēs*：トゥ**レー**ス）、三位一体」の意。ギリシャ語*τριάς*（*trias*：トゥリ**ア**ス「3、3つ」）由来のラテン語

trier（仏語：トゥ**リ**エ）：選別する（この名詞形がtriage）

trouble（**ト**ラブル）：体の不調、病気、困りごと

tube（**テュー**ブ）：チューブ、管

tumor（**チュー**モァ）：腫瘍

twiggy（**トゥ**イギー）：形容詞で「小枝のように細い」の意。1960年代ミニスカートで一世を風靡した英国の女性モデルTwiggyが思い出されます。

U

uniform（**ユ**ニフォーム）：制服、ユニフォーム

user（**ユー**ザー）：ユーザー、利用者

V

vacca（**ワ**ッカ）：ラテン語で「雌牛」の意。vaccineの語源は「雌牛に由来する物質」

vaccination（ヴァクス**ィ**ネイション）：予防

接種、ワクチン接種

vaccine（ヴァク**スィー**ン）：ワクチン

vagina（ヴァ**ジャ**イナ）：腟

vāgīna（ワー**ギー**ナ）：ラテン語で「（剣の）鞘」、近代解剖学で「腟」の意

Vakzin（独語：ヴァク**ツィー**ン）：ワクチン（この独語単語から「ファクツィーン」→「ワクツィーン」→「ワクチン」と和訳）

varicella-zoster virus（ヴァリ**セ**ラ・**ゾ**スター・**ヴァ**イラス）：水痘帯状疱疹ウイルス；VZVと略（HHV-3とも略称）

varicella（ヴァリ**セ**ラ）：水痘、みずぼうそう。ラテン語 *varicella*（ワリ**ケッ**ラ）に直接由来

VD（**ヴィー**・**ディー**）：venereal diseaseの略で「性病」のこと。古い言い方

venereal disease（ヴェ**ネ**リアル・ディ**ズィー**ズ）：性病（VDと略される）

venereal（ヴェ**ネ**リアル）：形容詞で「性交あるいはセックスによって生じる」の意

Veneris diēs（ウェ**ネ**リス・**ディ**エース）：ラテン語で「金曜日」の意。原意は「ウェヌスの日」

Venus favors the bold.（**ヴィー**ナス・**フェ**イヴァーズ・ザ・**ボ**ウルドゥ）：「ヴィーナスは大胆な人を好む」の意

Venus（**ヴィー**ナス）：ヴィーナス（あるいはビーナス：ローマ神話の「愛と美の女神」で息子がキューピッド）：金星

vīta（**ウィー**タ）：ラテン語で「生命、人生、生活、暮らしぶり」の意

Venus（**ウェ**ヌス）：ラテン語で「ウェヌス」（ローマ神話における「愛と美の女神」）

vīta sexuālis（**ウィー**タ・セクス**アー**リス）：ラテン語で「性生活」の意。森鴎外の小説に『**ヰタ**・セクスアリス』がある。

vital capacity（**ヴァ**イタル・**キャ**パスィティ）：肺活量

vital signs（**ヴァ**イタル・**サ**インズ）：生命徴候、バイタルサイン

vitamin（**ヴァ**イタミン）：ビタミン

Vīve hodiē.（**ウィー**ウェ・**ホ**ディエー）：ラテン語で「今日を生きよ」の意

vivid（**ヴィ**ヴィッド）：生き生きした、活発で生命力に満ちた

Vīxī.（**ウィー**クスィー）：ラテン語で「私は生ききった」＝「私は今死んでいる」の意

W

WAD（**ワー**ク・**ア**ズ・**ダ**ン）：「実際に行われた仕事」の意。「ダブリュ・エイ・ディー」や「ワッド」とか呼ぶのを実際に聞いたことことが無く、WADと書いても専門家は皆、Work-As-Doneと発音している。

WAI（**ワー**ク・**ア**ズ・**イマ**ジンドゥ）：「頭の中で考えた仕事」の意。「ダブリュ・エイ・アイ」や「ワイ」とか呼ぶのを実際に聞いたことことが無く、WAIと書いても専門家は皆、Work-As-Imaginedと発音している。

water closet（**ウォー**ター・**ク**ロズィット）：水洗便所（WCと略すことあり）

WC（**ダ**ブリュ・**スィー**）：水洗便所（water closetの頭字語）

White Angel（ホ**ワ**イト・**エ**インジェル）：直訳は「白い天使」。フローレンス・ナイチンゲールはニックネームでThe White Angel（白衣の天使）と呼ばれていたという。看護師を連想させる言葉）

White Coat Ceremony（**ホ**ワイト・**コ**ウト・**セ**レモニィ）：白衣授与式（わが国では医学部の新5年生を対象に行われる）

wheat（**ウィー**ト）：小麦（white「白」と同語源：そういえば小麦粉は確かに「白い」）

white coat（**ホ**ワイト・**コ**ウト）：白衣

white-collar worker（ホワイト**カ**ラー・**ワー**カー）：頭脳労働者、事務職

WHO（**ダ**ブリュ・**エ**イチ・**オ**ウ）：世界保健機関（World Health Organizationの頭字語）

whole（**ホ**ウル）：全体の

wind（**ウィ**ンド）：風

Wordl Health Organization（**ワー**ルド・**ヘ**ルス・オーガナイ**ゼ**イション）：世界保健機関（通常、WHOと略称）

Words create Worlds.（**ワー**ズ・クリエイトゥ・**ワー**ルズ）：「言葉が世界を創る」の

意（社会構成主義のモットーの1つ）

Y

youth（**ユース**）：青春、若さ、若者、青年

Z

zoster（**ゾスター**）：帯状疱疹：おおもとは ギリシャ語 ζωστήρ（zōstēr：ゾース**テー** ル）で「ベルト、帯」の意。ラテン語化し て zōstēr（**ゾーステール**）が「帯状疱疹」 の意となり、英語へ

ギリシャ語の単語

ἄγγελος（**angelos**：**ア**ンゲロス）：ギリシャ 語で「使者、（神の）伝令」の意。英語 angelの語源

ἀήρ（**aēr**：ア**エ**ール）：ギリシャ語で「空 気」の意

ἀκμή（**akmē**：アク**メ**ー）：ギリシャ語で 「先端、頂点、最盛期」の意

ἄλλος（**allos**：**ア**ッロス）：ギリシャ語で 「異なった」の意

ἄτοπος（**atopos**：**ア**トポス）：ギリシャ語で 「場所が定まっていない；本来あるべき場 所から外れている；場違いの」の意

γῆ（**gē**：**ゲ**ー）：ギリシャ語で「地」の意

δίαιτα（**diaita**：**ディ**アイタ）：ギリシャ語 で「生活様式、生き方；養生法」の意。ラ テン語に入ってdiaeta（ディ**ア**エタ）で 「養生法」の意。dietの語源

διάλογος（**dialogos**：ディ**ア**ロゴス）：ギリ シャ語で「対話」の意

δύναμις（**dynamis**：**デュ**ナミス）：ギリシャ 語で「力」の意

ἔργον（**ergon**：**エ**ルゴン）：ギリシャ語で 「仕事、作用」の意

ἠχώ（**ēchō**：エー**コ**ー）：ギリシャ語で「音 響、こだま」の意。ニンフĒchōの名でも ある。

θεραπεία（**therapeiā**：テラ**ペ**イアー）：ギ リシャ語で「寄り添うこと、世話するこ と；治療、療法」の意

καθετήρ（**cathetēr**：カテ**テ**ール）：ギリシャ 語で「導尿用チューブ、カテーテル」の意

κέντρον（**centron**：**ケ**ントロン）：ギリシャ 語で「尖った先端；（刺すための）針」の 意。ラテン語に移すとcentrumになる。

κίρκος（**circos**：**キ**ルコス）：ギリシャ語で 「円、環、円形」の意。これをラテン語に 移すとcircusになる。

λαβύρινθος（**labyrinthos**：ラ**ビュ**リント ス）：ギリシャ語で「迷宮」の意

λίθος（**lithos**：**リ**トス）：ギリシャ語で 「石」の意

λόγος（**logos**：**ロ**ゴス）：ギリシャ語で「言 葉」の意

Μεσότης（**Mesotēs**：メソ**テ**ース）：ギリ シャ語で「（両極端でなく）ほどよい中 間」のこと。「中庸」と和訳。英語で Golden mean（**ゴ**ウルデン・**ミ**ーン）とも 言う。アリストテレスが説いた「中庸」の こと

Μίνως（**Mīnōs**：**ミ**ーノース）：ミノス王 （クレタ島の王でパーシパエーの夫、アリ アドネの父）

Μινώταυρος（**Mīnōtauros**：ミーノータウ ロス）：ギリシャ語で「ミノタウロス」（ミ ノス王の妻パーシパエーが牛と交わって生 まれた頭は牛で身体は人間という怪物の名）

μουσική（**mūsicē**：ムースィ**ケ**ー）：ギリ シャ語で「ムーサたちの技術」の意で、特 に「音楽」のこと。英語musicの語源

οἰδεῖν（**oidein**：オイ**デ**イン）：ギリシャ語 で「腫れること」の意

 οἴδημα（**oidēma**：**オ**イデーマ）：ギリシャ 語で「浮腫；腫大」の意。英語edemaの語 源

Οἰδίπους（**Oidipūs**：オイ**ディ**プース）：ギ リシャ神話の登場人物。ギリシャ語で「オ イディプス王」のこと。悲劇で有名。語源 的には「腫れた足」の意

ὀργασμός（**orgasmos**：オルガス**モ**ス）：ギ リシア語で「オーガズム、性的絶頂」の 意。動詞ὀργάω（膨らむ；熟す；興奮す る）から造られた名詞

ὀργάω（**orgaō**：オル**ガ**オー）：ギリシャ語 で「膨らむ；実る、熟す；興奮する、情熱 に燃える」の意

ὁρμάω（*hormaō*：ホルマオー）または ὁρμῶ（*hormō*：ホルモー）：ギリシャ語で「～を発動する、促す、励ます」の意。「ホルモン」の語源

ὄρχις（*orchis*：オルキス）：ギリシャ語で「睾丸、精巣」の意

πάντα ῥεῖ.（*panta rhei*：パンタ・レイ）：ギリシャ語で「万物は流転する」あるいは「万物は流れる」の意。古代ギリシャのヘラクレイトスの言葉

παρθένος（*parthenos*：パルテノス）：ギリシャ語で「処女」の意

παρθενών（*parthenōn*：パルテノーン）：ギリシャ語で「処女の部屋、処女の館」の意。パルテノン神殿の名の由来

Πλάτων（*Platōn*：プラトーン）：古代ギリシャの哲学者「プラトン」

πνεῦμα（*pneuma*：プネウマ）：ギリシャ語で「風、息」の意

πρῶτος（*prōtos*：プロートス）：ギリシャ語の形容詞の最上級で「第一の、最も重要な」の意。proteinの語源にもなっている。

πῦρ（*pyr*：ピュール）：ギリシャ語で「火」の意

ῥεῦμα（*rheuma*：レウマ）：ギリシャ語で「流れ」の意

ῥευματισμός（*rheumatismos*：レウマティスモス）：ギリシャ語で「悪い体液の流れに苦しむ状態」の意。英語rheumatismの語源

ταῦρος（*tauros*：タウロス）：ギリシャ語で「雄牛」の意

τῆς ψυχῆς θεραπεία（*tēs psychēs therapeiā*：テース・プシューケース・テラペイアー）：ギリシャ語で「魂の世話、精神の世話」の意（＝psychotherapy ≈ philosophy）

ὕδωρ（*hydōr*：ヒュドール）：ギリシャ語で「水」の意

φάρμακον（*pharmakon*：ファルマコン or パルマコン）：ギリシャ語で「薬；毒；呪い」の意

φιλοσοφία（*philosophiā*：フィロソフィアー or ピロソピアー）：ギリシャ語の原義は「知を愛すること；愛知」で「哲学」の意。英語のphilosophy。わが国では明治時代初期に西周が「哲学」と翻訳

φόβος（*phobos*：フォボス or ポボス）：ギリシャ語で「恐怖」の意

χείρ（*cheir*：ケイル）：ギリシャ語で「手」の意

Χειρουργία（*cheirourgia*：ケイルールギアー）：ギリシャ語で「手の仕事」→「手術」の意

ψυχή（*psychē*：プシューケー）：ギリシャ語で「息、生命、霊魂、精神」の意

索　引（五十音順）

横田眞二（よこた・しんじ）

1955年島根県浜田市生まれ。北里大学医学部卒業。1981年北里大学泌尿器科入局。聖路加国際病院出向（1982-1983）、米国クリーブランドクリニック留学（1985-1988）。1990年相模台病院へ就職、2015年まで勤続。なお医学博士の学位は1993年北里大学にて取得。2016年から望星大根クリニックに勤務、現在に至る。日本泌尿器科学会、日本腎臓学会、日本透析医学会に所属し、各学会の認定専門医である。著書に『素材から見る からだと病の英単語』（1999年、南雲堂フェニックス）がある。

医療用語なるほど辞典
—ヘルスケアのデカメロン—

2023年12月13日　第1版　第1刷発行

著　者	横田　眞二
発行者	平　盛之
発行所	（株）産労総合研究所　出版部　経営書院

〒100-0014
東京都千代田区永田町1−11−1三宅坂ビル

TEL　03-5860-9799
URL　https://www.e-sanro.net/

定価はカバーに表示してあります。
印刷・製本　中和印刷株式会社
ISBN　978-4-86326-368-0　C2047